L'Homme.
Europäische Zeitschrift für Feministische Geschichtswissenschaft

Herausgegeben von
Caroline Arni/Basel, Gunda Barth-Scalmani/Innsbruck, Ingrid Bauer/Wien
und Salzburg, Mineke Bosch/Groningen, Bożena Chołuj/Warschau und
Frankfurt (Oder), Maria Fritsche/Trondheim, Christa Hämmerle/Wien,
Gabriella Hauch/Wien, Almut Höfert/Oldenburg, Anelia Kassabova/Sofia,
Claudia Kraft/Wien, Ulrike Krampl/Tours, Margareth Lanzinger/Wien,
Sandra Maß/Bochum, Claudia Opitz-Belakhal/Basel, Regina Schulte/
Berlin, Xenia von Tippelskirch/Berlin, Heidrun Zettelbauer/Graz

Initiiert und mitbegründet von Edith Saurer (1942–2011)

Wissenschaftlicher Beirat
Angiolina Arru/Rom, Sofia Boesch-Gajano/Rom, Susanna Burghartz/Basel,
Kathleen Canning/Ann Arbor, Jane Caplan/Oxford, Krassimira Daskalova/
Sofia, Natalie Zemon Davis/Toronto, Barbara Duden/Hannover, Ayşe
Durakbaşa/Istanbul, Esther Fischer-Homberger/Bern, Ute Frevert/Berlin, Ute
Gerhard/Bremen, Angela Groppi/Rom, Francisca de Haan/Budapest, Hanna
Hacker/Wien, Karen Hagemann/Chapel Hill, Daniela Hammer-Tugendhat/
Wien, Karin Hausen/Berlin, Hana Havelková/Prag, Waltraud Heindl/Wien,
Dagmar Herzog/New York, Claudia Honegger/Bern, Isabel Hull/Ithaca,
Marion Kaplan/New York, Christiane Klapisch-Zuber/Paris, Gudrun-Axeli
Knapp/Hannover, Daniela Koleva/Sofia, Brigitte Mazohl/Innsbruck, Hans
Medick/Göttingen, Michael Mitterauer/Wien, Herta Nagl-Docekal/Wien,
Kirsti Niskanen/Stockholm, Helga Nowotny/Wien, Karen Offen/Stanford,
Michelle Perrot/Paris, Gianna Pomata/Bologna, Helmut Puff/Ann Arbor,
Florence Rochefort/Paris, Lyndal Roper/Oxford, Raffaela Sarti/Urbino,
Wolfgang Schmale/Wien, Gabriela Signori/Konstanz, Brigitte Studer/Bern,
Marja van Tilburg/Groningen, Maria Todorova/Urbana-Champaign,
Claudia Ulbrich/Berlin, Kaat Wils/Leuven

L'Homme. Europäische Zeitschrift für
Feministische Geschichtswissenschaft
30. Jg., Heft 1 (2019)

Fall – Porträt – Diagnose

Herausgegeben von
Regina Schulte und Xenia von Tippelskirch

V&R unipress

Inhalt

Editorial

Dass die Medizin in Fällen denkt, weiß die Wissenschaftsgeschichte spätestens seit den einschlägigen Untersuchungen von Gianna Pomata, die die Erfindung und Entwicklung des epistemischen Genres medizinischer Fallstudien, sogenannter *observationes*, systematisch erforscht hat.[1] Schon in der Antike wurde medizinisches Wissen von unterschiedlichen Schulen in Fallsammlungen gebündelt, ethisches, juristisches und religiöses Wissen in Kasuistiken gesammelt. Angesichts der Tatsache, dass seit Ende des 20. Jahrhunderts die Nutzung von Fallstudien in den Geschichts- und Sozialwissenschaften wieder üblich geworden ist, hat man in den letzten zwei Jahrzehnten begonnen, sich darüber zu verständigen, was einen Fall überhaupt zu einem „Fall" macht, und der Geschichte dieser Wissensform nachzuspüren.[2] Dabei wird nicht zuletzt immer wieder über das Verhältnis von Besonderem und Verallgemeinerung – einem genuinen Problem auch der Frauen- und Geschlechtergeschichte – nachgedacht.[3]

Die Fallstudie als Form wissenschaftlichen Schreibens und der Wissensarchivierung stand und steht in engem Zusammenhang mit literarischen Fallerzählungen.[4] Solche Fallgeschichten entstanden seit der Frühen Neuzeit im Bereich der Geschichte der Kriminalität, wo die großen französischen Sammlungen berühmter Kriminalfälle beispielhaft sind.[5] Auch in der Kreation meisterhafter schriftlicher Bildnisse von Idealtypen wie zum Beispiel der Giftmörderin, des genialen Diebes, gesellschaftlicher

---

1 Vgl. Gianna Pomata, Fälle mitteilen. Die *Observationes* in der Medizin der Frühen Neuzeit, in: Yvonne Wübben u. Carsten Zelle (Hg.), Krankheit schreiben, Aufzeichnungsverfahren in Medizin und Literatur, Göttingen 2013, 20–63; dies., The Medical Case Narrative: Distant Reading of an Epistemic Genre, in: Literature and Medicine, 32, 1 (2014), 1–23.

2 Vgl. Jean-Claude Passeron u. Jacques Revel (Hg.), Penser par cas, Paris 2005; Johannes Süßmann, Susanne Scholz u. Gisela Engel (Hg.), Fallstudien: Theorie – Geschichte – Methode, Berlin 2007.

3 Vgl. Gianna Pomata, Close-Ups and Long Shots: Combining Particular and General in Writing the Histories of Women and Men, in: Hans Medick u. Anne-Charlott Trepp (Hg.), Geschlechtergeschichte und Allgemeine Geschichte: Herausforderungen und Perspektiven, Göttingen 1998, 57–98.

4 Vgl. hierzu grundlegend Susanne Düwell u. Nicolas Pethes (Hg.), Fall – Fallgeschichte – Fallstudie. Theorie und Geschichte einer Wissensform, Frankfurt a. M./New York 2014; Wübben/Zelle, Krankheit schreiben, wie Anm. 1.

5 Vgl. Gayot de Pitaval, Causes célèbres et intéressantes, 20 Bde, Paris 1738–1750.

Randfiguren und als exotisch geltender AußenseiterInnen lässt sich der Spannung zwischen außergewöhnlichem Einzelfall, didaktischem Exempel und Formen literarischer Aneignung nachspüren. Nicht nur Johann Caspar Lavater[6] und Cesare Lombroso,[7] sondern auch psychiatrische Fallbeschreibungen, die letztlich aus der Gerichtspsychologie hervorgegangen sind, haben Krankenporträts hervorgebracht,[8] die literarische Ausdrucksformen[9] nutzten und kanonisierten. Neben Textformen der Beschreibung des Wundersamen traten bald auch Bildsetzungen, wie sie die wissenschaftliche Ikonografie und Porträtkunst entwickelt haben. Der Dialektik von Bild und Text, von exemplarischer Kurzform und typologischem Verweissystem gehen die Beiträge dieses Heftes anhand von detailreichen Einzelanalysen nach. Der hier gespannte Themenbogen spiegelt die Vielfalt von Fallaufzeichnungen, wie sie die Geschichte der Medizin und der Psychiatrie sowie der literarischen und ikonografischen Porträtkunst vom 18. bis zum beginnenden 20. Jahrhundert bereithält. Die so entstandenen ‚Fallstudien' lassen erkennen, wie die Veränderung der Porträtkunst nicht nur in Beziehung trat zum wissenschaftlichen Diskurs über den Körper, sondern auch, dass Krankenporträts Fallerzählungen generieren konnten und können. Und sie machen deutlich, dass sich schließlich in einem Prozess wechselseitiger Spiegelungen in den *observationes* und bildnerischen Darstellungen der PatientInnen auch das Porträt des Arztes zeigen kann. Dabei untersuchen die Autorinnen sehr genau – und das ist so bisher nicht in der umfangreichen neueren Literatur zu Fallgeschichten versucht worden –, wie sich die geschlechtliche Codierung in den Fallgeschichten niederschlug und wie durch eine Zuordnung zu Geschlechternormen Darstellung und Diagnose variierten.

Im Zentrum des ersten Beitrags von Esther Fischer-Homberger, der zunächst grundlegend die Frage nach der Beziehung zwischen Krankengeschichte und Porträt entfaltet, steht der berühmte Fall der religiösen Ekstatikerin ‚Madeleine', die der französische Psychologe und Psychotherapeut Pierre Janet im Zeitraum von 1896 bis 1904 beobachtet und behandelt hat und deren paradigmatische Fallgeschichte umfassend von ihm aufgezeichnet wurde, inklusive Selbstbeobachtungen und Malereien der Patientin. Erkenntnisleitend für Janets Studien ist die *observation*, welche Madeleines historisches Umfeld mit einbezieht, aber bedeutsam für die Entwicklung des Falls, für den therapeutischen Arbeits- und Heilungsprozess und für die Fragestellung der Autorin wird dann die Spiegelbildlichkeit der Beziehung zwischen Therapeut und Patientin. In ihr ist nicht nur das Bild reflektiert, welches die Krankengeschichte entwirft, sondern auch das Porträt einbezogen, welches die Patientin Madeleine vom

---

6 Vgl. Johann Caspar Lavater, Physiognomische Fragmente zur Beförderung der Menschenkenntnis und Menschenliebe, 4 Bde., Leipzig 1775–1778.
7 Vgl. Cesare Lombroso, Das Weib als Verbrecherin und Prostituierte, Hamburg 1894.
8 Vgl. Franziska Lamott, Die vermessene Frau. Hysterien um 1900, München 2001, 74.
9 Vgl. Nicolas Pethes, Literarische Fallgeschichten. Zur Poetik einer epistemischen Schreibweise, Konstanz 2016.

Arzt Pierre Janet entwickelt und zurückwirft und welches sie im Laufe der Jahre in unzähligen Porträts, Zeichnungen und Visionen festgehalten hat. Die Fragestellung dieser psychiatrischen Krankengeschichte umfasst so Porträt- wie Fallgeschichte und macht die Beziehung zwischen poträtierter Person und PorträtistIn zum Thema.

Die folgenden beiden Beiträge beleuchten, wie im 18. Jahrhundert um die Festlegung der Zugehörigkeit zu einem Geschlecht gerungen wurde. Lucia Aschauer stellt eine Beziehung zwischen literarischer und wissenschaftlicher Fallgeschichte um 1800 her und arbeitet heraus, wie beide auf den Darstellungsmodus des Porträts zurückgreifen. Ihr Material sind französische medizinische Fallgeschichten, *observationes* aus dem Bereich der Geburtshilfe, die sie – gestützt auf Gianna Pomatas epistemologische Beobachtungen – analysiert hat. Am Beispiel eines Falls aus der Fachzeitschrift „Journal de Medicine" von 1803, der die Krankengeschichte eines 13-jährigen Mädchens als eine „gynäkologische Kuriosität" behandelt, geht sie der Frage nach, in welcher Weise die *observationes* ein literarisches Bild konstruieren und was das Porträt dem Arzt über die Patientin und ihr ‚Wesen' offenbaren sollte. Der Text öffnet den Blick auf die sexualethischen Diskurse und das Menschenbild der Aufklärung mit ihrer Disziplinierungs- und Antimasturbationsliteratur am Beispiel des Porträts einer todkranken „Onanistin", die über die *observation* in einer sogenannten „topischen Physiognomie" im medizinischen Fachdiskurs verhandelt wird. Aschauer kann aber auch zeigen, wie die faktuale Fallgeschichte des Mädchens beginnt, die soziale Wirklichkeit weiblicher Unterschichtbiografien zu erfassen und so die Diagnose zur Sozialanamnese gerät. Sie befragt schließlich auch die Rolle dieser Narratio über die masturbierende Jugendliche und des typisierenden Porträts aus geschlechterhistorischer Sicht.

Um 1800 bezog sich der Sensationswert prominenter Krankengeschichten oft auf sexualpathologische Diagnosen, wie der von Michel Foucault veröffentlichte und besprochene Fall des Hermaphroditen Herculine Barbin deutlich macht.[10] Stephanie Sera kann nun in der Analyse eines in der Charité in Berlin ab 1801 registrierten Falls eines „weiblichen Hermaphroditen" den Prozess der Diagnostizierung sowie der Inbeschlagnahme durch die medizinische Wissenschaft zeigen, mit ihren konkurrierenden Deutungsansätzen und Verlautbarungen durch die Fachöffentlichkeit der wissenschaftlichen Journale und universitären Abhandlungen. Es geht Sera darum, in den sich verändernden Fallberichten die Diskurse aufzuschlüsseln, welche am Anfang des 19. Jahrhunderts um die Eruierung des ‚wahren Geschlechts' kreisten. Sie arbeitet dabei heraus, in welcher Weise ihr Protagonist, ihr „Fall", nicht nur Wissensobjekt, sondern aktiv beteiligt war an der Entwicklung und Aufzeichnung des Fallberichts und des Porträts eines nun berühmten reisenden Hermaphroditen, der sein Geschlecht auf den Bühnen der neugierigen akademischen Öffentlichkeit inszenierte und zur Observation zur Verfügung stellte.

---

10 Michel Foucault, Über Hermaphroditismus. Der Fall Barbin, hg. von Wolfgang Schäffner u. Joseph Vogel, Frankfurt a. M. 1998.

Regina Schulte begibt sich in ihrem Beitrag auf die Spurensuche nach einer Patientin, deren fragmentarisch überlieferte Krankengeschichte aus den Archiven der Psychiatrie der Universität Jena um 1890 und einer Bonner Privatklinik aus den 1920er-Jahren konstruiert werden kann. Die über den Verlauf von 30 Jahren angefertigten Krankenakten verweisen auf den Fall einer in Indien als Missionarstochter aufgewachsenen Malerin, welche – mit unterschiedlichen Diagnosen konfrontiert – den Klinikalltag auf sehr eigenwillige Weise zu nutzen wusste. Der Text sucht die vorhandene Dokumentation zu entschlüsseln, indem er lebensgeschichtlichen Spuren der Kindheit und Jugend in Indien folgt und diese zum Anstaltsalltag in Deutschland und zu den dort in ärztlichen Protokollen aufgehobenen Äußerungen und Handlungsformen der Patientin in Beziehung setzt. Es geht auch darum, diese Fallgeschichte als ein Zeugnis interkultureller Überwältigung zu befragen und die singuläre Erfahrung im globalen kolonial geprägten Zusammenhang zu thematisieren. Schließlich können so intersektional auch die Auswirkungen von geschlechtlicher Zuordnung und sozialer Zugehörigkeit ausgelotet werden.

Ergänzt wird der thematische Fokus durch eine Studie von Lieselotte Steinbrügge („Aus den Archiven") zu den literarischen Porträts, mit denen Anne Marie Louise d'Orleans am französischen Hof Ludwigs XIV. geltende Geschlechternormen unterlief. Außerdem bietet David Freis einen Überblick über neuere Publikationen zum Themenspektrum von Fallnarrativen zwischen Literatur und Wissenschaften.

Außerhalb des Schwerpunkts stellt Ayşe Durakbaşa in „Extra" die neueren Entwicklungen feministischer Diskurse in der Türkei dar. Um diesem Ziel näherzukommen, gibt sie einen Überblick über verschiedene säkulare feministische Positionen, die in Opposition zu islamistischen feministischen Diskursen und in einer kritischen Distanz zu nationalistischen Standpunkten stehen. Die Autorin öffnet damit die Debatten für ein westliches Publikum, gleichzeitig ermöglicht sie Einblick in laufende Forschungen zur Geschichte von Frauen und der Frauenbewegungen in der Türkei.

Im „Forum" wird über den Stellenwert nachgedacht, den frauen- und geschlechtergeschichtliche Forschung im Rahmen der auch politisch inszenierten Erinnerungsjahre 1914/18, 1968 und 1989 einnimmt. In der Rubrik „Aktuelles & Kommentare" führen wir unsere Reihe zur Geschichte und Gegenwart sexueller Gewalt[11] fort. Hafdís Erla Hafsteinsdóttir beschreibt, wie während der US-amerikanischen und britischen Besatzungszeit in Island junge Frauen, die über sexuelle Übergriffe und

---

11 Bisher sind folgende Texte erschienen: Gaby Zipfel, Sexuelle Gewalt – eine Einführung, in: L'Homme. Z. F. G., 27, 1 (2016), 119–127; Alexandra Oberländer, Zur Politisierung sexueller Gewalt. Der Fall Marija Spiridonova im revolutionären Russland 1906, in: L'Homme. Z. F. G., 27, 2 (2016), 133–142; Hyunah Yang, Justice Yet to Come: the Korea-Japan Foreign Ministers' Agreement of 2015 Regarding the ‚Japanese Military Sexual Slavery', in: L'Homme. Z. F. G., 28, 2 (2017), 115–125; Birgitt Haller, Sexuelle Belästigung von Lehrlingen und jungen ArbeitnehmerInnen, in: L'Homme. Z. F. G., 29, 1 (2018), 127–131; Maria Rösslhumer, „Home Sweet Home"? 40 Jahre Frauenhausbewegung in Österreich, in: L'Homme. Z. F. G., 29, 2 (2018), 135–143.

Gewalt durch Soldaten berichteten, diskreditiert und teilweise interniert wurden. Die polizeilichen Akten sind erst seit kurzem der Forschung zugänglich, die Autorin fordert eine öffentliche Stellungnahme und Entschuldigung vonseiten des isländischen Staates.

Regina Schulte und Xenia von Tippelskirch

Esther Fischer-Homberger

Porträt und Fallgeschichte – Relationalität und Geschichtsschreibung. Pierre Janets Fall ‚Madeleine' um 1900

1.   Einblick: Fall, Porträt, Realität

1.1   Fall und Porträt

Der Fall, der *casus*, ist zuerst ein Objekt der Jurisprudenz,[1] später auch der Medizin. Die medizinische Fallgeschichte schildert so objektiv und so nachprüfbar wie möglich, sie sucht nach den Ursachen der vorliegenden Anomalien[2] mit dem Zweck, diese beherrschen zu lernen. Entsprechend ist die Beziehung zwischen Beschreibenden und Beschriebenen die einer supponierten Unabhängigkeit und wird grundsätzlich nicht reflektiert. Die Fallgeschichte ist eine wissenschaftliche Publikationsform.

Das Porträt dagegen – auch das literarische Porträt – zeigt sowohl den oder die Porträtierte/n als auch den Blick darauf; Handschrift und Vision der Porträtist_innen sind vom Abbild nicht loslösbar. Das Porträt bildet die Beziehung zwischen porträtierter Person und Porträtist_in mit ab – die sich im Blick der Betrachter_innen nochmals auf neue Weise wiederherstellt. Das Porträt ist eine geläufige Kunstform.

Die psychiatrische Krankengeschichte umspannt Fallgeschichte und Porträt. Im einen Extrem ist sie bis zur Kälte um Objektivität und die Ausschaltung der Perspektive ihrer Autor_innen bemüht. Im anderen Extrem wird die Krankengeschichten durch Wahrnehmung und Absichten der Autor_innen bis zur Unkenntlichkeit ihrer Objekte verzerrt.[3]

---

1   Vgl. Hans Kudlich, Der Fall in der Jurisprudenz – Zwischen Einzelfallentscheidung und systembildendem Bewusstsein: SchulFÄLLE, EinzelFALLentscheidung und FALLweise Fortentwicklung des Rechts, in: Susanne Düwell u. Nicolas Pethes (Hg.), Fall – Fallgeschichte – Fallstudie. Theorie und Geschichte einer Wissensform, Frankfurt a. M./New York 2014, 82–99, 82.

2   Vgl. Gianna Pomata, Praxis Historialis: The Uses of Historia in Early Modern Medicine, in: dies. u. Nancy G. Siraisi (Hg.), Historia. Empiricism and Erudition in Early Modern Europe, Cambridge, MA/London 2005, 105–146, 122–137.

3   So etwa Sigmund Freuds „Anna O.". Vgl. Henri F. Ellenberger, The Discovery of the Unconscious. The History and Evolution of Dynamic Psychiatry, New York 1970, 481–484. Zur seinerzeitigen Diskussion um das Verhältnis von dichterischer Freiheit und psychiatrischer Krankengeschichte vgl. Wolfgang von Ungern-Sternberg, „Eine völlig korrekte psychiatrische Studie". Zum wissenschafts-

Zwischen den Extremen eine praktikable Form zu finden, ist ein Werk ärztlicher Kunst. So nimmt die psychiatrische Krankengeschichte im 19. und 20. Jahrhundert literarische Züge und das Krankheitsbild Züge eines Porträts an. Denn psychische und soziale Faktoren, die Vorgeschichte der Kranken und ihre Befindlichkeiten können zwar im Zusammenhang mit somatischen Leiden zur Not ausgeklammert werden – zum Verständnis psychischer Störungen sind sie unabdingbar.

In der ‚Pariser Schule' des 19. Jahrhunderts wird die Beobachtung – die *observation*, allenfalls erweitert durch das Beobachten experimentell provozierter Erscheinungen – zur wichtigsten Grundlage der klinischen Medizin. Als repräsentativer Begründer der experimentellen Medizin gilt Claude Bernard (1813–1878).[4] Auch das Hineinhorchen ins Innere der Patient_innen war Teil der Beobachtung – das Stethoskop ist ein typisches Kind der Pariser Klinik. Im psychiatrischen Zusammenhang nimmt das Fragen nach Geschichte und Selbstwahrnehmung der Kranken die Stelle des Stethoskops ein. Die Würdigung der Selbstwahrnehmung individueller Patient_innen in Jean-Étienne Dominique Esquirols (1772–1840) maßgeblichem Werk initiierte und befestigte diese Entwicklung.[5] Zudem gab Esquirol seinem Text Abbilder einzelner Kranker bei. Die Erfindung der Fotografie brachte das fotografische Krankenporträt mit sich.[6]

So verfügte die mit dem Neuropathologen Jean-Martin Charcot (1825–1893) berühmt gewordene psychiatrische Abteilung der Pariser Salpêtrière bereits 1878 über ein eigenes „atelier de photographie".[7] Auch der französische Philosoph, Psychiater und Psychologe Pierre Janet (1859–1947) sollte seine Patientin ‚Madeleine' (1853–1918) dort porträtieren und ihre Leiden dokumentieren lassen.

So wie die psychiatrische Krankengeschichte einerseits literarische Züge annimmt, werden andererseits Grenzzustände samt Wahnsinn zum literarischen Thema.[8] Man-

---

geschichtlichen Kontext von Freuds „Gradiva"-Interpretation, in: Gerhard Hahn u. Ernst Weber (Hg.), Zwischen den Wissenschaften. Beiträge zur deutschen Literaturgeschichte, Regensburg 1994, 76–92.

4 Grundlegend Claude Bernard, Introduction à l'étude de la médecine expérimentale, Paris 1865.

5 [Jean-]Étienne [Dominique] Esquirol, Des maladies mentales, considérées sous les rapports médical, hygiénique et médico-légal, 2 Bde., Paris 1838, Bd. I, Kap. II, 159–201 u. Kap. X, 526–676. Vgl. Rafael Huertas, Subjectivity in clinical practice: on the origins of psychiatric semiology in early French alienism, in: History of Psychiatry, 25, 100 (2014), 459–467.

6 Vgl. Fotogeschichte. Beiträge zur Geschichte und Ästhetik der Fotografie, 35, 138 (2015): Fotografie und Medizin. Von der Glasplatte zur Simulation, hg. von Anna Lammers. Als erstes medizinisches Lehrbuch mit fotografischen Abbildern der Kranken gilt Henri Dagonet, Nouveau Traité élémentaire et pratique des maladies mentales, Paris 1876. Vgl. Renata Taureck, Die Bedeutung der Photographie für die medizinische Abbildung im 19. Jahrhundert, Feuchtwangen/Köln 1980, 29.

7 Vgl. [Désiré Magloire] Bourneville u. P[aul M.] Regnard, Iconographie photographique de la Salpêtrière, Paris 1878, Préface. Vgl. Taureck, Bedeutung, wie Anm. 6, 35 f.; Lammers, Medizin und Fotografie. Editorial, in: Fotogeschichte, wie Anm. 6, 3–4, 4.

8 Vgl. Nicolas Pethes, Epistemische Schreibweisen. Zur Konvergenz und Differenz naturwissenschaftlicher und literarischer Erzählformen in Fallgeschichten, in: Rudolf Behrens u. Carsten Zelle (Hg.), Der ärztliche Fallbericht. Espistemische Grundlagen und textuelle Strukturen dargestellter Beobachtung, Wiesbaden 2012.

che großen Romane des 19. Jahrhunderts übernehmen die klinische Grundhaltung des Experimentierens und Beobachtens und befassen sich mit Zuständen, welche die Medizin der Psychopathologie zurechnet. 1880 erschien Émile Zolas durch Bernards Arbeit angeregter „roman expérimental".[9]

1.2   Porträt und Modell

Die psychiatrische Fallgeschichte, im Rahmen derer historische, kulturelle, soziale und psychische Hintergründe ein besonderes Gewicht haben, näherte sich ihrerseits, in immer neuer Mischung individualisierend und typisierend, dem künstlerischen Porträt an.[10]

    Das Thema Porträt hat Pierre Janet, dessen Fallgeschichte ‚Madeleine' hier Thema ist,[11] seit der Zeit vor dem Ersten Weltkrieg beschäftigt. 1935 und 1936 sollte er sich nochmals speziell mit der Psychologie des Porträtierens befassen.[12] Janet hatte Philosophie studiert und ab 1889, als ihn Jean-Martin Charcot als Psychologen ans Nervenkrankenhaus Hôpital de la Salpêtrière in Paris holte, zusätzlich Medizin. Er begriff das Porträtieren als eine elementare Intelligenzleistung. Als solche bezeichnete er eine kombinierte Verhaltensweise oder Verhaltensbereitschaft. Im Unterschied zum Reflex, bei dem auf umschriebene Reize sozusagen automatisch eine Reaktion folgt, erfindet oder „synthetisiert" das intelligente Verhalten aus zwei verschiedenen Verhaltensbereitschaften ein Drittes. Die neue „Synthese" kann sich in der Folge einspielen und zur Gewohnheit werden. Voraussetzung für diese Leistung sind eine hinreichende psychische Kraft („force") und Spannkraft („tension").[13]

---

9 Vgl. François-Marie Mourad, Présentation, in: [Émile] Zola, Le roman expérimental. Présentation, Notes [etc.] par François-Marie Mourad, Paris 2006, 28–33.
10 Vgl. Lucia Aschauer, „L'Observateur, Peintre de la Nature". Zum Verhältnis von Porträt und Fall in der medizinischen *observation* um 1800, in: dies., Horst Gruner u. Tobias Gutmann (Hg.), Fallgeschichten. Text- und Wissensformen exemplarischer Narrative in der Kultur der Moderne, Würzburg 2015, 73–86, 83 mit Verweis auf Volker Hess, Observatio und Casus: Status und Funktion der medizinischen Fallgeschichte, in: Düwell/Pethes, Fall, wie Anm. 1, 34–59; Pomata, Praxis Historialis, wie Anm. 2, 131–137; Thomas Wegmann, „Die Welt ist alles, was der Fall ist". Zur Einführung, in: ders. u. Martina King (Hg.), Fallgeschichte(n) als Narrativ zwischen Literatur und Wissen, Innsbruck 2016, 7–25, 18: „Im Mittelpunkt stehen […] neben dem Verhältnis von Kunst und Nicht-Kunst […] Fragen nach dem Verhältnis von Individualität und Topik bzw. Typik."
11 Pierre Janet, De l'angoisse à l'extase. Études sur les croyances et les sentiments. 2 Bde., Bd. I: Un délire religieux. La croyance, Paris 1926, 216.
12 Pierre Janet, Les débuts de l'intelligence, Paris 1935, 5f., 205–231; ders., L'intelligence avant le langage, Paris 1936, 89–97: Le symbole et le portrait.
13 Mit „tension", Spannung oder Spannkraft, umschreibt Janet die Fähigkeit, disparate und komplexe Situationen zu einer neuen „Synthese" zu verarbeiten, vgl. Pierre Janet, Les obsessions et la psychasthénie, Bd. I, Paris 2005 (Orig. 1903), 497–498, 498–507, bes. 505. Sie scheint etwas mit

Gegenüber einem Porträt, das wir als solches erkennen, verhalten wir uns intelligent, nämlich: weder genauso wie gegenüber dem Porträtierten selbst noch genauso wie gegenüber dem Papier, auf welchem es zu sehen ist, sondern auf eine neue, der Situation angepasste Weise. Wir lächeln, wenn wir das Porträt eines Freundes ansehen, als ob er es selbst wäre, aber schließlich legen wir es in eine Schublade, was man mit einem Freund nicht machen kann. Auch das Anfertigen eines Porträts resultiert aus einer Doppel-bewegung: dem Hinschauen und dem Abbilden. Die Bemühung um eine Ähnlichkeit von Porträt und Modell ist zu einem Ausgangspunkt der Wissenschaften geworden.

Porträts sind ihren Modellen jedoch nicht notwendig ähnlich. 1936 befasste sich Janet mit dem Verhältnis von Porträt, Symbol und Zeichen. Menschliches Verhalten gegenüber Symbolen und Zeichen sei aufgespannt zwischen dem Verhalten gegenüber dem Dargestellten und demjenigen gegenüber der Darstellung. Das Symbol strebe weniger nach einer Ähnlichkeit mit seinem Objekt als das Porträt, und noch weniger das Zeichen. Symbol und Zeichen evozierten lediglich dieselben Gefühle wie das, worauf sie hinwiesen – das Essenzielle sei das Verhältnis dazu, der relationale Akt. Die Bedeutung von Symbolen und vollends von Zeichen sei nur im Rahmen sozialer Konventionen, etablierter Relationen verständlich.[14]

1.3   Das lebendige Spiegelkabinett – Grenze des historischen Blicks

Jede Beobachtung sei durch Erwartungen mitgestaltet, betonte Janet, aber ohne Leitgedanken, ohne „guiding ideas", die freilich ständig neu geprüft, verifiziert und angepasst werden müssten, könne man die Psychologie der Menschen nicht untersu-chen.[15] Durch dieses Wechselspiel von Beobachtung und Erwartung könne die *obser-vation* – wie im Allgemeinen das Porträt – zunehmend das wiedergeben, was die Vernunft gemeinhin ,Realität' nenne. In diesem Sinne hat Janet seine Psychologie in Tuchfühlung mit seinen Patient_innen entwickelt.

Die Art, wie Porträtierende ihre Objekte ansehen, wird indessen bei den Porträ-tierten ihre Wirkung auf Haltung, Verhalten und Gegenblick entfalten – was wiederum auf die Porträtist_innen zurückwirkt, und so fort, auch wenn es um Fallgeschichten geht. So tritt der Beziehungsaspekt ins Bild, welches damit einem Spiegelkabinett gleicht. Während Spiegel aber gehorsam reflektieren, was sich ihnen zeigt, sind sie im Beziehungskabinett lebendige Einheiten – man möchte sie simplifizierend Spiegel-neuronen in einem neuropsychischen Ganzen nennen –, Nervenzellen, die sich beim

---

Intelligenz, Kombinatorik und Präsenz zu tun zu haben. „Force" und „tension" sollten in gedeih-licher Proportion zueinander stehen.

14 Vgl. Janet, L'intelligence, wie Anm. 12, 89–92.

15 Pierre Janet, Autobiography, in: Carl Murchison (Hg.), History of Psychology in Autobiography, Bd. I, Worcester, MA 1930, 123–133, 133; ders., Autobiographie psychologique, in: Les Études philosophiques, 2 (1946), 81–87, 87.

Wahrnehmen eines Vorgangs verhalten, als ob sie diesen selbst veranlassten. Das staunende Betrachten eines Porträts gleicht, so besehen, dem Blick in ein Spiegelneuronenkabinett.

An dieser Stelle tritt eine Art von Geschichte ins Bild, die sich, anders als die mehr objektivierende Geschichtsschreibung, in ihren eigenen Schwingungen bewegt und die sich den Ordnungsprinzipien der zeitlichen Abfolgen, der Zuschreibungen oder einer übergeordneten Sinngebung entzieht. Sie als „dynamisch" zu bezeichnen, umschreibt eine Leerstelle, hilft aber wenig weiter.[16] Hierin liegt eine typische Schwierigkeit der Historiografie von Fallgeschichten.

2.   Fallgeschichte ‚Madeleine' – Arzt und Patientin

2.1   Der experimentelle Psychologe Janet und die religiöse Ekstatikerin Madeleine

Die Patientin ‚Madeleine' (1853–1918, vgl. Abb. 1), deren ausführliche Krankengeschichte/Porträt Pierre Janet 1926 veröffentlichte,[17] wurde am 11. Februar 1896 „von amtswegen" in die Salpêtrière eingewiesen.[18] Madeleines Name – den Janet kannte, aber nicht preisgab (S. 28) – ist später durch Jacques Maîtres Recherchen bekannt geworden: Pauline Lair Lamotte.[19] Am 10. Mai 1896 nahm Janet Madeleine in die Salle ‚Claude Bernard'[20] auf, die an das von ihm geleitete psychologische Laboratorium angrenzte. Dort hat er sie, mit einer Unterbrechung während des ganzen Jahres 1902, zwischen 1896 und 1904 beobachtet, untersucht und betreut (S. 28). Sie war wegen unerträglicher Schmerzen in ihren Beinen in ärztliche Hände gekommen und brachte die verschiedensten Diagnosen mit. Die Einweisung in Charcots Salpêtrière implizierte den Verdacht auf Hysterie (S. 26). Sie ging immer auf den Fußspitzen – sie fühlte sich von Gott unter den Achseln ergriffen und im Sinne einer *ascensio* himmelwärts erhoben. Zuweilen verharrte sie in ekstatischem Zustand in der Position einer Gekreuzigten; später wies sie Stigmata auf.

In der Tradition der Pariser Medizin hat Janet auch im Fall Madeleine Beobachtungen gesammelt und daran seine Konzepte entworfen und geprüft, hoffend, so zum Aufbau einer soliden medizinischen Psychologie beitragen zu können. Entsprechend

---

16 Zum Begriff „dynamisch" vgl. Ellenberger, Discovery, wie Anm. 3, 289–291.

17 Janet, De l'angoisse à l'extase, wie Anm. 11, Bd. I, 1–200. Seitenzahlen, die sich auf dieses Werk beziehen, werden im Folgenden im Fließtext jeweils in Klammern angegeben; die Übersetzungen der Zitate ins Deutsche stammen von der Autorin.

18 Pierre Janet, Hysterische, systematische Contractur bei einer Ekstatischen, in: Münchener medicinische Wochenschrift, 44, 31 (1897), 856–857, 856.

19 Vgl. Jacques Maître, Une inconnue célèbre. La Madeleine Lebouc de Janet, Paris 1993.

20 Der Name steht für die experimentelle Methode.

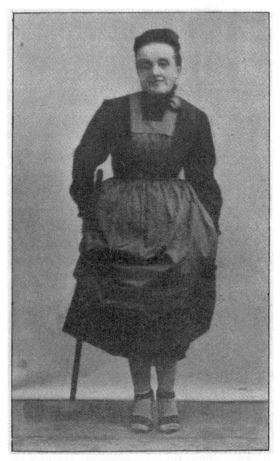

Abb. 1: Madeleine, „Figure 2. Attitude sur la pointe des pieds", in: Pierre Janet, De l'angoisse à l'extase. Études sur les croyances et les sentiments. Bd. I: Un délire religieux. La croyance, Paris 1926, S. 2.

hat er seinen Bericht über Madeleine breit angelegt: geschichtliche Gegebenheiten, Befunde aus Klinik und Labor, Fotos (Abbildungen der Kranken in der Tradition des Psychiaters Esquirol),[21] soziopsychologische Beobachtungen, Schriftproben, ferner Auszüge aus den über 2.000 Blättern von Madeleines „auto-observation" (S. 5 f., 37, 41),[22] ihre künstlerischen Äußerungen einschließlich der gemalten Porträts von Janet (S. 14, 19), was sie alles Janet anvertraut hatte, darüber hinaus Protokolle seiner Gespräche mit ihr. Gelegentlich notierte Janet zudem eigene Befindlichkeiten – nicht als

---

21 Das „atelier de photographie" war Charcots Laboratorium eingegliedert, vgl. Bourneville/Regnard, Iconographie photographique, wie Anm. 7.
22 Madeleine verfasste ihre Selbstbeobachtungen und spirituellen Beschreibungen 22 Jahre lang fast täglich, bis zum Tag vor ihrem Tod.

subjektive Seite seiner Arbeit, sondern im Sinne einer Erweiterung seines Beobachtungshorizonts (etwa S. 62, 64, 157 f., 177). Er hielt möglichst viel fest und bezeichnete seine Psychologie als „Füllfeder-Psychologie" – was ihm offenbar den Namen „Monsieur Crayon" eintrug.[23] Dank seines weiten Beobachtungshorizonts und der Mitarbeit von Madeleine tritt in Janets *observation* die relationale Textur von Porträt und Fallgeschichte besonders klar ins Bild.

2.2   Gemeinsames Umfeld von Arzt und Patientin

Pierre Janets Interesse für Madeleine wurzelte unter anderem darin, dass die Spannung zwischen Religion und Medizin für ihren Fall bedeutungsvoll war. Zur Zeit von Madeleines Aufenthalt in der Salpêtrière waren in der Dritten Französischen Republik die seit der Revolution bestehenden Spannungen zwischen Kirche und Staat erneut aufgebrochen, was zu Machtkämpfen, aber auch zu kreativeren theoretischen und lebenspraktischen Lösungsansätzen führte: Politisch sollte die Situation in die Trennung von Kirche und Staat münden (1905), geistesgeschichtlich brachte sie Diskussionen über Glauben und Vernunft hervor. Diese verdichteten sich im Umkreis des Hysterie- und Hypnoseforschers Charcot, speziell etwa, als die aufsehenerregende neue Heilige, die stigmatisierte Louise Lateau (1850–1883), auftrat. Charcots Mitarbeiter Désiré-Magloire Bourneville (1840–1909) betrachtete ihre Ekstasen und Stigmata – beispielhaft für alle neuen und alten Heiligen[24] – als Teil einer hysterischen Symptomatik.[25] Dieser Sichtweise stellte sich kirchenseitig der Arzt Antoine Imbert-Gourbeyre (1818–1912) entgegen. Er hatte einer von Louise Lateaus Stigmatisierungen persönlich beigewohnt und war von ihrer Heiligkeit überzeugt. Er bezeichnete Charcot als sektiererischen Freidenker und seine Schule, in der er ausdrücklich auch Bourneville verortete, als „École hystérique", welche übernatürliche Tatsachen mit Wahnsinn verwechsle.[26]

---

23 Vgl. Janet, Autobiography, wie Anm. 15, 126; ders., Autobiographie psychologique, wie Anm. 15, 83; Renaud van Quekelberghe, Bewusstseinspsychologische und therapeutische Reflexionen über zwei christlich-religiöse Zeitgenossinnen: Thérèse de Lisieux (1873–1897, Heilige und Kirchendoktor) und „Madeleine" (1853–1918, Patientin von Pierre Janet), in: Peter Fiedler (Hg.), Trauma, Dissoziation, Persönlichkeit. Pierre Janets Beiträge zur modernen Psychiatrie, Psychologie und Psychotherapie, Lengerich 2006, 194–218, 209.

24 Vgl. Xenia von Tippelskirch, Schmerzen als (un)sichtbare Zeichen von Heiligkeit: Stigmata im Text (Frankreich, 1630–1730), in: Waltraud Pulz (Hg.), Zwischen Himmel und Erde. Körperliche Zeichen der Heiligkeit, Stuttgart 2012, 145–163, 146f.; Gabor Klaniczay (Hg.), Discours sur les stigmates du Moyen Âge à l'époque contemporaine, Roma 2013.

25 [Désiré Magloire] Bourneville, Louise Lateau, ou la stigmatisée belge, Paris [2]1878, 26–64 (Kap. 3: „Louise Lateau est une hystérique"). Vgl. auch Janets Schüler Maurice Apte, Les stigmatisés. Étude historique et critique sur les troubles vaso-moteurs chez les mystiques, Paris 1903.

26 Vgl. Antoine Imbert-Gourbeyre, Les stigmatisées, I: Louise Lateau de Bois-d'Haine, sœur Bernard de la Croix, Rosa Andriani, Christine de Stumbele, Paris [2]1873; ders., La stigmatisation, l'extase

In dieser Situation nun begrüßte Janet 1896 die einzigartige Gelegenheit, eine Frau
in der Klinik untersuchen und beobachten zu können, deren Ekstasen nach dem
Modell der heiligen Teresa von Ávila (1515–1582) gestaltet schienen, den Gekreuzigten evozierten und die bald auch, wie der heilige Franziskus oder Louise Lateau,
Stigmata vorwies – eine Frau, die anderswo als Heilige hätte verehrt werden können, im
säkularen Paris aber als Verrückte gestrandet war. Eine medizinisch-psychologische
Beobachtung, hoffte Janet, würde einen freieren Blick auf religiöse Phänomene gestatten, als er für die Verfasser der alten Heiligengeschichten im kirchlichen Kontext
möglich war (S. 2f., 76, 107ff.).[27]

Janet war auch aus persönlichen Motiven an Madeleine interessiert. Die gesellschaftlichen Spannungen, in welchen Madeleine ihr Gleichgewicht verloren hatte,
betrafen in doppelter Brechung auch ihn selbst. Seitens seines Vaters und seines Onkels
Paul, der ein angesehener und einflussreicher Philosoph war, stand er in einer wissenschaftlichen Tradition. Gleichzeitig vertrat Paul Janet die ‚spiritualistische Philosophie‘, welche dem Geist eine führende, von der Materie unabhängige Realität zu-
erkannte.[28] Pierre Janets Mutter war eine überzeugte und praktizierende Katholikin,
ihre Schwester lebte im Kloster. In ihrer patriotischen elsässischen Herkunftsfamilie
Hummel bedeutete die Treue zum Katholizismus auch die politische Treue zum säkularen Frankreich,[29] denn für das Elsass, das bis 1918 zu Deutschland gehörte, blieb
das französische Gesetz zur Trennung von Kirche und Staat bedeutungslos. Das Leben
mit diesen disparaten Traditionen sei für ihn schwierig gewesen, schreibt Janet in
autobiografischen Texten. Als Kind habe er eine Vorliebe für die Naturwissenschaften
gehabt, bis 18 sei er sehr religiös gewesen, und mystische Dispositionen habe er bei-
behalten.[30] In der Psychologie hoffte er, eine Synthese von religiösem und medizinisch-
naturwissenschaftlichem Denken schaffen zu können – er habe es sich daher zum
Anliegen gemacht, diese „Kranke" (Madeleine) zu studieren (S. 28).

2.3   Janets Erzählung

Janet beginnt seinen Bericht über Madeleine mit ihrer Anamnese, die er wohl, teilweise
ergänzt und kommentiert, weitgehend von ihr übernommen hat (S. 9–27). Madeleine,

---

divine et les miracles de Lourdes, réponse aux libres-penseurs. 2 Bde., Bd. I: Les Faits, Clermont-
Ferrand 1894, VII, XI–XIII; ders., L'hypnotisme et la stigmatisation, Paris [6]1908 (Orig. 1899).

27 Vgl. Pierre Janet, Une extatique, in: Bulletin de l'Institut Psychologique International, 1, 5 (1901),
    209–240, 209–212.

28 Vgl. Janet, Autobiography, wie Anm. 15, 123f.; Janet, Autobiographie psychologique, wie
    Anm. 15, 81f.; Ellenberger, Discovery, wie Anm. 3, 332ff., 339, 356, 401f.

29 Vgl. Ellenberger, Discovery, wie Anm. 3, 333.

30 Vgl. Janet, Autobiography, wie Anm. 15, 123; Janet, Autobiographie psychologique, wie Anm. 15,
    81.

als dritte von vier Töchtern eines recht wohlhabenden Industriellen geboren, sei ein extrem kleines, schwächliches und kränkliches Kind gewesen, das oft hinfiel. Ihre älteste Schwester sei sehr religiös gewesen. Mit ihr stand Janet in Kontakt (S. 3, 12 f.), er bezeichnete sie als „Mme X". Jacques Maîtres Recherchen haben Janets Erzählung über weite Strecken bestätigt, teils ergänzt, präzisiert, korrigiert und auch den Namen der „Mme X" – Sophie Lair Lamotte (1849–1938) – zutage gebracht.[31] Madeleine habe diese Schwester bereits mit sechs Jahren zu allen religiösen Verrichtungen begleitet, schon früh sei sie von Franz von Assisis Lebensgeschichte beeindruckt gewesen. Von Teresa von Ávilas Zuständen wolle sie erst gelesen haben, nachdem sie selbst Ähnliches erlebt hatte.

Mit 19 Jahren habe Madeleine weitgehend mit ihrer Familie gebrochen. Sie habe nicht wie dieser angekündigt in ihrem Beruf als Hauslehrerin in Darmstadt gearbeitet,[32] sondern den Plan verfolgt, ihr Leben mit den Armen zu teilen und selbst ärmer als die Ärmsten zu werden. Schließlich tauchte sie in Paris unter, wurde aber schon bald aufgegriffen, gab sich auf der Präfektur als „Madeleine Le Bouc" (Magdalena, der [Sünden-]Bock)[33] aus, wurde 23-jährig wegen „vagabondage" zu einem Jahr Gefängnis verurteilt, nach sechs Monaten wegen vorbildlichen Verhaltens wieder entlassen, ein Jahr später neuerdings inhaftiert, diesmal wegen Betrugs, Vagabundierens, Prostitution, Bettelei und Missachtung der Verbannung aus bestimmten Örtlichkeiten. In alledem sah sie das Walten der Vorsehung. In der Folge fiel sie mit Verfolgungsideen auf, sie schrieb warnende Briefe über bevorstehende Verbrechen und Verrat an den Präfekten und an Abgeordnete. All dies erschwerte ihre Arbeit als Näherin und Pflegerin und ließ sie gelegentlich suspekt erscheinen: Wenn sie etwa Kinder liebkosen wollte, verboten ihr die Mütter, sich ihnen zu nähern (S. 21 ff., 155, 159 176, 402, 452). Sie holte die Ratschläge einiger Priester ein, einer von ihnen half ihr mit väterlicher strenger Führung. Als dieser starb, verschlechterte sich ihr Zustand. Sie lebte von Wasser und Brot, an Kleidern besaß sie nur, was sie trug, für die Nacht eine halbe Decke, eine Holzschachtel mit ihren Nähsachen darin als Kopfkissen und ein Kruzifix. In der Weihnachtszeit 1892 stand sie stundenlang mit schlechtem Schuhwerk im Schneematsch, ihre Füße begannen, unerträglich zu schmerzen, später hoben sich ihre Fersen vom Boden, was sie als Beginn ihrer *ascensio* auffasste, einer wunderbaren Himmelfahrt, die sie, so hoffte sie, als Heilige ausweisen würde. In der Folge kam es zu Versteifungen der Waden-, der Oberschenkel-, selbst der Bauchmuskulatur; all das brachte sie schließlich im Februar 1896 in die Salpêtrière. Nach ihrer ersten Entlassung am 2. Dezember 1901 versuchte sie, in Paris wieder Fuß zu fassen, kam jedoch am

---

31 Vgl. Janet, Hysterische, systematische Contractur, wie Anm. 18, 856: „Wir haben nur wenig Auskunft über ihre Verwandten erhalten können." Vgl. auch Maître, Une inconnue célèbre, wie Anm. 19, z. B. 347; Jacques Maître, Les deux sœurs, in: Geneses, 24 (1996), 33–56, 33.

32 Nach Maître, Une inconnue célèbre, wie Anm. 19, 332, nicht Darmstadt, sondern London. Der Bruch mit der Familie war nach Maître weniger radikal, als es Janet referiert.

33 Diskussion des Pseudonyms bei Maître, Une inconnue célèbre, wie Anm. 19, 28 f.

2. Januar 1903 in die Salle ‚Claude Bernard' zurück und blieb da, bis sie am 5. März 1904 definitiv zu ihrer Familie[34] zurückkehrte.

3.   Observation und „guiding ideas"/Leitideen

3.1   Die Entwicklung von Janets Erzählung

Die Entwicklung von Janets Blick auf Madeleine zeigt sich in der Abfolge der Publikationen, in denen er sich zwischen 1897 und 1928[35] mit ihrem Fall befasste. Als „Madeleine" bezeichnet er sie erst 1901 in seiner Publikation „Une extatique". 1897 und 1898 läuft sie unter „L", „Vk", oder „V.K." und als Fall von „systematischen Kontrakturen" – Kontrakturen, die sich nicht nach neuro-anatomischen Gesetzen richteten, sondern die mit bestimmten Vorstellungen, *idées fixes*, in Zusammenhang stünden, daher als psychogen zu bezeichnen seien. Als fixe Ideen machte Janet in diesem Fall zuerst die Vorstellung ihrer *ascensio* aus, dann die ihrer Kreuzigung; 1901 leitete er beides von ihrem weihnachtlichen Erlebnis von 1892 her. Er stellte ihren Fall nun in den Kontext des zeitgenössischen Kirchenstreits und diskutierte die Ähnlichkeit ihrer Ekstasen mit denjenigen der heiligen Teresa, die er einmal – freilich diagnostisch unexakt, bemerkt er dazu – als „Patronin der Hysterischen" bezeichnet habe. Während der ekstatischen Zustände seien Madeleines motorische und soziale Bewegungen und ihre Atmung reduziert, dabei empfinde sie eine unsagbare Freude und halte ihre Visionen für absolut real.[36]

1919 beschrieb Janet seine Patientin als „konstitutionell Deprimierte", die sich über ihre Krisen von Zweifel und Entscheidungsunfähigkeit mithilfe ihres religiösen Delirs hinwegtrösten könne, und stellte eine umfassendere Studie ihres Falls in Aussicht,[37] was er 1926 und 1928 mit dem zweibändigen Werk „De l'angoisse à l'extase" auch einlöste. Er leitete Madeleines körperliche und psychische Symptomatik nun von ihrer „Psychasthenie" ab (griech. ‚a' alpha privativum, „-los", „ohne" und ‚sthenos', „Stärke",

---

34 Zu Präzisierungen zu Pseudonym, Familie und Madeleines Odyssee durch Pariser Spitäler vgl. Maître, Une inconnue célèbre, wie Anm. 19, 28 f., 45 ff., 79 ff.

35 1897: In Janet, Hysterische, systematische Contractur, wie Anm. 18, wird Madeleine als „L" bezeichnet; 1897: Im Rahmen der klinischen Vorlesungen von Charcots Nachfolger, dem Neurologen Raymond, stellte Janet Madeleine als „Vk" vor: Fulgence Raymond, Leçons sur les maladies du système nerveux, 2. Serie, 1897, 724–740 („XXXVI: Contracture systématique chez une extatique"); 1898: Pierre Janet, Névroses et Idées fixes, Bd. I, Paris 1898, 176–178: Hier figuriert Madeleine als „V.K." ihrer fixen Ideen wegen; 1901: Janet, Une extatique, wie Anm. 27, 209–240, 237 f.; 1919: Pierre Janet, Les médications psychologiques, études historiques, psychologiques et cliniques sur les méthodes de la psychothérapie. 3 Bde., Paris 1919, Bd. III, 189; 1926: Janet, De l'angoisse à l'extase, wie Anm. 11, Bd. I; 1928: Janet, De l'angoisse à l'extase, Bd. II: Les sentiments fondamentaux, Paris 1928.

36 Janet, Une extatique, wie Anm. 27, 227–235, 237 f.

37 Janet, Les médications psychologiques, wie Anm. 35, Bd. III, 189.

„Kraft") – den Begriff verwendete er erstmals 1903.[38] Er rechnete mit einer „psychischen Kraft" *(force psychologique)*,[39] mit welcher verschiedene Menschen verschieden ausgestattet sind und auf verschiedene Weise haushalten. Psychische Gesundheit begriff er als Zustand des Gleichgewichts im Kräftehaushalt.[40] So gewinnt Janets krankengeschichtliches Porträt von Madeleine an Differenziertheit und Profil, gleichzeitig wird im Lauf der Zeit sichtbar, wie die Konzepte, mithilfe derer Janet Madeleine psychologisch bestmöglich zu erfassen hoffte, sein Bild von ihr eingefärbt haben.

3.2   Madeleines Schwäche – die Psychasthenie

Im Licht des Psychastheniekonzepts traten etwa Madeleines Kleinwuchs, die Schwäche ihrer Beine und ihr reduzierter Stoffwechsel hervor (S. 33, 191). Als Symptom von Schwäche fasste Janet 1926 auch auf, was Madeleine als Zeichen auf ihrem Weg zur Heiligkeit sah: ihre Ekstasen (die himmlische Tröstung der „consolation" und die „torture") und die Zustände, die sie als „Versuchung" („tentation") und „Trockenheit" („sécheresse") bezeichnete. Die Ekstasen, selbst die Tortur, deutete er als Rückzug,[41] dank dem die Patientin psychische Kräfte einsparen und so ihr psycho-ökonomisches Gleichgewicht her- oder wiederherstellen konnte. Denn er betrachtete den Umgang mit der Welt, speziell auch mit der sozialen Umwelt, als außergewöhnlich anstrengende Tätigkeit.[42] Psychasthenische Kranke, schreibt er, kämen schlecht damit zurecht, dass andere Menschen anders seien als sie selbst (S. 156). Im Delir war Madeleine von dergleichen entlastet. Besonders gerne zog sie sich in der „consolation" in den Schoss ihrer himmlischen Familie zurück, wo sie gelegentlich in ekstatischer Lust mit Gott oder Jesus verkehrte (S. 120–124) – Janet bezeichnete dieses andere Leben in einem vertrauten, geschützten imaginären Raum als ihre „histoire continuée" (S. 91ff., 420f.).

In ihren Zuständen der „Versuchung" beziehungsweise des Zweifelns (in welchem eine Entschlussunfähigkeit vorherrschte) oder der „Trockenheit", in welchen sich

---

38 Vgl. Pierre Janet, Les obsessions et la psychasthénie, 2 Bde., Paris ³1919 (Orig. 1903). Zu den Begriffen „Psychasthenie" und „Neurasthenie" vgl. Pierre Janet, La force et la faiblesse psychologiques, Paris 1932, 11–14.

39 Janet rechnete bereits in seiner philosophischen Dissertation mit einer solchen Kraft, deren Mangel er der „désagrégation psychologique" (bei Hysterie und fixen Ideen) zugrunde legte. Vgl. Pierre Janet, L'automatisme psychologique, Paris 1889, 444–460.

40 Vgl. Pierre Janet, L'amour et la haine. Cours dispensé en 1924–1925 au Collège de France, Paris 1932, 18f., 207; Janet, La force, wie Anm. 38, 78, 117–129. Vgl. Janet, Les médications psychologiques, wie Anm. 35, Bd. III, 157. Zur Geschichte der psychischen Kraft vgl. Esther Fischer-Homberger, Beziehung, Psychotherapie und Geld bei Pierre Janet und Sigmund Freud, noch unpubliziert.

41 Zum Entwurf dieser Deutung vgl. Janet, Une extatique, wie Anm. 27, 236–240.

42 Janet, La force, wie Anm. 38, 166–178.

Madeleine vor allem unentschlossen oder leer („sentiment du vide", S. 159) fühlte, betrachtete Janet sie als weniger schwach. In ihnen war sie immerhin so weit bei Kräften, dass sie sich selbst und ihre Situation zu reflektieren vermochte. „Gott hasst mich, und ich hasse ihn auch" (S. 171), konnte sie dann sagen, oder: „Es gibt zwei verschiedene Willen in mir, die einander bekämpfen […] es ist unerträglich" (S. 145). Während im Delir simplere Funktionsformen die Führung übernehmen (S. 333), versuchte Madeleine in diesen kräftigeren Zuständen des Zweifelns und der Leere, wieder ihre eigenen Entscheidungen zu treffen und verschiedene Sichtweisen für möglich zu halten (S. 143ff., 159–164, 170f., 333).

Janet fand indessen auch, dass ein ineffizienter Gebrauch der zur Verfügung stehenden Kräfte – ein Unvermögen, die Synthesen zu leisten, welche angesichts der Realität nötig wären – zu einem psychasthenischen Zustand führen oder diesen aufrechterhalten könne. In diesen Zusammenhang stellte er Madeleines spärliche Kontakte zu ihren Mitpatientinnen, ihre extreme Schüchternheit, ihre „impuissance d'action sociale" (S. 122, 400–408, 507).[43] So scheiterten ihre Versuche, Kontakt mit anderen aufzunehmen, oft an ihrer Unbeholfenheit und resultierten in einem neuerlichen Rückzug auf ihre imaginäre Beziehung zu Gott: „Wieso ist es nötig, dass die Menschen mich verstehen, da doch Gott mich versteht?" (S. 63)[44]

Als für die Psychasthenie typisch beschreibt Janet überdies Madeleines Bedürfnis, angeleitet zu werden – le „besoin de direction".[45] Er kam dem entgegen, soweit es ihm gedeihlich erschien. Zeitweilig machte Madeleine von dieser Führung bedingungslosen Gebrauch: Janet nehme bei ihr „den Platz Gottes ein" (S. 145), konnte sie dann sagen. In kräftigeren Zuständen diskutierte sie mit ihm, widersetzte sich ihm allenfalls und lernte so, dass Differenzen keinen Beziehungsabbruch mit sich bringen müssen (S. 130, 181). Im Sinn seines Psychastheniekonzepts schrieb Janet auch Madeleines spätere „relative Genesung" der Erholung (ihrer Kräfte) in der Ruhe und Bequemlichkeit der Salpêtrière zu (S. 28).

Janet versuchte, anhand von Madeleines wechselnden Zuständen etwas von der Dynamik der Regulierung des psycho-energetischen Gleichgewichts zu begreifen (S. 6f.). Dabei entwickelte er die Hypothese, dass die Gefühle, welche mit diesen Zuständen einhergingen, als Regulatoren des psychischen Kräftehaushalts der Herstellung oder Aufrechterhaltung eines Gleichgewichtszustands dienten, wobei sie nicht auf äußere Einflüsse, sondern auf die innere Situation reagierten. Davon handelt der zweite Band von „De l'angoisse à l'extase".[46]

---

43 Vgl. auch Janet, Une extatique, wie Anm. 27, 236–239.
44 Janet, De l'angoisse à l'extase, wie Anm. 11, Bd. I, 63: „A quoi cela sert-il que les hommes me comprennent puisque Dieu me comprend?" Vgl. Janet, Les médications psychologiques, wie Anm. 35, Bd. II, 76f., 80f.
45 Vgl. Janet, Névroses, wie Anm. 35, 423ff. (Chap. XII: L'influence somnambulique et le besoin de direction); Janet, Les médications psychologiques, wie Anm. 35, Bd. III, 96, 386ff.
46 Janet, De l'angoisse à l'extase, wie Anm. 35, Bd. II; Janet hatte die Frage nach der Funktion der

Janets Schilderung der als „relativ geheilt" entlassenen Madeleine ist gleicherweise von seinen Ideen mitgestaltet.[47] Therapeutische Ziele haben ja meistens etwas mit dem Selbstbild und den Werten der Therapeut_innen zu tun. Madeleine befinde sich nunmehr in ihrem hinreichend gefestigten „état d'équilibre", schreibt er. Sie habe ihr Leben „auf vernünftige und glückliche Weise" mit ihrer Familie beenden können (sie starb 1918), ihre Aufmerksamkeit sei weniger egozentriert und mehr nach außen gerichtet gewesen als zu Krankheitszeiten, schon im Spital habe sie sich vermehrt für andere Kranke interessiert, sie beobachtet und richtig beurteilt. Ihre melodramatische Sprache sei einer Sprache gewichen, die alle hätten verstehen können – die Pflege einer verständlichen, unspektakulären Sprache ist charakteristisch auch für Janet selbst. Was Madeleines Bedürfnis nach Führung betreffe, so habe sie ihr Vertrauen in Gott behalten, doch ohne ihn jederzeit im Munde zu führen. Schließlich sei ihre Beziehung zu ihm, Janet, gelöster geworden, sie habe ihm die Treue gehalten, aber es gebe keine ‚verrückten' Unterwerfungen mehr – „in einem Wort: Sie hat alleine gehen gelernt" (S. 179).

3.3   Im Schatten der Diagnose – Madeleines Stärke und ihr Bild von Janet

Madeleine sah sich und die Welt in erster Linie im Licht ihres christlichen Glaubens. Sie konnte dies aufrechterhalten, wiewohl Janet ihre Sicht nicht teilte. Das war zum Teil Janets Angebot einer von aller Verschiedenheit unabhängigen Zuwendung zu verdanken, welches sie mit der Zeit anzunehmen lernte. Es hing indessen auch mit den kirchlichen und familiären Ressourcen zusammen, auf die sie zurückgreifen konnte, die Jacques Maître ausführlich beforscht hat, die aber im Schatten von Janets Porträt einer Psychasthenikerin lagen. Madeleines Identität als eine der Armut und der Wohltätigkeit verpflichtete Berufene war durch eine franziskanische Tradition geprägt und gestützt, zudem hat sie ihre Verbindung zu ihrer Herkunftsfamilie, anders als Janet es wiedergibt, nie ganz abgebrochen.[48] So konnte Madeleine außerhalb der Salpêtrière offenbar viele Überzeugungen und Werte mit ihrer älteren Schwester Sophie teilen, die dem sozial aktiven Dritten Orden des heiligen Franziskus beigetreten war und sich, wie Janet etwas säuerlich bemerkt, in dem Gedanken gefiel, eine Heilige als Schwester zu haben (S. 20). Janets relatives Ausblenden von Madeleines Stärken resultiert wohl aus seiner Bemü-

---

Gefühle bereits 1901 aufgeworfen, vgl. Janet, Une extatique, wie Anm. 27, 230–232. Damit stand er in der Tradition Claude Bernards, der den Begriff des „milieu intérieur" geschaffen und das Prinzip der später so bezeichneten „Homöostase" entworfen hat.

47   Janets Menschenbild passe „in die gesamte Weltanschauung der intellektuellen Elite in der französischen dritten Republik gut hinein", bemerkt van Quekelberghe, Reflexionen, wie Anm. 23, 207. Im Unterschied zu Janet betrachtet Maître Madeleine als vollendete Mystikerin, vgl. Maître, Une inconnue célèbre, wie Anm. 19, 326f.

48   Nach Maître, Une inconnue célèbre, vgl. Anm. 19, 27f.

hung, Madeleines Geschichte zum medizinpsychologischen Fall zu meißeln, und ihrem Bemühen, seinen Auffassungen zu entsprechen.

Madeleine hat sich – im Rahmen ihres Glaubenssystems – ihrerseits von Janet ein Bild gemacht. Soweit sie ihn als hilfreich erlebte, baute sie ihn in ihre Welt ein, wenn nicht gar als Gott selbst, so doch als dessen väterlichen Stellvertreter, immer wieder als heiligen Josef (S. 61, 130f., 145, 427). Janet passte sich diesem Bild an, indem er sich von ihr „mon père" nennen ließ – in der Tradition der kirchlichen Seelsorge und in der Nachfolge des geistlichen Vaters, der sie jahrelang betreut hatte (S. 22).

In der Gestalt eines Josef hat Madeleine Janet auch bildlich dargestellt. Sie hatte anlässlich einer ergometrischen Untersuchung alle zwei Sekunden ein Gewicht hochheben müssen und hatte das im Gedanken an das Jesuskind, das in Josefs Werkstatt arbeitete, überraschend gut geleistet. Auf ihrer Malerei ist dieses Kind zwischen Josefs Werkstatt und Marias Haushalt zu sehen, zu seinen Füßen Hammer und Holz. Dieses Porträt hat Janet seinem Buch „De l'angoisse à l'extase" in Farbe beigegeben (Madeleines Bild: Fig. 29, S. 200; ergometrischer Versuch: Fig. 17, S. 58f.). Ihren Zuständen von Tortur, Zweifel und Leere, in denen sie Janet infrage stellen oder auch ablehnen konnte, hat Madeleine, soweit wir wissen, keinen bildlichen Ausdruck verliehen. Aber sie hat auch diese Bewegungen in religiöse Form gebracht. Sie lasse ihn gelegentlich wissen, so Janet, dass Gott weit geschickter führe als er (S. 512). An ihrem Armutsideal, das sie in franziskanischer Tradition pflegte, hielt sie ihm gegenüber offenbar zäh fest. Er zwinge sie ja, es aufzugeben, hielt sie ihm einmal vor (S. 163). Nicht ohne Mühe, notierte er seinerseits anlässlich ihrer „relativen Genesung", habe er sie dazu bewegen können, die Bequemlichkeiten des Lebens im Spital anzunehmen (S. 5f., 13, 18–21, 28, 40).

Hie und da setzte Madeleine ihre religiöse Kompetenz ein, sich abwertend von Janet zu distanzieren: Es sei nicht seriös, befand sie etwa, blindlings immer allen Kranken die Absolution zu erteilen. Oder sie belehrte ihn: „Das Feuer der Hölle brennt und erhellt nicht, das sollten Sie wissen" (S. 174).[49] Etwas herablassend verzieh sie ihm allenfalls seine republikanische Beschränktheit: „Sie verstehen das nicht, aber das soll Sie nicht quälen" (vgl. S. 142, 174, 431), dann wieder schien sie daran zu verzweifeln, dass er ihren Glauben nicht teilte. Er könne ihr lange versichern, dass er ihr ja doch alle religiösen Überzeugungen lasse, schreibt er, sie wiederholte nur immer: „Aber Sie teilen sie nicht!"[50] (S. 142, 155ff.)

Zuweilen hatte Madeleine Angst vor Janet. Sie hatte vermutlich Kenntnis von Antoine Imbert-Gourbeyres Schriften und kannte dessen Begriff des „hypnotisme diabolique".[51] Janet versicherte ihr, dass er sie nicht hypnotisieren werde, gleichwohl

49 Janet, De l'angoisse à l'extase, wie Anm. 11, Bd. I, 174: „le feu de l'enfer brûle et n'éclaire pas, vous devriez le savoir".
50 Janet, De l'angoisse à l'extase, wie Anm. 11, Bd. I, 156: „Mais vous ne les partagez pas."
51 Vgl. Imbert-Gourbeyre, La stigmatisation, wie Anm. 26, 55–60.

fürchtete sie, sie könnte sich ihm allzu sehr öffnen und sein Einfluss könnte doch magnetischer oder hypnotischer, womöglich diabolischer Natur sein. Sie bangte auch um ihr Selbst- und Weltbild: „Meine Seele ist an die Ihrige wie gebunden, sie möchte all Ihre Gedanken teilen, aber wenn ich ganz wie Sie denken würde, würde das ganze Gebäude meines Glaubens zerfallen" (S. 155 f.). Im Zustand der „Trockenheit", wenn sie sich „leer" fühlte (S. 23, 159–164), brach Madeleine jegliche Beziehung ab, auch die zu Janet: Niemand liebe sie, weil sie selbst niemanden liebe (S. 162). Er verliere nur seine Zeit mit ihr (S. 159–164, 170 f., 403).[52] Gelegentlich brachte sie ihre Ambivalenz zum Ausdruck: Ja, sie wolle geführt werden, aber es gebe innere Revolten dagegen, oder: Wenn Janet sie freilassen würde, würde sie ihren Versuchungen nicht widerstehen können (S. 156 f., 145).

Die aus dem medizinischen Umfeld stammende Diagnose „folie" („Verrücktheit") deutete Madeleine jeweils verschieden. Mit dem Satz „Gott macht mich verrückt vor Liebe" konnte sie die Diagnose zum theologischen Befund umwandeln (S. 77, 86). Oder sie trug es als Prüfung, dass sie ihren Verstand habe opfern müssen (S. 426). Zuweilen sah sie in Janet einen gewöhnlichen Doktor und machte dankbaren Gebrauch von seinem Angebot, den übermenschlichen, von Gott auferlegten Auftrag, den sie glaubte erfüllen zu müssen, pathologisierend zu entschärfen: Wenn sie verrückt wäre, könnte sie ruhig leben, sagte sie dann, Verrückte müssten nichts mehr tun (S. 145, 420, 426). Oder sie mahnte ihn: „vergessen Sie nicht, dass ich eine arme Kranke bin" (S. 158).

4.   Ausblick ins Spiegelneuronenkabinett des Relationalen

4.1   Zusammenarbeit, Ko-Evolution und gemeinsames Werk

Es bestand offenbar eine beidseitige Bereitschaft zur Zusammenarbeit – institutionell gefordert und hierarchisch strukturiert, gleichzeitig von persönlicher Sympathie gespeist. Auf je eigene Weise trugen beide zur Etablierung einer produktiven therapeutischen Beziehung bei. Madeleine vertraute Janet ihre Selbstbeobachtungen – wozu er sie ermuntert hatte – und Werke an und akzeptierte ihn als „directeur", was er ausdrücklich als eine besondere Leistung bezeichnete, ebenso wie das Aufrechterhalten ihrer Zuneigung zu ihm trotz seiner Opposition gegen ihre religiösen Ideen (S. 153 f., 181, 162).[53] Er schätzte sie als „une personne intelligente et bonne" (S. 6, 151) und verhielt sich ihr gegenüber zuverlässig zugewandt, taktvoll und interessiert. Da für ihn die Beobachtung vor und über aller Konzeptualisierung stand, trat er Madeleine offen gegenüber: nicht als einer, der schon alles wusste, sondern als experimenteller Psy-

---

52 Vgl. Janet, Une extatique, wie Anm. 27, 237.
53 Vgl. Janet, Les médications psychologiques, wie Anm. 35, Bd. III, 414 f.

chologe in grundsätzlich fragender Haltung und bereit, die Antworten seines Forschungsgegenstandes – seiner Patientin – als psychologische Fakten zu akzeptieren.[54]

Janets Humor hat wohl manche angespannte Situation entschärft – Humor flexibilisiert Zwischenmenschlichkeit. Als Schreibender zeigte er sich ihr gegenüber
durchwegs loyal. Wiewohl er es als eine der größten Schwierigkeiten bei der psychologischen Beobachtung bezeichnete, die Aufrichtigkeit der zu Untersuchenden zu
beurteilen (S. 94 f.), bezweifelte er Madeleines Aufrichtigkeit nicht, indem er nach der
psychisch realen Wurzel ihrer Aussagen suchte. Auch übernahm er Madeleines
selbstgewähltes Pseudonym, orientierte sich an ihrem Sprachgebrauch und erzählte ihre
Geschichte vermutlich etwa so wie sie selbst. Seinem Interesse an Madeleine entsprach
offenbar ihr Interesse an ihm – ihm konnte sie Dinge erzählen, die sie noch niemandem
anvertraut hatte (S. 28). Außerdem hoffte sie, er würde über sie schließlich eine Art
Heiligenvita zur religiösen Belehrung schreiben. Sie gab sich dann jedoch zufrieden mit
einer für das Studium der Psychologie nützlichen Krankengeschichte (S. 5 f.). Sie und
Janet haben einander wechselseitig beeinflusst und sich ko-evolutiv verändert. Janet hat
sich der Psychologie des Glaubens und der Gefühle zugewendet. Madeleine hat ihren
Lehrerinnenberuf wieder aufgenommen und als bescheidene, hilfreiche, liebenswürdige Frau in der Dritten Französischen Republik ihren Platz gefunden – eine säkularisierte Heilige, wenn man so will.

Von beiden liegen Werke vor, die in diesem Austausch wurzeln. Janets Arbeit zur
Psychologie des Glaubens von 1936/37 bezieht sich in erster Linie auf seine Publikationen zum Fall Madeleine (1926 und 1928). Sie stellt den Gefühlsglauben („croyance
sentimentale") neben den Vernunftglauben („croyance raisonnable"), welcher sich vom
ersten durch seine Verifizierbarkeit unterscheidet. Beide können in mehr oder weniger
unreflektierter Form – bis hin zum kritiklosen, absoluten Glauben – auftreten.[55]

Madeleine dagegen hat ihre Arbeit mit Janet in ein Bild gebracht (vgl. Abb. 2):
„Tableau de la Nativité", welches Janet, wiederum in Farbe reproduziert, praktisch
kommentarlos (S. 40) an den Anfang seines Buches „De l'angoisse de l'extase" von
1926 gestellt hat.[56] Schon 1901, als er glaubte, Madeleine definitiv entlassen zu kön

---

54 Vgl. Esther Fischer-Homberger, Pierre Janet, Psychotherapieforscher avant la lettre. Janet als
    Therapeut, in: Uwe Wolfradt, Peter Fiedler u. Gerhard Heim (Hg.), Schlüsselthemen der Psychotherapie. Pierre Janets Beiträge zur modernen Psychiatrie und Psychologie, Bd. 4, Lengerich
    2017, 21–33.
55 Pierre Janet, La psychologie de la croyance et le mysticisme, in: Revue de Métaphysique et de Morale,
    Teil 1: 43 (1936), 327–358; Teil 2: ebd., 507–532; Teil 3: 44 (1937), 369–410. Deutsche Übersetzung in: Pierre Janet, Die Psychologie des Glaubens und die Mystik, hg. von Gerhard Heim,
    Berlin 2013, 7–122. Vgl. auch Gerhard Heim, Über Janets Psychologie des Glaubens, in: Peter
    Fiedler u. ders. (Hg.), Psychotherapie: Vom Automatismus zur Selbstkontrolle. Pierre Janets Beiträge zur modernen Psychiatrie und Psychologie, Bd. 2, Lengerich/Berlin 2010, 96–111.
56 Janet kommentiert das Bild 1901 nicht, vgl. Janet, Une extatique, wie Anm. 27, 235. 1926, in „De
    l'angoisse à l'extase", wie Anm. 11, Bd. I, 40, bemerkt er dazu nur, es sei von merkwürdig naivem
    Stil.

nen, hatte er es in schwarz-weiß abdrucken lassen (vgl. S. 10 f.). Es zeigt eine Weih-
nachtsszene (zur Bedeutung der Weihnachtstage in ihrem Leben vgl. weiter oben).
Zentral ist darauf das Jesuskind zu sehen, umgeben von anbetenden und Gaben dar-
bringenden Kindern. In der zweiten Reihe sitzt Maria, ihre Hände freundlich auf deren
Kopf und Schultern gelegt – fast eine Schulzimmerszene. Im ich-ferneren Hintergrund
stehen Ochs und Esel und hochragend grauhaarig, mit Heiligenschein, Josef, hinter
ihm eine Tür. Durch ein Fensterchen daneben schaut ein ihm in Haartracht und
Haltung ähnlicher Mann, nur jünger, braunhaarig und ohne Heiligenschein, herein.
Draußen ist es hell, im Hintergrund glaubt man Paris zu erkennen.

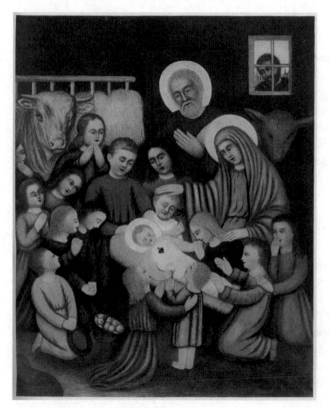

Abb. 2: „Fig. 1: Tableau de la Nativité, peinture de la malade", in: Janet, De l'angoisse à l'extase, Bd. I,
vor S. 1.

Janet scheint hier zweifach zu figurieren: In Form des alten heiligen Vaters Josef steht er
bei seiner himmlischen Familie, in seiner realistischeren, säkularen Gestalt beobachtet
er die Szene durch das Fenster. Leicht stilisiert, ist er vor allem aus dem Zusammenhang
(S. 449) und anhand seines Bartes als Janet begreifbar. Damit wären die väterliche Figur
aus Madeleines „histoire continuée" und der reale „docteur" Janet entflochten und

Madeleine hätte, die eigene Lebenssituation entspannt betrachtend, gleichzeitig sowohl ihre reflexive Distanz zur gefühlten Welt ihres Glaubens als auch zur kühl beobachtenden Wissenschaft ihrer Zeit dargestellt.

Madeleines „nativité" und Janets dreieiteiliger Aufsatz zur Psychologie des Glaubens sind in einem gewissen Sinn Gemeinschaftswerke – unter einem weiteren historiografischen Gesichtswinkel auch die Ergebnisse weiterer Einflussbereiche. Janets Fallgeschichte wirft Licht auf die alte Unsicherheit von Vater- und Autorschaften, die durch die Praxis der Zuschreibungen gewöhnlich verdunkelt wird.

4.2   Zur Textur von Geschichte – zweierlei historische Gangarten

In Krankengeschichten wird, verschränkt mit Daten und Diagnosen und verschieden deutlich, immer auch die Geschichte der Beziehung, die Relation zwischen Behandelnden und Leidenden sichtbar. Beziehungsgeschichten sind von persönlichen Varianten, einmaligen Konstellationen und Zufällen auf unberechenbare Weise mitbestimmt, sie scheinen kontingenter Natur zu sein und sich einem historiografischen Zugriff zu entziehen. Sie werden intuitiv begriffen und im Raum persönlicher Rezeption rekonstruiert. Sie werden teilnehmend wahrgenommen wie die Anmutung eines Porträts, das sich nicht in die großen Linien von Kunst-, Technologie-, Sozial- oder Geschlechtergeschichte einordnet. Die Beziehungsgeschichte fragt weniger nach Festhalten, Vergessen oder Ordnen als nach dem Zusammenspiel von Fantasien, nach Erlebens- und Verhaltensmustern, Grad und Art der Durchlässigkeit der Teilnehmenden. Gelebte Geschichten freilich sind immer aus beiden gewebt, man könnte die positivere, nach Zeit und Ablauf geordnete Geschichte mit dem auf einem Webstuhl aufgespannten Zettel vergleichen und die relationalen Fäden mit dem Schuss. Beziehungsgeschichte orientiert sich an der gegebenen historischen Situation, diese wiederum realisiert sich in Beziehungsgeschichten.

Spätestens seit der historiografischen Zuwendung zum einzelnen „Fall", wie sie sich im Lauf der letzten fünfzig Jahre entwickelt hat, ist die Mehrdimensionalität der gelebten und erzählten Geschichte unumgänglich ins medizingeschichtliche Gesichtsfeld getreten. Die Reduktion von Lebensgeschichten – wie im Grunde auch von Porträts – auf die eine oder die andere der beiden Achsen bringt hier den Verlust der Spannung mit sich, welche Lebensgeschichten und Porträts charakterisiert. Wo aber nicht reduziert wird, zeigt sich die Inkommensurabilität der Achsen und damit immer wieder eine typische historiografische Unwegsamkeit. Der Hiat zwischen der persönlichen Geschichte und der positiven geschichtlichen Situation, in welcher sich diese bewegt, wird gewöhnlich durch mehr oder weniger Vertrauen in die Quellen oder in die eigene Wahrnehmung zweifelhaft überbrückt. Er darf aber um der historiografischen Kreativität und Genauigkeit willen nicht übersehen werden.

4.3   Relationales Denken als Forschungsgegenstand?

Die Aufmerksamkeit für Relationen lag in Janets geistiger Umgebung in der Luft. Ansätze dazu trug schon Esquirols Einbeziehen der Selbstbeobachtung der Kranken in sich. Auch Janets experimentelle Grundhaltung impliziert das Interesse am nicht bekannten anderen (lat. *interesse*, „dazwischen sein", „dabei sein"). Claude Bernards Prinzip, lebendige Einheiten von vornherein in ihrer Verbindung und im Austausch mit ihrem Milieu zu betrachten, implizierte ein grundsätzlich relationales Denken.[57] Seitens der Sozialpsychologie fragte Gabriel Tarde (1843–1904), den Janet öfter zitiert, nach der Beziehung zwischen individueller Psychologie und Gesellschaft.[58] Mit James Mark Baldwin (1861–1934), einem amerikanischen Entwicklungspsychologen und Begründer der Bindungstheorie, war die Aufmerksamkeit auf die Relation zwischen „Ego" und „Alter" gerichtet. Mit ihm stand Janet in Kontakt, von ihm übernahm er auch den Begriff des „socius", des sozialen Selbst (S. 259f., 320f.).[59] Ein relationales Denken ist im Übrigen Teil der christlichen Tradition auch in ihrer säkularisierten Form, insofern sie das Dialogische transportiert. Mit Charcots Integration der Hypnose und des Konzepts einer „Psycho-" oder „Ideogenie" in die Medizin kamen Fragen der Beziehung in das medizinische Gespräch. Wie wurde etwa der sogenannte hypnotische Rapport vermittelt? Wie konnten immaterielle Vorstellungen körperliche Veränderungen bewirken? Charles Féré (1852–1907), Schüler und Mitarbeiter von Charcot, fragte sich, wie Sinneseindrücke sich in Bewegungen übersetzen. In seiner „Psycho-Mechanik" (1887) – welche Janet rezensiert hat – spricht er von psycho-motorischer „Induktion" und einer „contagion du mouvement". Ein eigenes Kapitel widmet Féré den durch mütterliche Emotionen angestoßenen Bewegungen des Fötus.[60] Die prä- und perinatale Wechselbeziehung zwischen Mutter und Kind hat dem relationalen Denken wohl von alters her Modell gestanden.

---

57 Claude Bernard 1854: „,Leben' sei das, was nicht im Milieu und nicht im Organismus, sondern ‚in der Verbindung des einen mit dem anderen' (dans la réunion de l'un et de l'autre) bestehe." Claude Bernard, Cours de physiologie générale de la Faculté des sciences. Leçon d'ouverture – Exposition de la méthode, in: Le moniteur des Hopitaux [sic]. Journal des Progrès de la Médecine et de la Chirurgie Pratique, 1/2 (1854), 409–412, 410, zit. nach: Caroline Arni, Pränatale Zeiten. Das Ungeborene und die Humanwissenschaften (1800–1950), Basel 2018, 43. Bernard selbst tat sich damit nicht ganz leicht, vgl. ebd., 89ff.

58 Gabriel Tarde, Les Lois de l'imitation: étude sociologique, Paris 1890.

59 Vgl. auch Janet, De l'angoisse à l'extase, wie Anm. 35, Bd. II, 605f. Jacques Lacan wird sich mit seinem Konzept vom „Spiegelstadium" („stade du miroir", 1936/37) auf Baldwin beziehen. Vgl. Autobiography of James Mark Baldwin, in: Carl Murchinson (Hg.), History of Psychology in Autobiography, 1 (1930), 1–30.

60 Ch[arles] Féré, Sensation et mouvement. Études expérimentales de psycho-mécanique, Paris 1887; Rezension dazu: Pierre Janet, in: Revue Philosophique de la France et de l'Étranger, 24 (1887), 198–202. Vgl. Arni, Pränatale Zeiten, wie Anm. 57, 147f. Arnis Arbeit nimmt Ausgang von Férés Artikel zur Frage der Wirkung eines Psychotraumas der Schwangeren auf das Ungeborene: Charles Féré, Les Enfants du Siège, in: Progrès médical, 12 (1884), 245–246.

In Janets grundsätzlichem Fragen nach der Beziehung von Worten und Begriffen zur Welt, die sie zu erfassen trachten, ist Relationalität angelegt, wie sich dies in seinen Konzepten von der „Synthese" und der „Narration" (1928)[61] spiegelt, die ja den inneren oder äußeren Dialog voraussetzen (vgl. S. 4f.).

Der Implementierung des Relationalen in die psychotherapeutische Theorie standen immer wieder Schwierigkeiten entgegen, da sie die Therapeut_innen mit ins Blickfeld nimmt. Elizabeth Lunbeck beschreibt, wie Sándor Ferenczis (1873–1933) Versuch, die „Einfühlung" in die psychoanalytische Theorie und Therapie einzuführen, in dessen Ausgrenzung mündete und Heinz Kohuts (1913–1981) Begriff der „Empathie" vonseiten der Psychoanalyse als mystisch, subjektiv und – typischerweise – als ‚mütterlich' disqualifiziert wurde.[62] Tatsächlich führt ein konsequentes relationales Denken in der Psychotherapie unvermeidlich in das Spiegelneuronenkabinett der Relationalität, in welchem der vereinfachende Rückzug auf einen objektivierenden Standpunkt für therapeutisch, historiografisch und anders Tätige unmöglich wird. Denn in diesem Raum verändern die Blicke und Anblicke der einen laufend diejenigen der anderen, sodass es nicht klar bleibt, wer blickt und wer angeblickt wird und die Forschenden sich am Ende stumm und staunend mit im Bild sehen. Dass die Beziehung in der psychotherapeutischen Praxis mittlerweile selbstverständlich als zentral mitgedacht wird und ihr mit der Entdeckung der Spiegelneuronen in den 1990er-Jahren ein nachweisbares organisches Substrat attestiert ist, macht sie theoretisch nicht viel greifbarer. So muss zwar verlangt werden, dass zum Beispiel Fallgeschichten auf die Motive und Zwecke ihrer Autor_innen hin transparent seien.[63] Gleichzeitig ist es auch reflektierten Menschen nur beschränkt möglich, die eigenen Anteile an den eigenen Äußerungen und Wahrnehmungen zu bezeichnen. Dazu kommt, dass sie dazu eventuell nicht bereit sind – sodass man es mit dem Bemühen um Transparenz genug sein lassen muss. Umso wichtiger werden verifizierbare Belege zum Ausgesagten.

Janet hat seine medizinische Psychologie als „psychologie du stylographe" auf einer breitestmöglichen Basis von Beobachtungen aufgebaut. Damit konnte seine Fallgeschichte ‚Madeleine' die Qualität eines realistischen Porträts annehmen. Dass ihm dazu auch die Selbstbeobachtung und künstlerischen Produkte von Madeleine zur Verfügung standen, ist gleichzeitig dieser Patientin und seiner Absicht zu verdanken, deren Äußerungen und die wechselseitigen Bewegungen als integrierenden Teil seiner Beobachtung zu betrachten. In diesem Sinn hat er auch Protokolle zur Interaktion zwi-

---

61 Vgl. Esther Fischer-Homberger, Pierre Janet beobachtet die Geschichte, in: Luzifer-Amor. Zeitschrift zur Geschichte der Psychoanalyse, 27, 53 (2014), 20–51, 40ff. u. 45.

62 Elizabeth Lunbeck, Empathy as a Psychoanalytic Mode of Observation: Between Sentiment and Science, in: Lorraine Daston u. Elizabeth Lunbeck (Hg.), Histories of scientific observation, Chicago/London 2011, 255–275. Von Sigmund Freuds Begriffspaar „Übertragung" und „Gegenübertragung" bleibt die „Relatio" unberührt.

63 Vgl. Eugene Taylor, The Mystery of Personality. A History of Psychodynamic Theories, Dordrecht u. a. 2009, 330–335.

schen ihr und ihm und Hinweise auf seine eigenen Motive, Ziele und Befindlichkeiten in der Beziehung zu ihr mit in seine *observation* eingewoben. Damit hat er das relationale Geschehen in der therapeutischen Beziehung in damals noch nicht dagewesener Weise in seine Arbeit integriert und eine repräsentative Fallgeschichte von historisch neuer Textur und Qualität vorgelegt. Janets Porträt schaut auf seine Betrachter_innen zurück.

Lucia Aschauer

Vom Porträt zur Diagnose. Der Fall Louise-Adélaïde (1803)

1.   Die Porträterzählung. Heinrich von Kleist (1800)

Als der junge Heinrich von Kleist am 13. September 1800 seiner Verlobten Wilhelmine von Zenge aus Würzburg schreibt, ergeht er sich nicht lange in Liebesschwüren.[1] Für die Empfängerin mag der Inhalt des Briefes enttäuschend gewesen sein – für die Kleist-Forschung sind seine ausführlichen Beschreibungen Würzburgs und ihrer BewohnerInnen allerdings durchaus lesenswert, nicht zuletzt, weil sie aufgrund ihrer ausgeprägten Literarizität die schriftstellerischen Ambitionen des Verfassers erahnen lassen.[2] Für die Kultur- und Medizingeschichte sind vor allem Kleists enthusiastische Schilderungen des im 16. Jahrhundert erbauten Würzburger Hospitals von Interesse: „Das Ganze ist ein Product der wärmsten Menschenliebe",[3] urteilt der Autor und lobt die Philosophie, Architektur und Organisation der Anstalt. Besonders eindrücklich berichtet Kleist von seiner Begegnung mit einem jungen Mann im „Haus für Verrückte":

> „Aber am Schrecklichsten war der Anblick eines Wesens, den ein unnatürliches Laster wahnsinnig gemacht hatte – Ein 18jähriger Jüngling, der noch vor Kurzem blühend schön gewesen sein soll u. noch Spuren davon an sich trug, hieng da über die unreinliche Öffnung, mit nackten, blassen, ausgedorrten Gliedern, mit eingesenkter Brust, kraftlos niederhangen-

---

1 Vorliegender Text ist eine erweiterte und überarbeitete Version meines Aufsatzes „L'Observateur, Peintre de la Nature". Zum Verhältnis von Porträt und Fall in der medizinischen *observation* um 1800, in: Lucia Aschauer, Horst Gruner u. Tobias Gutmann (Hg.), Fallgeschichten. Text- und Wissensformen exemplarischer Narrative in der Kultur der Moderne, Würzburg 2015, 73–86. Entstanden sind beide Versionen des Textes sowie die darin formulierten Gedanken im Rahmen einer von Regina Schulte organisierten Workshop-Reihe zum Thema „Fall und Porträt". Ich danke allen TeilnehmerInnen dieser Treffen für ihre wertvollen Ratschläge und Hinweise.

2 Die sogenannte „Würzburger Reise" bleibt ein Rätsel für die Kleist-Forschung. Die Hypothesen reichen von einer Spionagemission für das preußische Wirtschaftsministerium bis zur geheimen Operation einer eheverhindernden Vorhautverengung. Vgl. hierzu Jens Bisky, Kleist: Eine Biographie, Berlin 2007, 83 ff.; Günter Blamberger, Heinrich von Kleist: Biographie, Frankfurt a. M. 2011, 117 ff.

3 Heinrich von Kleist, Brief an Wilhelmine von Zenge, 13. September 1800, in: ders., Sämtliche Werke. Brandenburger Ausgabe, hg. von Roland Reuß u. Peter Staengle, Bd. IV/1: Briefe, Basel/ Frankfurt a. M. 1996, 286.

dem Haupte, – Eine Röthe, matt u. geadert, wie eines Schwindsüchtigen, war ihm über das todtenweiße Antlitz gehaucht, kraftlos fiel ihm das Augenlied auf das sterbende, erlöschende Auge, wenige saftlose Greisenhaare deckten das frühgebleichte Haupt, trocken, durstig, lechzend hieng ihm die Zunge über die blasse, eingeschrumpfte Lippe, eingewunden u. eingenäht lagen ihm die Hände auf dem Rücken – er hatte nicht das Vermögen die Zunge zur Rede zu bewegen, kaum die Kraft den stechenden Athem zu schöpfen – nicht verrückt waren seine Gehirnsnerven aber matt, ganz entkräftet, nicht fähig seiner Seele zu gehorchen, sein ganzes Leben nichts als eine einzige, lähmende, ewige Ohnmacht – O lieber tausend Tode, als ein einziges Leben wie dieses! So schrecklich rächt die Natur den Frevel gegen ihren eignen Willen! O weg mit diesem fürchterlichen Bilde!"[4]

Bevor wir uns dem „unnatürlichen Laster" widmen, das der junge Schriftsteller in seinem Brief an Wilhelmine heraufbeschwört und das den Ausgangspunkt der folgenden Überlegungen bildet, soll unsere Aufmerksamkeit der sprachlichen Darstellung gelten. Wenn Kleist „O weg mit diesem fürchterlichen Bilde!" schreibt, dann ist das – zumindest in Hinblick auf diese Untersuchung – durchaus wörtlich zu nehmen. Die Schilderung des achtzehnjährigen Jünglings und seines desolaten körperlichen Zustands evoziert ein starkes Bild: Es genügen wenige Sätze und wenige sorgfältig gewählte Informationen, und die LeserInnen erblicken vor ihrem geistigen Auge den sich verzehrenden Sünder, wie er im Hospital dahinsiecht, kraftlos und vorzeitig gealtert.

Folgt man der Typologie des Erzählens, die der Literaturwissenschaftler Dietrich Weber in seinem Buch „Erzählliteratur" aufgestellt hat, gehört die Kleist'sche Beschreibung des lasterhaften Jünglings zur Gattung der „Porträterzählung".[5] Die Porträterzählung markiert laut Weber eine Pause in der Zeitfolge des Erzählens. Die Reihenfolge der einzelnen Beschreibungselemente innerhalb des Porträts ist dabei beliebig; sie können vertauscht werden, ohne dass das Gesamtbild zerstört wird. In ihrem Zusammenspiel dienen die einzelnen Elemente der Porträterzählung der Charakterisierung einer Figur: „[Das Porträt ist eine] abbildende Darstellung einer bestimmten Person mit höherem oder geringerem, mehr oder weniger stark erstrebtem und erreichtem Grad physiognomischer Ähnlichkeit; diese Darstellung sollte die Person nicht nur stellvertretend vergegenwärtigen, sondern möglichst auch ihr Wesen verstehend deuten."[6]

Zwei Aspekte dieser Definition sind im Rahmen der folgenden Untersuchung besonders hervorzuheben: Erstens ermöglicht das Porträt durch die Schilderung der äußeren Merkmale einer Figur Rückschlüsse auf ihren Charakter. Zweitens verspricht das Porträt Ähnlichkeit zwischen der außertextuellen Realität und ihrer innertextuellen

---

4 Kleist, Brief an Wilhelmine von Zenge, 13. 9. 1800, wie Anm. 3, 290.
5 Dietrich Weber, Erzählliteratur, Göttingen 1998, 20 ff. Weber unterscheidet in seiner Typologie zwischen zwei Grundarten des Erzählens: das sogenannte „starke Erzählen" (geradlinig, zielstrebig, geschlossen) und das „schwache Erzählen" (locker, mosaikhaft, offen), zu dem das Genre der Porträterzählung gezählt werden kann.
6 Hermann Deckert, Zum Begriff des Porträts, in: Marburger Jahrbuch für Kunstwissenschaft, 5 (1929), 261–282, 261 ff.

Darstellung.[7] Diese auf die Literatur und bildenden Künste ausgerichtete Definition des Porträts soll nun auf den Bereich der Medizin ausgeweitet werden. Welche Rolle spielt der Darstellungsmodus des Porträts in der medizinischen Wissenschaft und insbesondere in der Textsorte der medizinischen Fallgeschichte?[8]

Obgleich die künstlerische und die wissenschaftliche Praxis auf den ersten Blick konträre Ziele verfolgen – das literarische Porträt verschreibt sich vorrangig der ästhetischen Wirkung, das medizinische Porträt der objektiven Faktenvermittlung –, sind sie beide auf erzählerische Strategien angewiesen, die gemeinhin als literarische Darstellungsmodi kategorisiert werden.[9] Tatsächlich erweist sich die Grenze zwischen Kunst und medizinischer Wissenschaft bei der Untersuchung wissenschaftlicher Erzähltexte in vielerlei Hinsicht als unscharf. Insbesondere für den hier untersuchten Zeitraum ist sie wenig evident:[10] Vor der Ausdifferenzierung der modernen Disziplinen Ende des 18. Jahrhunderts ist der medizinische Gelehrte gleichermaßen „homme de lettres" und „homme de sciences".[11]

In einem wichtigen Punkt unterscheiden sich faktuale Erzähltexte wie der medizinische Fallbericht jedoch von fiktionalen Texten: In faktualen Erzählungen ist der

---

7 Zu berücksichtigen ist dabei, dass dieses Versprechen historischen Veränderungen unterliegt und je nach kulturellem Kontext und dem spezifischen Medium variieren kann. Beispielsweise ist bei der Gestaltung von literarischen Figuren, anders als bei der malerischen Praxis des Porträts, nicht primär von einem abbildenden Verhältnis zu einer externen Realität zu sprechen, da den ProtagonistInnen von Romanen, Theaterstücken und Gedichten nicht zwingend historische Persönlichkeiten zugrunde liegen. Was die Unterscheidung zwischen verschiedenen historischen Perioden und Traditionen betrifft, gilt das Verhältnis des 20. Jahrhunderts zum Porträt, bzw. zu seinem Versprechen von Ähnlichkeit und Wahrheit, im Gegensatz zu vorherigen Jahrhunderten als ein gebrochenes.

8 Die im Zentrum meiner Untersuchung stehende Textsorte der medizinischen Fallgeschichte wurde von der Wissenschaftshistorikerin Gianna Pomata als „epistemic genre" bezeichnet, d. h. als Gattung, deren primäres Ziel, in Abgrenzung zu der hauptsächlich ästhetischen Ausrichtung literarischer Gattungen, die Vermittlung eines kognitiven Inhalts ist. Pomatas Arbeit stellt den scheinbaren Gegensatz zwischen literarischen und wissenschaftlichen Darstellungsformen, der auch in diesem Aufsatz thematisiert wird, in Frage und zeigt auf, dass Gattungsmerkmale als Teil einer epistemischen Praxis zu verstehen sind. Vgl. Gianna Pomata, Observation rising. Birth of an epistemic genre, 1500–1650, in: Lorraine Daston u. Elizabeth Lunbeck (Hg.), Histories of scientific observation, Chicago 2011, 45–80.

9 Auf diesen Umstand hingewiesen haben etwa Christian Klein u. Matías Martínez (Hg.), Wirklichkeitserzählungen: Felder, Formen und Funktionen nicht-literarischen Erzählens, Stuttgart 2009. Zu faktualen Erzählungen vgl. auch Monika Fludernik, Factual Narrative: A Missing Narratological Paradigm, in: Germanisch-Romanische Monatsschrift, 63, 1 (2013), 117–134.

10 Vgl. Nicolas Pethes, Vom Einzelfall zur Menschheit. Die Fallgeschichte als Medium der Wissenspopularisierung in Recht, Medizin und Literatur, in: Gereon Blaseio, Hedwig Pompe u. Jens Ruchatz (Hg.), Popularisierung und Popularität, Köln 2005, 63–92, 78.

11 Philip Rieder geht sogar so weit, diese noch undifferenzierte literarisch-medizinische Identität als den kulturellen Nährboden für den sich um 1800 herausbildenden klinischen Blick zu bezeichnen. Vgl. Philip Rieder, Writing to fellow physicians: literary genres and medical questions in Louis Odier's (1748–1817) correspondence, in: Sophie Vasset (Hg.), Medicine and narration in the eighteenth century, Oxford 2013, 47–63, 63.

„referentielle Aspekt"[12] von zentraler Bedeutung, das heißt, diese Texte beziehen sich stets auf eine außertextuelle Wirklichkeit, über die sie etwas Wahres aussagen wollen. Nicht zuletzt aufgrund dieser Spezifizität des faktualen Erzählens scheint es lohnenswert, die Wirkungsweise des Porträts und das von ihr formulierte Versprechen eines Ähnlichkeitsverhältnisses zwischen innertextueller Abbildung und außertextueller Realität anhand des medizinischen Fallberichts zu befragen.

2.   Die medizinische Fallgeschichte. Louise-Adélaïde (1803)

Als Untersuchungsbeispiel soll im Folgenden ein sechsseitiger Fallbericht aus dem Jahr 1803 dienen.[13] Dieser Fallbericht gehört zu den zahlreichen *observations,* wie diese im 18. Jahrhundert in Frankreich genannt werden, die zwischen 1754 und 1822 in der medizinischen Fachzeitschrift „Journal de Médecine, Chirurgie, Pharmacie, etc." veröffentlicht wurden. Das „Journal" fungierte in der zweiten Hälfte des 18. Jahrhunderts als zentrales Kommunikationsmedium einer sich professionalisierenden Ärzteschaft. Der Titel der *observation* – „Sur une grossesse de l'ovaire dans une fille de treize ans", also „Über eine Eierstockschwangerschaft eines dreizehnjährigen Mädchens" – kündigt eine gynäkologische Kuriosität an, und dies gleich in doppelter Weise: zum einen die äußerst selten diagnostizierte Eierstockschwangerschaft, zum anderen das zarte Alter des Mädchens Louise-Adélaïde, deren mangelnde Geschlechtsreife eine Befruchtung eigentlich ausschließen sollte. Zu Beginn der *observation* ist aber davon zunächst keine Rede:

> „Unter den Körpern, die am 9. Prairial vom Hôtel-Dieu in das anatomische Labor getragen wurden, befand sich der eines jungen Mädchens von dreizehn Jahren, deren extreme Abmagerung uns erstaunte; sie war, so kann man sagen, nur ein mit Haut überzogenes Skelett. Ihr Gesicht war fahl und bleifarben, besonders um ihre Augen, die tief in ihren Höhlen lagen. Die Schläfen und die Wangen waren eingefallen, sodass das Jochbein und der Kieferknochen aufs Hässlichste hervortraten."[14]

Die Art und Weise, wie der Autor des Fallberichts, ein Anatomiegehilfe namens Nysten, in diesen wenigen Zeilen den toten Körper beschreibt, der vor ihm auf dem klinisch-

---

12 Klein/Martínez, Wirklichkeitserzählungen, wie Anm. 9, 1.

13 Nysten, Sur une grossesse de l'ovaire dans une fille de treize ans, in: Journal de Médecine, Chirurgie, Pharmacie, etc., 11, 5 (1803), 144–149. Die 152 Bände des „Journals" sind als Digitalisate auf der Website der Pariser Bibliothèque Interuniversitaire de Santé verfügbar: www.biusante.parisdescar tes.fr/histmed/medica.htm, Zugriff: 1. 5. 2018.

14 Nysten, Sur une grossesse de l'ovaire, wie Anm. 13, 144: „Parmi les corps que l'on porta le 9 prairial, de l'Hôtel-Dieu dans le laboratoire du chef des travaux anatomiques, se trouvait celui d'une jeune fille de treize ans, dont l'extrême marasme nous frappa d'étonnement; ce n'était, pour ainsi dire, qu'un squelette revêtu de téguments; son teint était pâle et comme plombé, sur-tout autour du yeux, lesquels étaient retirés au fond de leurs orbites; les tempes creuses, ainsi que les joues, faisaient saillir d'une manière hideuse les arcades zygomatiques et les os malaires." (Übersetzung der Autorin)

kalten Seziertisch der neu gegründeten École de Médecine liegt, ist der eingangs zitierten literarischen Schilderung des Kleist'schen Jünglings frappierend ähnlich. Wie Kleist beschränkt sich der Verfasser des Sektionsberichts auf die Beschreibung rein äußerlicher Merkmale – Körperbau, Teint, Gesichtsausdruck. Und wie bei Kleist geht es in diesem Porträt der Leiche darum, das ‚Wesen' des Mädchens heraufzubeschwören, den Grund ihres Verderbens. Was aber soll hier offenbart werden?

Um dieser Frage nachzugehen, wird an dieser Stelle ein weiteres Dokument herangezogen: „Le livre sans titre" (Das Buch ohne Titel) wurde im Jahr 1830 anonym bei einem Pariser Buchhändler und Verleger veröffentlicht.[15] Das kleine Handbuch gehört zur Flut pädagogischer Literatur, die in der Spätaufklärung den Buch- und Zeitschriftenmarkt überschwemmte, und stellt einen weiteren Wirkungsort des Porträts dar. Sechzehn Vignetten mit kurzen Begleittexten illustrieren die sukzessiven Etappen des physischen und geistigen Verfalls eines jungen Masturbanten. Denn es geht im „Livre sans titre" um die Auswirkungen von Masturbation, Onanie oder, wie Thomas Laqueur in „Die einsame Lust" schreibt, von der „Sexualität des modernen Selbst".[16]

Tatsächlich ist, so argumentiert zumindest Laqueur, die moderne Selbstbefriedigung ein Phänomen der Aufklärung. Die Praktik an sich sei selbstverständlich nicht neu, aber im 18. Jahrhundert finde mit der Fokussierung auf die Onanie eine Neuartikulation von Individuum und Gesellschaft, Autonomie, Transparenz und Selbstdisziplin statt. Neu ist ebenfalls, dass die Sexualethik sich nicht mehr primär an den erwachsenen Mann richtet: Im Zuge der Ausbreitung des Onanie-Diskurses rücken zum ersten Mal Frauen und Kinder – Jungen wie Mädchen – ins Zentrum der Aufmerksamkeit.[17] Die Geburtsstunde der modernen Selbstbefriedigung datiert Thomas Laqueur auf das Jahr 1712, als ein anonymer englischer Autor das Traktat „Onania – oder die erschreckliche Sünde der Selbst-Befleckung, mit allen ihren entsetzlichen Folgen" veröffentlichte.[18] Das kleine Buch, mitsamt praktischerweise bei den Buchhändlern ebenfalls zu erwerbender Medikation, erfreute sich alsbald großer Beliebtheit. Nur ein halbes Jahrhundert später hatte es die Onanie – überspitzt formuliert, die Erfindung eines Quacksalbers mit unternehmerischem Talent – in die epochemachende „Encyclopédie" geschafft.[19] Der bekannteste Beitrag zu der beispiellosen Anti-Masturbations-Kampagne, die sich im Laufe des 18. Jahrhunderts entfaltete und den Hygienediskurs des 19. Jahrhunderts entscheidend mitprägte, bleibt jedoch das von

---

15 Anonym, Le Livre sans titre. Les conséquences fatales de la masturbation, herausgegeben und kommentiert von Alexandre Wenger, Grenoble 2011.

16 Thomas Laqueur, Die einsame Lust. Eine Kulturgeschichte der Selbstbefriedigung, Berlin 2008, 178.

17 Vgl. Laqueur, Die einsame Lust, wie Anm. 16, 19.

18 Anonym, Onania: or, the heinous sin of self-pollution and all its frightful consequences (in both sexes) considered with spiritual and physical advice to those who have already injured themselves by this abominable practice, London 1712 (erste deutsche Übersetzung im Jahr 1736).

19 Encyclopédie ou Dictionnaire raisonné des sciences, des arts et des métiers, Stw. „manstupration ou manustupration", Bd. 10, Paris 1765, 51–54.

dem Schweizer Arzt Samuel Auguste Tissot verfasste und im Jahr 1760 veröffentlichte
Buch „L'Onanisme; ou, Dissertation physique sur les maladies produites par la masturbation".[20]

Das Besondere an Tissots Sprache – und das gilt für alle Anti-Masturbations-
Schriften, angefangen mit der ursprünglichen „Onania" bis zum „Livre sans titre" – ist
die ausgeprägte Bildlichkeit der Narration und das Fokussieren auf spektakuläre Einzelfälle.[21] Nicht selten bestehen die Handbücher sowohl aus narrativen Elementen als
auch aus Abbildungen, die das Geschriebene illustrieren sollen. Dadurch entsteht ein
Wechselspiel der Porträts, in dem Bild und Text sich gegenseitig veranschaulichen. Der
eigentliche Akt des Masturbierens wird dabei niemals gezeigt. Allein seine Konse-
quenzen werden auf abschreckende Art und Weise in Szene gesetzt.

So stellt etwa die Serie von sechzehn Porträts im „Livre sans titre", von denen vier
hier abgebildet sind (vgl. Abb. 1–4), den unaufhaltsamen Verfall eines onanierenden
Jünglings dar. Das erste Bild zeigt noch das rosige Gesicht eines unschuldigen und
gesunden jungen Mannes, der seine Mutter stolz mache, wie es unter dem ersten Bild
heißt. Doch der Verfall lässt nicht lange auf sich warten: vorzeitige Alterung, Magen-
schmerzen, gerötete Augen, Kraftlosigkeit und Schlaflosigkeit quälen ihn. Bald gesellen
sich Zahnausfall, Lungenschmerzen, Haarausfall und Brechreiz dazu. Schließlich be-
kommt er Ausschlag am ganzen Körper, hohes Fieber und Lähmungserscheinungen.
Am Ende dieser kleinen Erzählung in Bildern steht der Tod, unaufhaltsam und
schrecklich. Ähnlich wie bei Kleists Ausruf „O weg mit diesem fürchterlichen Bilde!"
wird auch im „Livre sans titre" in einer reflexiven Bewegung die ‚Bildhaftigkeit des
Bildes' thematisiert: Die Sequenzialisierung hat nicht nur die Funktion, den fort-
schreitenden Verfall des jungen Mannes darzustellen, sie offenbart auch die Konstru-
iertheit des Porträts. Die Symptome der Onanie und die Reihenfolge ihres Auftretens
werden, einem immer gleichen Narrativ folgend, von den zahlreichen Handbüchern
und Traktaten der Anti-Masturbations-Literatur wiederholt. Dadurch entsteht der
Eindruck, es handele sich immer um ein und denselben jungen Mann[22] – man denke
nur an Kleists Schilderung, in welcher der im Hospital dahinsiechende Jüngling ganz
ähnliche Leiden aufweist.

---

20 Samuel Auguste Tissot, L'Onanisme; ou Dissertation physique sur les maladies produites par la
    masturbation, Lausanne 1760.
21 Vgl. Alexandre Wenger, Présentation, in: Le Livre sans titre, wie Anm. 15, 33.
22 Wenger, Présentation, wie Anm. 21, 34.

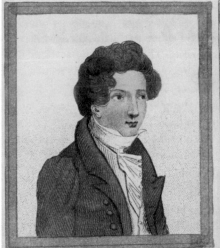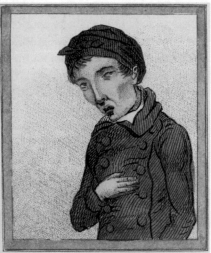

Il etait jeune, beau: il fesait l'espoir de sa mère....   *Un feu dévorant embráse ses entrailles; il souffre d'horribles douleurs d'estomac....*

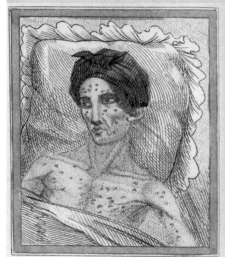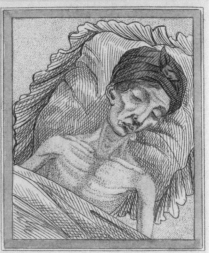

Tout son corps se couvre de pustules....il est horrible à voir!   *A 17 ans, il expire, et dans des tourments horribles*

Abb. 1–4: Der geistige und physische Verfall eines jungen Onanisten, in: Anonym, Le livre sans titre, Grenoble 1830 © Bibliothèque de Genève (Signatur: S 19521)

3.   Diagnose Onanie

Dies führt uns zurück zu Louise-Adélaïde, deren Leidensgeschichte die Grundlage für die hier im Zentrum stehende medizinische *observation* bietet: Auch sie ist abgemagert, hat tiefe Schatten unter den Augen und wirkt vorzeitig gealtert – sollte sie ebenfalls eine von diesen jugendlichen SünderInnen gewesen sein?

Die Masturbation ist zunächst kein Thema dieser zweigeteilten Fallbeschreibung, zumindest kein explizites. Der erste Teil schildert nach der einleitenden, oben zitierten Beschreibung der äußeren Erscheinung des Mädchens die Autopsie der Leiche. Auf drei Seiten wird der anatomische Befund detailliert dargestellt. Besondere Aufmerksamkeit gilt dabei den Geschlechtsorganen und dem Becken, welches *post mortem* noch auf seine Gebärfähigkeit vermessen wird. Die eigentliche Entdeckung der Sektion ist eine Eierstockschwangerschaft: Anstelle des linken Eierstocks finden die Pathologen einen vergrößerten Beutel, der Haare, Fett und Zähne enthält. Im zweiten Teil der *observation*, den sogenannten „Renseignemens",[23] wird dann, sozusagen rückwirkend, die Sozialanamnese erhoben. Die LeserInnen des „Journal" erfahren, dass das Mädchen unter extrem prekären Umständen aufgewachsen ist, einen Großteil seiner Kindheit im Nervenkrankenhaus Hôpital de la Salpêtrière verbracht hat und in den letzten Jahren schließlich von Arbeitsstelle zu Arbeitsstelle weitergereicht wurde. Ihre letzte Anstellung bei einem Buchbinder musste sie aufgeben, weil – und jetzt kommt, wenn man so will, die Pointe der Fallgeschichte – sich ihr Gesundheitszustand aufgrund von übermäßigem Masturbieren so verschlechtert hatte, dass sie im Pariser Hôtel-Dieu aufgenommen werden musste. Dort starb sie schließlich, laut Bericht, an den Folgen der Onanie.[24]

Liest man die *observation* nun ein zweites Mal im Licht dieser abschließenden Diagnose, offenbaren sich sowohl der Autopsiebericht als auch die darauffolgende Sozialanamnese als eine progressive Heraufbeschwörung der topischen Physiognomie der Dauermasturbierenden. Tatsächlich könnte bereits die Eingangsbeschreibung bei zeitgenössischen Rezipienten durchaus Erinnerungen an bekannte Porträts aus der Anti-Masturbations-Literatur hervorrufen. Im weiteren Verlauf der *observation* stößt der wissende zeitgenössische Leser dann auf zusätzliche, scheinbar zufällig gestreute Hinweise, wie etwa folgende Beschreibung der äußeren Geschlechtsorgane: „Die Brüste waren kaum ausgebildet, das Abdomen war flach […]; der Schamhügel war

---

23 Nysten, Sur une grossesse de l'ovaire, wie Anm. 13, 147 ff.
24 Nysten, Sur une grossesse de l'ovaire, wie Anm. 13, 148 f.: „La santé de la jeune D**** s'affaiblissant, elle entre le 22 pluviôse dernier à l'Hôtel-Dieu, et fut reçue dans la salle de la Magdelaine, où elle fut traitée pour l'état de consomption, que l'on attribuait à la masturbation. Elle y mourut le 8 prairial, sans avoir jamais été reglée, et sans qu'on ait jamais soupçonné la grossesse de l'ovaire." Die Masturbation wird hier zwar nicht explizit als Ursache der Eierstockschwangerschaft angeführt, die Dramaturgie der Erzählung suggeriert jedoch einen diffusen kausalen Zusammenhang zwischen devianter Sexualität und pathologischer Schwangerschaft.

noch unbehaart; die Schamlippen schienen nicht vorhanden, aber die Klitoris war sehr ausgeprägt. Das Jungfernhäutchen war noch vorhanden und erlaubte kaum die Einführung des kleinen Fingers in die Scheide."[25]

Die Kindlichkeit und die Unschuld des hier beschriebenen Körpers stehen im Kontrast zur überentwickelten Klitoris, die im Zuge des Sektionsberichts zwar erwähnt, aber nicht weiter kommentiert wird. Dabei gehört sie zu den in der zweiten Hälfte des 18. Jahrhunderts propagierten Symptomen der Onanie. So zählt die „Encyclopédie" sie zu einer Reihe von Beschwerden, die Frauen infolge exzessiver Masturbation aufweisen können: „Krämpfe, Schmerzen im Lendenbereich, [...] Gebärmuttersenkung, Geschwüre, Hautausschläge, *störende Vergrößerung der Klitoris*".[26]

Die progressive Heraufbeschwörung der topischen Physiognomie der Dauermasturbierenden muss nun mit der charakteristischen Erzählstruktur der *observation* in Verbindung gebracht werden. Tatsächlich ist ja die Diagnose ‚Onanie' in dieser Fallgeschichte sowohl das ‚natürliche' Ergebnis der beobachtenden Praxis als auch die dramaturgische Pointe der Narration. Nysten, der Autor der *observation*, steht dabei vor einer zugleich erzählerischen wie epistemischen Herausforderung: Obgleich der Akt der Beobachtung naturgemäß in der Vergangenheit liegt und Nysten sich der Auflösung des Falls sehr wohl bewusst ist, muss er dennoch seine LeserInnen bei ihrer Entdeckung des Falls begleiten, damit diese seiner Argumentation folgen und die postulierten Schlussfolgerungen als einzig sinnvolle Interpretation akzeptieren können. Das Resultat dieser gattungsinhärenten Paradoxie ist eine Narration, die sich den Anschein einer reinen, lediglich protokollierten Beobachtung gibt, in Wahrheit aber sorgfältig auf ein gewisses Ziel hin konstruiert und arrangiert ist. Die Evidenz der *observation* muss also immer erst diskursiv hergestellt werden.[27] Dies wiederum gelingt – so könnte das Verhältnis von Porträt und Fall in der *observation* in einem ersten Schritt bestimmt werden – mithilfe von eben solchen erzählerischen Strategien wie dem Porträt.

---

25 Nysten, Sur une grossesse de l'ovaire, wie Anm. 13, 145: „Les mamelles n'étaient nullement développées; l'abdomen était aplati [...]; le pénil n'était pas encore garni de poils; les grandes lèvres semblaient ne pas exister, mais le clitoris était très développé; la membrane-hymen existait dans son intégrité, et permettait à peine l'introduction du petit doigt dans le vagin." (Übersetzung der Autorin)

26 Encyclopédie, wie Anm. 19, 53: „des convulsions, des douleurs de reins, [...] des chûtes, des ulceres de la matrice, des dartres, des allongemens incommodes du clitoris". (Übersetzung und Hervorhebung durch die Autorin)

27 Vgl. hierzu Eva Siebenborn, Darstellungsprobleme im medizinischen Fallbericht am Beispiel einer *Hystérie pulmonaire* (1888), in: Rudolf Behrens u. Carsten Zelle (Hg.), Der ärztliche Fallbericht. Epistemische Grundlagen und textuelle Strukturen dargestellter Beobachtung, Wiesbaden 2012, 107–134.

4.   Weiblichkeit und Porträt

Das Beispiel der dreizehnjährigen Louise-Adélaïde weist auf eine weitere Funktion des Porträts in der *observation* hin: die Selektion. Welche Elemente wählt der Autor, Maler oder medizinische Beobachter für sein Porträt aus?

> „Neither the painter nor the writer can exhaustively present a body in all its minute details. The craftsman has to sift and sort from masses of material – he has to choose features and present them in such a manner so as to establish identity by visual means without smothering the reader's imagination. Thus the detailed portrayal is abandoned for the sake of a depiction of characteristic elements which are typical and readily observable."[28]

Der Selektionsprozess, den Edmund Heier hier beschreibt und den jedes Porträt zum Ausdruck bringt, hat eine Beschränkung auf das Charakteristische, anders ausgedrückt, auf das Typische zur Folge. Indem die Narration sich auf gewisse, immer gleiche körperliche Merkmale konzentriert, verlieren die Porträtierten ihre Einzigartigkeit. Der junge Mann aus dem „Livre sans titre" und die junge Frau aus der *observation* tragen so dazu bei, das kollektive Bewusstsein zu prägen und einen Idealtypus des masturbierenden Jugendlichen zu schaffen.

Die typisierende Dynamik des Porträts spielt auch aus geschlechterhistorischer Sicht eine Rolle, schwingen doch in jedem Porträt unweigerlich gewisse Vorstellungen von Männlichkeit und Weiblichkeit mit.[29] Inwiefern fügt sich vorliegende *observation* in einen medizinischen Diskurs ein, der im letzten Drittel des 18. Jahrhunderts Weiblichkeit neu definiert? Die Fallgeschichte aus dem Jahr 1803 setzt sich nicht nur mit der Onanie auseinander, sie kann auch als eine Neuproblematisierung des weiblichen Körpers gelesen werden. Tatsächlich ist das zentrale Problem, um das die *observation* kreist, die Unmöglichkeit der Schwangerschaft. Wie kann dieses scheinbar unangetastet gebliebene Mädchen befruchtet worden sein? Hier wird unterschwellig – so könnte man argumentieren – die Frage der weiblichen Sonderanthropologie verhandelt.[30]

Folgt man Thomas Laqueur, so werden in der zweiten Hälfte des 18. Jahrhunderts männliche und weibliche Körper zum ersten Mal nicht mehr graduell, sondern kate-

---

28 Edmund Heier, The Literary Portrait as a Device of Characterization, in: Neophilologus, 60, 3 (1976), 321–333, 328 f.

29 Dieser Verbindung zwischen Porträt und Gender hat sich Ludmilla Jordanova u. a. in folgenden Publikationen gewidmet: Defining Features: Scientific and Medical Portraits 1660–2000, London 2000; Portraits, People and Things: Richard Mead and Medical Identity, in: History of Science, 41, 3 (2003), 293–313; Portraits, Patients and Practitioners, in: Medical Humanities, 39, 1 (2013), 2–3.

30 Vgl. Claudia Honegger, Die Ordnung der Geschlechter. Die Wissenschaften vom Menschen und das Weib, 1750–1850, Frankfurt a. M. 1991. Zur Herausbildung der weiblichen Sonderanthropologie im letzten Drittel des 18. Jahrhunderts vgl. auch Esther Fischer-Homberger, Krankheit Frau und andere Arbeiten zur Medizingeschichte der Frau, Bern 1979.

gorial unterschieden.[31] Ausgehend von Pierre Roussels Abhandlung „Système physique et moral de la femme" aus dem Jahre 1775[32] bemühen sich Mediziner und Anthropologen, die sogenannte ‚weibliche Natur' zu ergründen. Von zentraler Bedeutung für die neu definierte ‚weibliche Konstitution' ist hierbei die besondere Sensibilität und Schwäche der Frau. Laut den selbsternannten Weiblichkeitstheoretikern prädestinieren spezifische körperliche Merkmale – weicheres Gewebe, weichere Knochen, breiteres Becken und so weiter – die Frau zur Mutterschaft. Die ganze weibliche Konstitution tendiere demnach zur Reproduktion.[33]

Vor diesem Hintergrund muss auch die vorliegende *observation* gelesen werden. Der Anatomiegehilfe widmet sich der Beschreibung von Louise-Adélaïdes uneindeutigen Geschlechtsmerkmalen auch deshalb so ausführlich, weil diese die neu etablierte Geschlechterordnung stören. Das Becken des Mädchens wird vermessen und die Gebärmutter untersucht.[34] Alles zielt darauf hin, die Reproduktionsfähigkeit des Körpers zu bestimmen, denn diese definiert wiederum die Weiblichkeit. Überspitzt formuliert: Der schwangere Körper ist in der neuen Geschlechterordnung natürliches Zeichen der Frau, da jede Frau mit dem Einsetzen der Menses von den Medizinern als potenziell schwanger gedacht wird. Die *observation* trägt also nicht nur dazu bei, den Idealtypus der masturbierenden Jugendlichen mitzugestalten; sie fügt sich nahtlos in den neu entstehenden Diskurs zur weiblichen Sonderanthropologie ein und ist somit maßgeblich daran beteiligt zu definieren, was ‚Weiblichkeit' um 1800 bedeutet.

5. Fall und Porträt

In einem letzten Schritt sollen nun diese einzelnen Beobachtungen zusammengeführt werden. Die Porträts des angehenden Literaten Kleist, des pädagogisch ausgerichteten „Livre sans titre" und der wissenschaftlichen *observation* beschreiben jedes für sich Einzelfälle und einzigartige Individuen. Gleichzeitig orientieren sie sich an einem durch vergangene Onanie-Porträts geschaffenen Klischee und tragen ihrerseits wieder dazu bei, dass dieser Typus weiterlebt. Dieses Oszillieren zwischen Individualität und Typ ist

---

31 Der Historiker spricht in diesem Zusammenhang vom Übergang des sogenannten „one sex model" zum „two sex model". Vgl. Thomas Laqueur, Auf den Leib geschrieben. Die Inszenierung der Geschlechter von der Antike bis Freud, Frankfurt a. M. 1992. Nuanciert wurden Laqueurs Thesen u. a. von Heinz-Jürgen Voß, Making Sex Revisited: Dekonstruktion des Geschlechts aus biologisch-medizinischer Perspektive, Bielefeld 2010; Christina Benninghaus, Beyond Constructivism? Gender, Medicine and the Early History of Sperm Analysis, Germany 1870–1900, in: Gender & History, 24, 3 (2012), 647–676.

32 Pierre Roussel, Système physique et moral de la femme, ou, Tableau philosophique de la constitution, de l'état organique, du tempérament, des moeurs & des fonctions propres au sexe, Paris 1775.

33 Vgl. Honegger, Ordnung der Geschlechter, wie Anm. 30; Fischer-Homberger, Krankheit Frau, wie Anm. 30.

34 Nysten, Sur une grossesse de l'ovaire, wie Anm. 13, 147.

eine inhärente Eigenschaft der medizinischen Fallgeschichte.[35] Der ärztliche Beobachter schildert in der *observation* zwar den Verlauf einer individuellen Krankengeschichte, muss diese aber implizit oder explizit mit einer bereits existierenden medizinischen Doktrin verknüpfen, um diese zu bestätigen oder zu revidieren. Die *observation* vermittelt also ständig zwischen individuellem Kranken und Krankheitsbild. Das Porträt, so könnte man demnach argumentieren, ist das ideale erzählerische Mittel, um den Übergang vom Partikularen zum Allgemeinen, vom Einzelfall zum medizinischen Typus zu erreichen.

Die zeitgenössischen Medizintheoretiker sind sich dieser Eigenschaft des Porträts wohl bewusst, wie man den zahlreichen Anleitungen zum korrekten Verfassen einer *observation*, welche um 1800 zirkulieren, entnehmen kann.[36] Jean Senebiers „Essai sur l'art d'observer" aus dem Jahr 1775[37] konzipiert den idealen Beobachter als Medium der Natur, der mittels der geschriebenen *observation* die Sache als solche hervortreten lässt.[38] Im dritten Teil seines Buchs, welches treffenderweise mit „De l'Observateur, Peintre de la Nature" betitelt ist, wird der ärztliche Beobachter dabei immer wieder als Maler beschrieben, der ein ebenso lebendiges wie wahrhaftiges Porträt der Natur zeichnen soll:

> „Bisher habe ich den Beobachter als denjenigen vorgestellt, der die Natur mit seinen Sinnen durchdringt; nun möchte ich zeigen, wie er sich dank seines Genies mit ihr misst. Wie Buffon sollte er ihre Seele mithilfe der Wärme und der Lebhaftigkeit seiner Gemälde erfassen; doch wie vor ihm [Jan] Swammerdam [niederländischer Anatom, Anm.] muss die Korrektheit und strenge Ähnlichkeit seiner Porträts ebenfalls aufklären."[39]

---

35 Zur Epistemik und Narrativik der medizinischen Fallgeschichte vgl. Lucia Aschauer, Gebärende unter Beobachtung. Die Etablierung der männlichen Geburtshilfe in Frankreich, Frankfurt a. M. 2019, im Erscheinen.

36 Folgende Ausführungen zur Poetik des ärztlichen Fallberichts um 1800 stützen sich auf Rudolf Behrens, „L'éloquence de la nature". Rhetorische Darstellung der *observation clinique* des frühen 19. Jahrhunderts, in: Behrens/Zelle, Der ärztliche Fallbericht, wie Anm. 27, 81–106.

37 Jean Senebier, Essai sur l'art d'observer et de faire des expériences. Seconde édition, considérablement changée et augmentée, Tome II, Troisième Partie („De l'observateur, peintre de la nature"), Paris 1802, 1.

38 Diese Ausführungen zum idealen Beobachter deuten vor allem auf eines hin: Dem wissenschaftlichen Beobachter der Aufklärung geht es nicht um eine objektive Darstellung des Beobachteten, sondern um Naturwahrheit. Die Idee der *Objektivität*, so Lorraine Daston und Peter Galison in ihrer gleichnamigen Untersuchung, sei erst in der zweiten Hälfte des 19. Jahrhunderts entstanden, und zwar gleichermaßen als wissenschaftliches Ideal und praktischer Verhaltenskodex. Der Naturbeobachter des 18. Jahrhunderts hingegen versuchte gar nicht erst, unsichtbar zu sein und zugunsten einer objektiven Realität zu verschwinden. Vgl. Lorraine Daston u. Peter Galison, Objektivität, Frankfurt a. M. 2017, 59–119.

39 Senebier, Essai, wie Anm. 37, 2: „J'ai fait voir jusqu'à présent l'observateur pénétrant la nature par ses sens; je veux le montrer se mesurant avec elle par son génie. Semblable à Buffon, il doit embrasser l'ame par la chaleur et la vie de ses tableaux ; mais comme Swammerdam, il doit encore instruire par la correction de son dessein et la sévère ressemblance de ses portraits." (Übersetzung der Autorin)

Diese Vorstellung des ärztlichen Beobachters als ‚Porträtmaler' findet sich auch bei Jean-Baptiste Bouillaud, der 1836 in seiner „Clinique médicale" schreibt: „Soll eine *observation* gelingen, so muss sie ein exaktes und getreues Abbild, eine Art Porträt des Zustands des Subjektes in allen Phasen seiner Krankheit sein."[40]

Schließlich wird das Porträt – in diesem Fall die tatsächliche Zeichenkunst – ganz unmetaphorisch zur Hilfe gezogen, und zwar immer dann, wenn die Sprache versagt.[41] So empfiehlt Louis Martinet in seinem 1830 veröffentlichten „Manuel de clinique médicale": „Kann die Sprache eine Tatsache nicht in der Exaktheit wiedergeben, die für ihre Verständlichkeit notwendig ist, und wenn diese Tatsache mithilfe des Zeichnens oder Malens dargestellt werden kann [...], greifen Sie zum Bleistift oder Pinsel des Künstlers, oder besser noch, seien Sie Künstler."[42] Es wäre zu kurz gegriffen, die hier formulierte Vorstellung des ärztlichen Beobachters als Porträtmaler, der mithilfe seines Genies die Natur sprechen lässt, nur als schöngeistige Metapher zu verstehen. Vielmehr wird das Porträt in diesen Anleitungen zur erfolgsversprechenden Darstellungsstrategie erklärt, die sich der ärztliche Verfasser aneignen sollte.

6.   Fazit

Vorliegender Beitrag hat gezeigt, dass das Porträt aufgrund seiner darstellerischen und epistemischen Charakteristika – die Fokussierung auf das Individuum, die gleichzeitige Tendenz zur Typisierung und das Spiel mit der Bildlichkeit – eine tragende Rolle in der medizinischen Fallgeschichte spielt, wie sie um 1800 in französischen Fachpublikationen vertreten ist. Zum einen dient das Porträt der Überbrückung einer Spannung, die der wissenschaftlichen Gattung der *observation* inhärent ist: die Spannung zwischen temporaler Dimension der Fallerzählung und Evidenzerzeugung. Das literarische Narrativ des Porträts erweckt eben diese Illusion des unmittelbaren Eindrucks, welche die *observation* als wissenschaftliche Gattung ausmacht. Zum anderen führt es zwei divergierende Aspekte der *observation* zusammen: krankes Individuum und Krankheitsbild. Somit leistet das Porträt die für die wissenschaftliche Gattung des medizi-

---

40 Jean-Baptiste Bouillaud, Clinique médicale, Paris 1836, 143: „Pour qu'une observation particulière soit bien faite, il faut qu'elle soit une exacte et fidèle représentation, une sorte de portrait de l'état du sujet aux différentes périodes de la maladie." (Übersetzung der Autorin)

41 Zum Gebrauch von Bildern in der Medizin vgl. Harriet Palfreyman u. Christelle Rabier, Visualizing Surgery: Surgeons' Use of Images, 1600–Present, in: Thomas Schlich (Hg.), The Palgrave Handbook for the History of Surgery, London 2017, 283–300.

42 Louis Martinet, Manuel de clinique médicale, contenant la manière d'observer en médecine, les diverses méthodes d'exploration appliquées aux maladies de la tête, de la poitrine, de l'abdomen et des tissus [...], Paris 1830, 23: „Si le langage ne peut pas rendre un fait avec toute l'exactitude nécessaire pour sa complète intelligence, et si ce fait peut être représenté au moyen du dessin ou de la peinture [...] ayez recours au crayon ou au pinceau de l'artiste, et mieux, soyez artiste." (Übersetzung der Autorin)

nischen Fallberichts essenzielle Einordnung des Einzelfalls in eine Klassifikation der Krankheiten. Im Fall der dreizehnjährigen Louise-Adélaïde ermöglicht das Porträt, ausgehend von einem spektakulären Einzelfall, an den Typus der dauermasturbierenden Kindfrau anzuknüpfen und somit, ebenso wie mit dem im Rahmen dieser Untersuchung vorgestellten „Livre sans Titre" und Kleists Brief, zur Herausbildung und Stabilisierung eines wirkmächtigen kulturellen Stereotyps beizutragen.

Es ist dieses interdiskursive Potenzial des Porträts, das es zum Abschluss dieses Beitrags zu unterstreichen gilt. Das Porträt scheint zu diesen Grenzgängern zu gehören, die scheinbar mühelos zwischen Literatur und Wissenschaft hin und her wandern und somit eine für die Kultur der Moderne prägende Dichotomie untergraben. Tatsächlich offenbart sich das Porträt bei näherer Betrachtung und in historischer Perspektive als Modus der Beobachtung und Darstellung, der sich – unabhängig davon, wo er jeweils zuerst entwickelt und artikuliert worden ist – in der wissenschaftlichen und literarischen Kommunikation als gleichermaßen produktiv und anschlussfähig erwiesen hat. Als Untersuchungsgegenstand ermöglicht es somit eine Erforschung der Wechselspiele zwischen Literatur und Wissen, die über die einfache Feststellung einer gegenseitigen Einflussnahme hinausgeht.

Stephanie Sera

Ein unvollendetes Porträt. Der Hermaphrodit Maria Derrier/ Karl Dürrge in medizinischen Fallberichten des frühen 19. Jahrhunderts

1.　Ein berühmter Hermaphrodit

An dem Berliner Krankenhaus Charité wurde im Frühjahr 1801 Maria Dorothea Derrier (circa 1780–1835) wegen Krätze am Kopf behandelt. Sie verließ das Hospital mit der Diagnose ‚weiblicher Hermaphrodit‘ und wurde in den darauffolgenden Jahren unter dem Namen Karl Dürrge[1] zu einem der berühmtesten Fälle von Hermaphroditismus in der Medizin.[2] Diese Wendung der Ereignisse hatte mehrere Gründe.

Der Körper Derriers/Dürrges wies Anzeichen eines sogenannten ‚vollkommenen Hermaphroditen‘ auf. Wenngleich Zwischengeschlechtlichkeit in Flora und Fauna bereits als bewiesen galt, so war die medizinische Beobachtung eines ‚vollkommenen‘, auch eines ‚wahren‘ oder ‚perfekten Hermaphroditen‘[3] beim Menschen bisher nicht gegen jeden Zweifel nachgewiesen worden. Der Begriff rekurriert auf die Verschmelzung zwischen zu gleichen Anteilen männlichen und weiblichen Geschlechtsmerkmalen, wie sie in Ovids mythologischer Erzählung über „Salmacis und Hermaphroditus"[4] als Folge göttlicher Intervention dargestellt wird.[5] Im medizinischen Diskurs des 19. Jahrhunderts verortete man die Ursache allerdings nicht in göttlichem Wirken, sondern in den Keimdrüsen (Gonaden). Vereinte ein Mensch in sich weibliche und männliche Geschlechtsmerkmale und war sowohl zeugungs- als auch gebärfähig, galt er

---

1　Der Name variiert in den Fallberichten zwischen Derrier, Dürrge sowie Durgé/D'urrgé, meint aber dieselbe Person.

2　Neben Maria Derrier/Karl Dürrge gab es weitere in diesem Sinne berühmt gewordene Personen des 18. und 19. Jahrhunderts. Dazu zählen beispielsweise Michael/Anna Drouart, Katharina/Karl Hohmann und Gottlieb/Maria Göttlich. Für eine ausführliche Besprechung des Falls Hohmann vgl. Geertje Mak, Hermaphrodites on the Show. The Case of Katharina/Karl Hohmann and its Use in Nineteenth-century Medical Science, in: Social History of Medicine, 25, 1 (2012), 65–83.

3　Vgl. für die juristischen Implikationen eines ‚perfekten Hermaphroditen‘ Esther Fischer-Homberger, Medizin vor Gericht. Gerichtsmedizin von der Renaissance bis zur Aufklärung, Bern 1983, 199.

4　Vgl. P. Ovidius Naso, Metamorphosen. Lateinisch/Deutsch, übersetzt und hg. von Michael von Albrecht, IV. Buch, Stuttgart 2016, 201 (lateinisches Orig. ca. 8 n. Chr.).

5　Vgl. auch Michael Groneberg, Mythen und Wissen zur Intersexualität. Eine Analyse relevanter Begriffe, Vorstellungen und Diskurse, in: ders. u. Kathrin Zehnder (Hg.), „Intersex". Geschlechtsanpassung zum Wohl des Kindes? Erfahrungen und Analysen, Fribourg/Schweiz 2008, 83–144.

als ‚vollkommener Hermaphrodit'. Das Vorhandensein der sogenannten ‚Ovotestis',
das heißt von Eierstöcken und Hoden im Inneren des Leibes, war bereits im frühen
19. Jahrhundert das wichtigste Klassifikationsmerkmal.[6] Die diskursive Verlagerung
der Geschlechtskriterien in das Leibesinnere führte dazu, dass das ‚wahre Geschlecht'
erst nach dem Tod eindeutig bestimmt werden konnte. Deshalb konnten Rückschlüsse
auf die Beschaffenheit der Gonaden zu Lebzeiten eines Hermaphroditen nur auf der
Grundlage äußerer Merkmale und Körperfunktionen gezogen werden. Bildgebende
Verfahren wie das Röntgen waren um 1800 noch nicht erfunden. Folglich war der Leib
des Hermaphroditen, um es mit Barbara Duden auszudrücken, ein „Ort verborgenen
Geschehens".[7] Diese Undurchsichtigkeit ließ ihn für die Mediziner zu einem Raum der
Täuschung und der Simulation und zum Austragungsort eines Streits über das ‚wahre
Geschlecht' werden, für den der Fall Derrier/Dürrge berühmt wurde.

Die hohe Bedeutung der Suche nach der empirisch belegbaren Wahrheit des Ge-
schlechtscharakters im Körperinneren um 1800 rekurriert nicht nur auf den ‚ganzen
Menschen' der Anthropologie des 18. Jahrhunderts,[8] sondern spiegelt auch die sozialpolitischen Umwälzungen wider, die zur Entstehung des bürgerlichen Geschlech-
termodells[9] führten. Die These vom ‚wahren Geschlecht' eines Menschen, das es zu
enthüllen gelte, entwickelte sich im Laufe des 18. Jahrhunderts, wie Michel Foucault
im Vorwort zu den Memoiren des bekannten Hermaphroditen Herculine Barbin
konstatiert.[10] Der Diskurs habe, so Foucault, schließlich in Biologie und Recht zur
Ablehnung der Existenz von Hermaphroditen und damit zur Akzeptanz eines rein
zweigeschlechtlichen Modells geführt.[11] Heinz-Jürgen Voß zeigt hingegen mit seiner
Studie über die gesellschaftliche Herstellung des biologischen Geschlechts ‚sex' auf,
dass vielmehr von einer Gemengelage verschiedener Diskurse zu sprechen sei, von
denen das Zwei-Geschlechter-Modell das dominanteste wurde.[12] Auch im Fall Derrier/

---

6 Vgl. Ulrike Klöppel, XX0XY ungelöst. Hermaphroditismus, Sex und Gender in der deutschen
   Medizin. Eine historische Studie zur Intersexualität, Bielefeld 2010, 254.

7 Barbara Duden, Geschichte unter der Haut. Ein Eisenacher Arzt und seine Patientinnen um 1730,
   Stuttgart 1987, 125.

8 Vgl. Claudia Honegger, Die Ordnung der Geschlechter. Die Wissenschaft vom Menschen und das
   Weib, 1750–1850, Frankfurt a. M./New York 1991.

9 Vgl. Lieselotte Steinbrügge, Das moralische Geschlecht. Theorien und literarische Entwürfe über
   die Natur der Frau in der französischen Aufklärung, Weinheim/Basel 1987.

10 Aus erster Hand gestatten bisher nur die durch Michel Foucault wiederentdeckten Memoiren von
   Herculine Barbin (1838–1868) und die um 1900 entstandene Autobiografie von N. O. Body
   konkretere historische Einblicke in das Leben von Menschen jenseits normativer Zweigeschlecht-
   lichkeit im 19. und frühen 20. Jahrhundert: Herculine [Alexina] Barbin, Meine Erinnerungen, in:
   Michel Foucault, Über Hermaphrodismus. Der Fall Barbin, hg. von Wolfgang Schäffner u. Joseph
   Vogl, Frankfurt a. M. 1998; N. O. Body, Aus eines Mannes Mädchenjahre. Vorwort von Rudolf
   Presber, Nachwort von Magnus Hirschfeld, Berlin 1907.

11 Vgl. Michel Foucault, Das wahre Geschlecht, in: ders., Über Hermaphrodismus, wie Anm. 10,
   7–18.

12 Vgl. Heinz-Jürgen Voß, Making Sex Revisited. Dekonstruktion des Geschlechts aus biologisch-
   medizinischer Perspektive, Bielefeld 2010.

Dürrge waren verschiedene konkurrierende Diskurse zeitgleich wirksam. Die Beteiligten prüften, ob es sich um die bloße Missbildung einer Frau oder eines Mannes handelte oder ob ein ‚vollkommener Hermaphrodit' vorlag. Aus diesen Gründen war für die abschließende Klärung des Geschlechts eine fortwährende Beobachtung der Person bis zu ihrem Tod von medizinischer und rechtlicher Relevanz. Die fachöffentliche Präsentation von solch seltenen Fällen und die Enträtselung des ‚täuschenden Leibes' konnte großes Renommee sowie einen Karrieresprung für einen Arzt auf dem hochgradig kompetitiven medizinischen Arbeitsmarkt[13] bedeuten.

Der Fall Derrier/Dürrge konnte außerdem durch die mehrjährige und internationale Reisetätigkeit des vermeintlichen Hermaphroditen die andauernde Aufmerksamkeit erhalten. Die Reiseroute lässt sich teilweise anhand der Fallpublikationen rekonstruieren, hier sollen nur einige Stationen genannt werden: 1801 reiste Derrier/Dürrge nach Jena,[14] 1802 nach Leipzig,[15] 1803 nach Fulda[16] und nach Prag,[17] 1808 nach Landshut,[18] 1809 nach Ludwigsburg[19] und 1811 nach Liegnitz.[20] Nach längerer Pause führte die Route 1816 erneut durch Deutschland und 1817 nach Paris, London, Holland sowie nach Göttingen.[21] Schließlich wurde Karl Dürrge, wie sich Derrier seit geraumer Zeit nannte,[22] 1820 an der Universität Bonn als Wachsbildner und Aufseher des anatomischen Kabinetts eingestellt, wo er bis zu seinem Tod 1835 lebte und arbeitete.[23]

Einer Agency von Derrier/Dürrge und anderer ‚reisender Hermaphroditen' wurde in der Forschung bisher kaum Bedeutung beigemessen. Erika Nussberger resümiert, es gebe im Fall Dürrge weder Hinweise darauf, dass er freiwillig gereist sei, noch, dass er

---

13 Vgl. Gianna Pomata, Sharing Cases. The *Observationes* in Early Modern Medicine, in: Early Science and Medicine, 15, 3 (2010), 193–236, 213.

14 Johann Christian Stark, Kurze Beschreibung eines sogenannten Hermaphroditen oder Zwitters, in: Archiv für Geburtshilfe, 2, 3 (1801), 538–556, 545.

15 Franz Heinrich Martens, Beschreibung und Abbildung einer sonderbaren Missgestalt der männlichen Geschlechtsteile an M. D. Derrier aus Berlin, nebst den Meinungen von Stark, Hufeland etc. über diese Person, Leipzig 1803.

16 Johann Joseph Schneider, Der Hermaphroditismus in gerichtlich-medizinischer Hinsicht, in: Jahrbuch der Staatsarzneikunde, 2 (1809), 139–168.

17 Carl Wilhelm Kahlert, Der Zwitter Maria Dorothea Derrier, auch Carl D'urrgé genannt, in: Beiträge zur gesamten Natur- und Heilwissenschaft, 3 (1838), 346–351.

18 Johan Anton Schmidtmüller, Der Stand der Geburtshülfe der neuesten Zeit, Erlangen 1807.

19 Vgl. N. N., 42. Prof. Heim in Ludwigsburg. Über Fälle anscheinender Zwitterbildung, in: Isis, IX (1836), Sp. 776–783.

20 M. Beling, Über das Geschlecht der Maria Dorothea Derrier, aus Potsdam gebürtig, zu Folge einer in Liegnitz angestellten Untersuchung, in: Asklepieion. Allgemeines medizinisch-chirurgisches Wochenblatt für alle Theile der Heilkunde und ihre Hülfswissenschaften, 82 (1811), 1308–1312.

21 Franz Josef Karl Mayer, Beschreibung des Körperbaus und insbesondere der Genitalien des Hermaphroditen Durrgé, in: Wochenschrift für die gesammte Heilkunde, 50 (1835), 801–813.

22 Vgl. für die erstmalige Dokumentation der Namensänderung Schmidtmüller, Stand der Geburtshülfe, wie Anm. 18.

23 Vgl. Mayer, Beschreibung des Körperbaus, wie Anm. 21, 802.

dafür entschädigt worden sei. Darüber hinaus räumt sie seinen Aussagen im Vergleich zur Bedeutung von neuen medizinischen Technologien, wie der Sonde, keinen nennenswerten Einfluss auf die Diagnose ein.[24] Wenngleich die Datenlage begrenzt ist,[25] finden sich in den Fallberichten jedoch genügend Hinweise auf eine Agency. Geertje Mak arbeitet exemplarisch anhand des Falls Katharina/Karl Hohmann heraus, wie ‚reisende Hermaphroditen' dabei halfen, gemeinsame Standards für die Geschlechtsbestimmung auf Grundlage der Gonaden zu entwickeln.[26] Dieser Befund bestätigt sich auch in der Fallserie um Derrier/Dürrge und weiterer berühmter ‚reisender Hermaphroditen':[27] Sie ließen sich gegen Geld und Unterkunft beobachten[28] und bestimmten Art und Dauer der Untersuchung, indem sie sich einigen Verfahren verweigerten,[29] aber auch Untersuchungen zuließen, die aus Gründen der Schicklichkeit üblicherweise nicht an lebenden Personen durchgeführt werden konnten.[30] Durch das Mitführen von Mappen, die Zertifikate oder Stellungnahmen der untersuchenden Ärzte enthielten,[31] trugen sie darüber hinaus zum wissenschaftlichen Austausch zwischen den Medizinern bei. Es galt umgekehrt allerdings auch, dass ihr Ruhm endete, sobald das Interesse der Mediziner an ihnen nachgelassen hatte.[32]

Die gegenseitige Bedingtheit der drei Faktoren Seltenheit der Beobachtung, Streit um das ‚wahre Geschlecht' und die Selbstpräsentation der Hermaphroditen besaß eine nicht zu unterschätzende epistemologische Bedeutung für den medizinischen Disput über die Existenz ‚vollkommener Hermaphroditen' beim Menschen im 19. Jahrhundert. Dieser Disput bezog sich allerdings nicht nur auf gemeinsame Standards zur Geschlechtsbestimmung, sondern ebenso auf die Darstellung der Beobachtung in Fallberichten, die für den Austausch und die Entstehung von Wissen unentbehrlich war. Das Dispositiv bringt folglich auch für die Beziehung zwischen Porträt und Fall spezifische Herausforderungen mit sich.

24 Vgl. Erika Nussberger, Zwischen Tabu und Skandal. Hermaphroditen von der Antike bis heute, Wien/Köln/Weimar 2014, 109 f.

25 Angaben zur Motivation und zum Leben ‚auf Tour' können aufgrund bisher fehlender Selbstzeugnisse nur aus den Fallberichten entnommen werden.

26 Vgl. Mak, Show, wie Anm. 2, 77.

27 Die Autorin erarbeitet im Rahmen ihrer Dissertation eine vergleichende Analyse der Fallserien über berühmte Hermaphroditen des 19. Jahrhunderts.

28 Vgl. Kahlert, Zwitter, wie Anm. 17.

29 Vgl. Alfred Kurz, V. Ein Fall von Pseudohermaphroditismus femininus externus, in: Deutsche Medicinische Wochenschrift, 19, 40 (1893), 964–966, 966.

30 Vgl. Mak, Show, wie Anm. 2, 67.

31 Vgl. Mayer, Beschreibung des Körperbaus, wie Anm. 21, 802.

32 Vgl. Ernst August Pech, Auswahl einiger seltener und lehrreicher Fälle, beobachtet in der chirurgischen Klinik der chirurgisch-medicinischen Akademie zu Dresden, Dresden 1858, 25 f.

2.   Porträt, Einzelfall und Fallserie

2.1   Das kasuistische Porträt

Foucault führt aus, wie im 19. Jahrhundert die Sprache der Beschreibung die Bedeutung einer „Enthüllungsgeste" gewann: „man macht sichtbar, indem man sagt, was man sieht".[33] Auch das Porträt enthüllt und bildet ab. Es strebt nach der größtmöglichen Ähnlichkeit zwischen Gesehenem und Abgebildetem.[34] Dies gilt auch für das kasuistische Porträt, das um 1800 den Anspruch eines effizienten mimetischen Texts zu erfüllen hatte.[35] Schreiben und Beobachten sind jedoch als zwei getrennte Praktiken zu betrachten, die sich zueinander nicht neutral verhalten.[36] Das kasuistische – wie auch das literarische – Porträt ist das Ergebnis von Beobachtung, Interpretation und Beschreibung.[37] Es entsteht eine Zirkelstruktur, die Wissen erzeugt: Als Teil eines Fallnarrativs wird die Beschreibung, ob textuell oder als Zeichnung, ebenfalls gelesen, interpretiert und beschrieben. Sie ist das Produkt einer sozialen Interaktion zwischen porträtierter und porträtierender Person,[38] aber auch den Betrachtenden des Porträts. Aufgrund dieser Abhängigkeiten ist das kasuistische Porträt trotz seines Anspruchs auf Naturtreue anfechtbar.

Berücksichtigt man nun die Tatsache, dass um 1800 für die zweifelsfreie Identifikation eines ‚vollkommenen Hermaphroditen' die Beschaffenheit der Gonaden ausschlaggebend war, ergab sich für sein kasuistisches Porträt eine weitere Herausforderung: Es musste bis zur Obduktion unvollendet bleiben. Wie wurde damit umgegangen? Das Nichtwissen wurde durch die metonymische Logik beschreibender Systeme[39] gefüllt. Die Beobachter griffen dabei sowohl auf zeitgenössische Vorstellungen von Weiblichkeit und Männlichkeit zurück als auch auf bisherige Versuche, Hermaphroditen zu klassifizieren. Zugleich geriet in dem Moment, in dem das Lei-

---

33 Michel Foucault, Die Geburt der Klinik. Eine Archäologie des ärztlichen Blicks, Frankfurt a. M. 2011, 207 (Orig. Paris 1963).

34 Vgl. Angela Fabris u. Willi Jung, Einführende Worte zur Geschichte und Poetik des literarischen Porträts, in: dies. (Hg.), Charakterbilder. Zur Poetik des literarischen Porträts, Bonn 2012, 27–38, 27.

35 Vgl. Rudolf Behrens, „L'éloquence de la nature". Rhetorische Darstellung in der *observation clinique* des frühen 19. Jahrhunderts, in: ders. u. Carsten Zelle (Hg.), Der ärztliche Fallbericht. Epistemische Grundlagen und textuelle Strukturen dargestellter Beobachtung, Wiesbaden 2012, 81–106, 91.

36 Vgl. Yvonne Wübben, Ansätze, in: Roland Bogards (Hg.), Literatur und Wissen. Ein interdisziplinäres Handbuch, Stuttgart 2013, 3–4, 4.

37 Vgl. zum Porträt als Form der Beschreibung Monika Fludernik, Perspective and Focalization in Eighteenth-Century Descriptions, in: Liisa Steinby u. Aino Mäkikalli (Hg.), Narrative Concepts in the Study of Eighteenth-Century Literature, Amsterdam 2017, 99–119, 100.

38 Vgl. hierzu auch Esther Fischer-Hombergers Text in dieser „L'Homme"-Ausgabe.

39 Vgl. Ansgar Nünning, Towards a Typology, Poetics and History of Description in Fiction, in: Werner Wolf u. Walter Bernhart (Hg.), Description in Literature and Other Media, Amsterdam/ New York 2007, 91–128, 96.

besinnere nicht unmittelbar beobachtbar und dadurch offen für Interpretation war, die Plausibilität der Beschreibung ins Wanken. Die Gestaltung des kasuistischen Porträts besitzt folglich nicht nur Relevanz für die Produktion von Wissen über Hermaphroditen, sondern auch für dessen Legitimation.[40]

2.2   Vom Einzelfall zur Fallserie

Das Sammeln von Fällen war zentral für die Genese von medizinischem Wissen und gewann im Laufe des 19. Jahrhunderts zunehmend an Bedeutung.[41] Obwohl Fallberichte seit der Antike zunächst in den Bereichen Justiz und Medizin, seit dem späten 19. Jahrhundert auch in der Psychologie, auf eine lange Tradition zurückblicken konnten,[42] erlangten sie erst um 1800 im Zuge des Aufstiegs der Empirie einen beachtlichen Bedeutungszuwachs. Gekoppelt an das Verständnis einer objektiven Wissenschaft, war das Systematisieren von empirisch belegtem Wissen[43] ein Trend, der sich im Laufe des 19. Jahrhunderts zu einem wichtigen Instrument der Wissensproduktion auswuchs.

Seltene Fälle, wozu die Beobachtung eines Hermaphroditen zählte, sprachen die zu jener Zeit um sich greifende Sensationslust und das Interesse an Phänomenen außerhalb der Norm an; das zeigt auch der damalige Boom von Panoptiken und Wanderzirkussen.[44] Fallberichte über Hermaphroditen bedienten das ebenfalls seit dem 18. Jahrhundert gesteigerte Interesse an Devianz.[45] Die Unterstreichung des Besonderen, Einzigartigen und Interessanten trug zur Popularität der Fallgeschichte und des Autors einer Fallnarration, gewissermaßen des Entdeckers des Falls, bei.[46] Freilich

---

40 Vgl. zum Konzept der engen Verwobenheit von Wissensproduktion und -legitimation, auf das die nachfolgenden Ausführungen Bezug nehmen, Claudia Opitz-Belakhal u. Sophie Ruppel, Editorial, in: L'Homme. Z. F. G., 29, 1 (2018): Wissen schaffen, 9–14.

41 Vgl. Clemens Peck, Serienfälle. Medizin, Kriminalanthropologie und Literatur um 1900, in: Thomas Wegmann u. Martina King (Hg.), Fallgeschichte(n) als Narrativ zwischen Literatur und Wissen, Innsbruck 2016, 225–242, 227. Wenngleich sich auch die Techniken der Serialisierung änderten, vgl. Volker Hess u. J. Andrew Mendelsohn, Case and Series. Medical Knowledge and Paper Technology, 1600–1900, in: History of Science, 48 (2010), 287–314, 287.

42 Zur Geschichte des medizinischen Fallberichts vgl. Michael Stolberg, Formen und Funktionen medizinischer Fallberichte in der Frühen Neuzeit, in: Johannes Süßmann, Susanne Scholz u. Gisela Engel (Hg.), Fallstudien. Theorie – Geschichte – Methode, Berlin 2007, 81–95.

43 Vgl. Stefan Willer, Fallgeschichte, in: Bettina von Jagow u. Florian Steger (Hg.), Literatur und Medizin. Ein Lexikon, Göttingen 2005, 231–238, 233.

44 Vgl. Nadja Durbach, Spectacle of Deformity. Freak Shows and Modern British Culture, Berkeley/Los Angeles/London 2010.

45 Vgl. Thomas Wegmann, „Die Welt ist alles, was der Fall ist". Zur Einführung, in: Wegmann/King, Fallgeschichte(n), wie Anm. 41, 7–25, 12.

46 Vgl. Nicolas Pethes, Vom Einzelfall zur Menschheit. Die Fallgeschichte als Medium der Wissenspopularisierung zwischen Recht, Medizin und Literatur, in: Gereon Blaseio, Hedwig Pomp u. Jens Ruchatz (Hg.), Popularisierung und Popularität, Köln 2005, 63–92, 65.

dienten Einzelfälle nicht vordergründig der Befriedigung von Sensationslust und Eigenwerbung, sondern trugen durch Vergleich und Beobachtung zur induktiven Entwicklung von allgemeinen Gesetzen bei und fungierten gleichzeitig als empirischer Beweis oder Gegenbeweis dieser Gesetzmäßigkeiten.[47]

Der Begriff der Serie oder Reihe wurde vor 1800 nur in mathematischen Analysen verwendet und erst im 19. Jahrhundert nach und nach in andere wissenschaftliche Disziplinen übertragen.[48] Eine Fallserie umfasst nicht nur mehrere Fälle zu einem gemeinsamen Thema oder einem gemeinsamen Gegenstand, sondern erlaubt vor allem die Systematisierung der Beobachtungen und Schlussfolgerungen. Der epistemologische Mehrwert einer Fallserie liegt deshalb in der Vergleichbarkeit von Beobachtungen zu einem Wissensbereich und ermöglicht ein tiefergehendes Verständnis.

Der Fall Derrier/Dürrge wurden in diesem Sinne serialisiert. Der Streit um das ‚wahre Geschlecht' wurde auf Grundlage von Beobachtungen und Beschreibungen geführt. Die verschiedenen Publikationen der Fallbeschreibung ermöglichten eine vergleichende Diskussion der Befunde. Die Einzelberichte wurden zur Serie, als Franz Martens als Erster die bisherigen Beobachtungen zu Derrier/Dürrge bündelte, kommentierte und um seine eigene Beobachtung erweiterte.[49]

Daraus ergeben sich für den Streit um Derriers/Dürrges ‚wahres Geschlecht' zwei Ebenen der Fallbeschreibung: der Einzelbericht und die Fallserie. Während alle Fallberichte die Bestimmung des ‚wahren Geschlechts' verhandelten, liegt ein bemerkenswerter Unterschied zwischen dem Porträt des Einzelberichts und dem der Fallserie. Während in den Einzelberichten Diagnose und Porträt kohärent waren, erschienen sie in der Fallserie fragmentarisch und widersprüchlich, weil die Diagnosen auseinandergingen. Doch wie konnten die Diagnosen so unterschiedlich ausfallen, wenn die Mediziner ein und dieselbe Person gesehen und untersucht haben? In welchem Verhältnis stand das Porträt jeweils zur Diagnose? Welche epistemologische Funktion lässt sich für das Porträt in der kontrovers geführten Debatte ableiten?

Diesen Fragen widmet sich der vorliegende Beitrag, indem drei Narrative in den Blick genommen werden: die Entdeckung des Hermaphroditen Derrier 1801, die Unsicherheit über Derriers/Dürrges ‚wahres Geschlecht' zwischen 1801 und 1820 und die Obduktion Dürrges 1835. Als neuralgische Momente gaben sie der Diagnose und damit dem kasuistischen Porträt jeweils eine neue Wendung. Die Berichte werden in der chronologischen Reihenfolge ihres Erscheinens analysiert, um die Folgen der Veränderungen für das Porträt herauszuarbeiten.

---

47 Vgl. Willer, Fallgeschichte, wie Anm. 43.
48 Vgl. Nick Hopwood, Simon Schaffer u. Jim Secord, Seriality and Scientific Objects in the Nineteenth Century, in: History of Science, 48 (2010), 251–285, 252.
49 Vgl. Martens, Beschreibung und Abbildung, wie Anm. 15.

3.   Die kasuistischen Porträts von Maria Derrier/Karl Dürrge

3.1   Die Entdeckung eines Hermaphroditen 1801

Maria Dorothea Derrier wurde 1780 in Berlin oder in Potsdam geboren.[50] Eine Hebamme bestimmte das Geschlecht als weiblich. Wegen einer Hauterkrankung kam sie 1801 nach Berlin an die Charité. Insgesamt wurden drei Beiträge über Derriers Aufenthalt an der Charité publiziert, die gemeinsam ein vielschichtiges Bild der Entdeckung des Falls bieten.

Die erste Publikation zum Fall gelang Christoph Wilhelm Hufeland.[51] In seiner eigenen Zeitschrift „Journal der practischen Heilkunde und Wundarzneykunst" stellte er Derrier dem medizinischen Publikum unter dem Titel „Beschreibung und Abbildung eines zu Berlin beobachteten weiblichen Hermaphroditen" als 22-jährige „Maria Dorothea D." vor, die wegen einer Hautkrankheit im Frühjahr 1801 an die Charité Berlin gekommen sei. In seinem knapp gehaltenen Fallbericht erwähnte Hufeland gleich eingangs, dass bei der Patientin „zufällig im Bade" eine „ungewöhnliche Formation der Geburtstheile" entdeckt worden sei.[52]

Die strategische Bedeutung der Erstveröffentlichung zeigt sich in der Gewichtung der Inhalte. Die Beschreibung der Entdeckung nimmt mehr Raum ein als die Beschreibung von Derriers Körper. Hufeland rechnete Derrier zum weiblichen Geschlecht mit einer Annäherung zum männlichen (Virago).[53] Die dem Bericht beigestellte Zeichnung zeigt ihre Genitalien eingerahmt von den Oberschenkeln. Sie ergänzt, ja substituiert beinahe die kurze anatomische Beschreibung, um im Bericht Raum für die Entdeckung zu schaffen. Die Entdeckung kann so in den Fokus rücken, ein Umstand, der auch durch die Wahl der Erzählperspektive unterstrichen wird. Hufeland ist zwar der Verfasser, kommt aber als handelnde Person nicht vor. Seine Erzählperspektive ist die einer externen Fokalisierung[54], das heißt, er berichtet aus der Distanz und richtet die Wahrnehmung auf die Besonderheit der Entdeckung. Dadurch entsteht einerseits der Effekt von Objektivität, andererseits fehlt die Nennung des Entdeckers. Hufeland eignet sich mit diesem Modus des Erzählens die Entdeckung an.

---

50 Vgl. Mayer, Beschreibung des Körperbaus, wie Anm. 21, 801.
51 Christian Wilhelm Hufeland, Beschreibung und Abbildung eines zu Berlin beobachteten weiblichen Hermaphroditen, in: Journal der practischen Heilkunde und Wundarzneykunst, 12, 3 (1801), 170–171. Für eine ausführliche, vergleichende Besprechung der physiologischen Kriterien der Geschlechtsbestimmung Derriers/Dürrges vgl. Ulrike Klöppel, The Lost Innocence of Hermaphrodites. Medical Reasoning on Hermaphroditism around 1800, in: Marianne Closson (Hg.), L'Hermaphrodite de la Renaisssance aux Lumières, Paris 2013, 147–168.
52 Hufeland, Beschreibung und Abbildung, wie Anm. 51, 170.
53 Hufeland, Beschreibung und Abbildung, wie Anm. 51, 171.
54 Die strikte Trennung zwischen Autor und Erzähler lässt sich in faktualen Texten nicht aufrechterhalten. Vgl. zum Begriff der Fokalisierung Gérard Genette, Die Erzählung, München 1994, 134–138.

Der zweite Fallbericht, ebenfalls 1801 publiziert, stammte vom Militärchirurgen und Geburtshelfer an der Charité, Christian Ludwig Mursinna, und erschien in seiner neu gegründeten Zeitschrift „Journal für die chirurgische Arzneykunst und Geburtshülfe".[55] Dieser Bericht ist deshalb so interessant, weil erstmals im Fall Derrier/Dürrge der Antagonismus zwischen Arzt und täuschendem Leib[56] das Motiv des Fallberichts war. Obwohl der Autor Hufelands Bericht nicht erwähnte, sprach er sich ebenfalls für eine Zuordnung Derriers zum weiblichen Geschlecht sowie für die Ähnlichkeit zu einem Hermaphroditen aus. Sein Bericht unterscheidet sich erzählerisch in mehreren Aspekten von dem Hufelands. Am auffälligsten ist der Schwerpunkt der Beschreibung auf der Untersuchung, die er selbst durchführte. Dies wird durch seine Wahl der Perspektive der Nullfokalisierung[57] deutlich, durch die er maximale Präsenz im Geschehen und das größte Wissen demonstrieren konnte. Weiterhin beschrieb Mursinna nicht die Entdeckung der ungewöhnlichen Genitalien, sondern die Entdeckung von Derriers ‚wahrem Geschlecht' durch fachmännisches Vorgehen. Den Ausgangspunkt bildete sein Ersteindruck, „diese Person für einen Mann zu halten".[58] Weil er jedoch mit seinem Finger ein wenig in die Öffnung unterhalb des Penis beziehungsweise der Klitoris habe eindringen können und Derrier zudem von einer zeitweilig aufgetretenen Menstruation berichtet habe, zählte er sie zum „weiblichen Geschlecht" mit „einer großen Ähnlichkeit zu einem sogenannten Hermaphroditen".[59] Als Folge dieser Einordnung interpretierte er das ertastete ringförmige Gebilde in Derriers Leib als Hymen und bedauerte, dass er nicht zum Muttermund vordringen könne. Die beigefügten Zeichnungen zeigen Derriers Körper zweimal frontal im Bereich zwischen Brust und Knien. Während die erste Abbildung den Eindruck eines männlichen Körpers erweckt, enthüllt die zweite Zeichnung die zuvor verborgene und nun deutlich sichtbare Scheidenöffnung unter dem Penis beziehungsweise der Klitoris. Die Zeichnungen sind mithin ein Porträt von Mursinnas Leistung als Entdecker, das durch die Gegenüberstellung von ‚täuschendem' und ‚wahrem Geschlecht' erstellt wurde.

F. F. Monorchis' Pamphlet[60] verlässt hingegen die narrativen Strukturen eines Fallberichts. Er berichtete zwar ebenfalls über die Entdeckung des weiblichen Hermaphroditen an der Charité. Doch ist seine Erzählung vielmehr ein ironischer und polemischer Kommentar auf die große Aufmerksamkeit, die Derrier erhielt. Das Publikum, so Monorchis, befinde sich stets auf der Suche nach neuen ungewöhnlichen

---

55 Christian Ludwig Mursinna, Von einer besondern Naturbegebenheit, in: Journal für die chirurgische Arzneykunst und Geburtshilfe, 1, 3 (1801), 555–559.

56 Zum Antagonismus zwischen dem täuschenden Körper des Hermaphroditen und dem kompetenten Arzt vgl. Foucault, Das wahre Geschlecht, wie Anm. 11, 9.

57 Genette, Erzählung, wie Anm. 54.

58 Mursinna, Naturbegebenheit, wie Anm. 55, 556.

59 Mursinna, Naturbegebenheit, wie Anm. 55, 558 f.

60 F. F. Monorchis, Von dem neuangekommenen Hermaphroditen in der Charité zu Berlin im Jahre 1801 und von Zwittern überhaupt, Berlin 1801.

Entdeckungen: „Das neugierige Publikum läuft nach der Statue mit der beweglichen
Perücke auf der Academie, nach dem Panorama der Stadt Berlin in Berlin selbst, nach
Mondscheintransparents; Zeichen und Werth der Jungfernschaft, nach Riesen und
Pygmäen, und wo nur immer etwas neues, seltenes oder paradoxes zu sehen und zu
beschwatzen ist."[61]

Die Kultur des Schauens steigerte sich im Laufe des Jahrhunderts noch weiter, um
erst gegen Ende des 19. Jahrhunderts nach und nach vom Diskurs des Mitleids abgelöst
zu werden.[62] In dieser Welt voller Wunder erschien dem Autor Derriers Geschlecht weit
weniger besonders als ihre Schönheit und die mit 22 Jahren noch intakte Jungfräulichkeit.[63] Die Beschreibung des Genitalbereichs deutet Monorchis unter dem Vor-
wand der Schicklichkeit nur an. Der Autor trieb so das Spiel mit Enthüllung und
Verhüllung auf die Spitze, ein Umstand, der ebenfalls in der beigefügten Abbildung
Berücksichtigung findet. Sie zeigt eine stehende Person in Strümpfen von der Hüfte
abwärts mit hochgehobenem (Nacht-)Hemd, sodass die Genitalien enthüllt werden.

Die Fallberichte von Hufeland, Mursinna und Monorchis betonten unterschiedliche Aspekte der Entdeckung eines Hermaphroditen an der Berliner Charité. Vom
Augenblick der eigentlichen Entdeckung der ungewöhnlichen Genitalien über die
Enthüllung von Derriers ‚wahrem Geschlecht' bis hin zur allgegenwärtigen Sensationslust – die Unterstreichung des Besonderen, Einzigartigen und Interessanten stand
bei allen drei Beschreibungen im Vordergrund. Bereits in diesen ersten Berichten zeigt
sich, dass der Blick der Porträtisten weniger der Gesamtperson galt, denn es gibt nur
wenige Textstellen dazu, und auch die Zeichnungen zeigen sie nie vollständig. Die
Aufmerksamkeit richtete sich stattdessen auf den Schambereich und das, was dahinter
liegen mochte.

In den folgenden Jahren entbrannte ein Streit um die Frage nach Derriers/Dürrges
‚wahrem Geschlecht'. Ausgelöst wurde dieser zum einen durch Johann Christian Starks
Diagnose, Derrier sei ein Mann. Zum anderen negierte Derrier selbst ihre bisherigen
Aussagen zu ihrer Menstruation. Beide Ereignisse waren für den Fortgang der Debatte
folgenschwer.

3.2   Die Unsicherheit über das ‚wahre Geschlecht' 1801–1820

Die bereits seit dem 17. Jahrhundert meist zusammen auftretenden und sich wechselseitig beeinflussenden epistemischen Genres *observationes* und *experimentum*[64]

---

61 Monorchis, Von dem neuangekommenen Hermaphroditen, wie Anm. 60, 3.
62 Vgl. Durbach, Spectacle, wie Anm. 44.
63 Zur Konstruktion von Jungfräulichkeit in der Geschichte vgl. Mithu Sanyal, Vulva. Die Enthüllung
    des unsichtbaren Geschlechts, Berlin 2009.
64 Vgl. Lorraine Daston, The Empire of Observation, 1600–1800, in: dies. u. Elizabeth Lunbeck (Hg.),
    Histories of Scientific Observation, Chicago 2011, 81–113, 82.

kamen auch in der Erforschung des ‚wahren Geschlechts' einer Person zur Anwendung – jedoch stießen die Mediziner rasch an Grenzen. So konnten sie zwar die Beschaffenheit des Körperäußeren mit eigenen Augen beobachten, manchmal Menstruation bezeugen oder eine Ejakulation durch Manipulation herbeiführen und die entsprechenden Körperflüssigkeiten unter dem Mikroskop auf ihre Echtheit und Zeugungsfähigkeit prüfen. Das Körperinnere konnte jedoch zu Beginn des 19. Jahrhunderts nur durch manuelles Ertasten oder unter Zuhilfenahme von Instrumenten wie einem Katheter erfühlt und erst post mortem überprüft werden. Damit war die Wissensproduktion um 1800 noch zu großen Teilen von den Äußerungen der untersuchten Person abhängig.[65]

Die begrenzten Möglichkeiten, die Aussagen der Patient_innen mit wissenschaftlichen Methoden zu validieren, führten zu einem Legitimationsproblem und damit wiederum auch zu einem Problem in der Wissensproduktion. Durch das Fehlen unmittelbarer Beobachtung wurde das Körperinnere der untersuchten Person zu einem unbekannten Raum. Barbara Duden plädiert unter Rückgriff auf Gaston Bachelard dafür, „die Imagination als Quelle der Stofflichkeit" ernst zu nehmen.[66] Diese Wirkmächtigkeit der Imagination zeigt sich im Fall Derrier/Dürrge besonders deutlich in dem Moment, in dem der Leib nicht länger weiblich oder hermaphroditisch, sondern als männlich gelesen wurde. Ende 1801 wurde in den Fallberichten das Narrativ der Entdeckung vom Narrativ des Streits um das ‚wahre Geschlecht' abgelöst. Ausgangspunkt war die Publikation des Jenaer Gynäkologen Johann Christian Stark, der den Berliner Kollegen vehement widersprach: „Aus allen diesen ist der höchst wahrscheinliche Schluß zu machen, daß diese Person kein wirklicher Hermaphrodit, sondern eine mißgestaltete Mannsperson sei".[67] Wie kam es dazu?

Als Derrier im November 1801 bei Stark in Jena vorstellig wurde, war letzterer vom männlichen Geschlechtsstatus überzeugt:

> „[…] die Stimme etwas weich doch mehr zu einer Mannes Stimme und zu einem Tenor herab gestimmt, aber etwas schwankend und zitternd. Wahrscheinlich hatte sie sich die ihr natürliche Tenor-Stimme nicht gehörig zu gebrauchen getraut, weil man sie immer für eine Weibsperson erkannt und öffentlich bekannt gemacht hat. Sobald ich sie aber erinnerte, laut und stark zu sprechen, so war es ein Tenor."[68]

Diese Beeinflussung setzte Stark auch bei der Frage nach der Menstruation fort. Während seiner eindringlichen Befragung versicherte ihm Derrier schließlich, „daß sie zwar einmal aber nur ein einzigmal nach einem Fall und einer Krankheit etwas Blutiges

---

65　Vgl. Jens Lachmund, Der abgehorchte Körper. Zur historischen Soziologie der medizinischen Untersuchung, Wiesbaden 1997, 11.

66　Duden, Geschichte unter der Haut, wie Anm. 7, 18.

67　Stark, Beschreibung eines Hermaphroditen, wie Anm. 14, 545.

68　Stark, Beschreibung eines Hermaphroditen, wie Anm. 14, 551.

aus der Oefnung kommen [ge]sehen" habe.[69] Auf Basis dieser Aussage schlussfolgerte Stark, Derrier sei keine Frau und auch kein Hermaphrodit, sondern ein missgestalteter Mann. Es könne sich bei dem Vorfall nicht um eine Menstruation gehandelt haben. Derriers Aussage bei Stark stand damit sowohl konträr zu ihrer Aussage bei Hufeland, wo „die monatliche Reinigung in ihrer gewöhnlichen Ordnung" beschrieben wurde,[70] als auch bei Mursinna, bei dem sie ausgesagt hatte, für ungefähr ein Jahr eine Menstruation gehabt zu haben.[71]

Rhetorisch ist Starks kasuistisches Porträt von Derrier eine sukzessive Demontage von Mursinnas Fallbericht. Stark betrachtete nicht den Penis, sondern die Schamlippen als Ursache der Täuschung: „Nicht die geringste Spur von kleinen Schamlefzen oder Nymphen konnte ich mit allzusammengenommener Einbildung entdecken". Vielmehr handele es sich um einen leeren, gespaltenen Hodensack, weil die Hoden „in der Bauchhöle zurückgeblieben [sind], wie das vielfältig geschieht".[72] Die Wortwahl „Einbildung" suggeriert, Mursinna sei einer Täuschung erlegen. Stark demontierte auch dessen Erzählung, wie Chirurgen der Charité Derrier morgens am Bett überraschten, um eine authentische Erektionsfähigkeit zu dokumentieren,[73] indem er beinah schon lapidar sein eigenes Experiment beschreibt: „Es [das Glied] ließ sich durch Friktion leicht in Erektion bringen".[74] Die Zeichnungen der Berliner Kollegen wurden ebenfalls einem strengen Blick unterworfen. Die von Monorchis angefertigte Abbildung hielt Stark noch für die treffendste, während Hufelands Illustration harsche Kritik erfuhr. So sei es eine „gewiss wider den Willen und Wunsch des Herrn Verf., abscheuliche" Zeichnung.[75] Die bisherigen Fallbeschreibungen über Derrier standen bei Stark demnach in der mehrfachen Kritik der ungenügenden Beobachtung, Beschreibung und der falschen Diagnose.

Nachdem Stark das Feld für die hitzig geführte Debatte über Derriers/Dürrges ‚wahres Geschlecht' eröffnet hatte, standen nicht nur ihr Geschlecht und ihre Glaubwürdigkeit in Frage, sondern auch die fachliche Kompetenz der Ärzte und Autoren der Fallbeschreibungen. 1803 erschien eine kurze Rezension[76] zu Monorchis' Publikation, die ihren geringen Nutzen für die Frage nach Derriers ‚wahrem Geschlecht' monierte. Indessen ist es insbesondere die ebenfalls 1803 eigenständig erschienene Schrift des in Leipzig tätigen Arztes und Privatdozenten Franz Heinrich

---

69   Stark, Beschreibung eines Hermaphroditen, wie Anm. 14, 550.
70   Hufeland, Beschreibung und Abbildung, wie Anm. 51, 171.
71   Vgl. Mursinna, Naturbegebenheit, wie Anm. 55, 557.
72   Stark, Beschreibung eines Hermaphroditen, wie Anm. 14, 553.
73   Mursinna, Naturbegebenheit, wie Anm. 55, 557.
74   Stark, Beschreibung eines Hermaphroditen, wie Anm. 14, 548.
75   Stark, Beschreibung eines Hermaphroditen, wie Anm. 14, 555f.
76   Rezension: N. N., Von dem neuangekommenen Hermaphroditen in der Charité zu Berlin im J. 1801 und von Zwittern überhaupt, v. J. F. Monorchis, in: Allgemeine Literatur-Zeitung, 4, 315 (1803), Sp. 319.

Martens,[77] in der alle bisherigen Publikationen zum Geschlecht Derriers in den zentralen Aussagen aufbereitet wurden. Sie kann somit als Beginn der Serialisierung gelten. Ziel der Schrift war es, den Lesenden einen vergleichenden Überblick zu ermöglichen, damit sie sich ein eigenes Bild machen konnten.

Martens problematisierte außerdem als Erster die Verschiedenheit der Darstellungen:

> „Die Beschreibungen sind, wie man weiterhin von selbst sehen wird, so, daß man nicht begreifen kann, wie man mit gesunden Augen so etwas sehen kann, und die Geschichtserzählungen sind in den Beschreibungen von Hufeland und Mursinna so verschieden von der Natur selbst, von der Beschreibung, welche der Hofrath Stark geliefert hat, und von dem, was das Subject mir hier in Leipzig zu wiederholte Malen gleichlautend versicherte, daß ich es schlechterdings nicht zusammen reimen kann, und da ich, um nicht der schriftstellerischen Gewissenhaftigkeit jener beyden Männer zu nahe zu treten glauben muß, daß die Aussage der Person selbst in Berlin ganz anders gewesen sey, als sie hier und weiterhin in Jena war".[78]

Die „schriftstellerische Gewissenhaftigkeit", das heißt die Kompetenz des Autors, einen Fallbericht zu Papier zu bringen, war für Martens nicht der Grund für die gravierenden Unterschiede. Vielmehr sah er die Ursache in der Täuschung durch Derrier, deren Aussagen nachweislich von den zuvor in Berlin getätigten abwichen. Der Diskurs der Täuschung schloss nun auch Derrier als Person ein.

Martens unterstütze Starks Aussagen, es gebe keine ‚vollkommenen Hermaphroditen' und Derrier sei dem männlichen Geschlecht zuzuordnen. Um seinen Standpunkt darzulegen, führte er eine fünfpunktige Kriterienliste mit den bisher als weiblich interpretierten Geschlechtsmerkmalen an und deutete sie als männlich.[79] Die beiden in Farbe gehaltenen Zeichnungen unterstützen auch bei Martens die Argumentation. Ihr Fokus liegt deutlich auf dem Penis, wobei die Körperöffnung, die man als Scheideneingang vermutete, kaum wahrnehmbar gezeichnet wurde.

Die Publikationen der folgenden Jahre brachten keine Klärung von Derriers/ Dürrges ‚wahrem Geschlecht'. Man beschränkte sich darauf, die bestehende Problematik zu erläutern und den Diskussionsstand zusammenzufassen. Eine knappe Mehrheit betrachtete Dürrge als männlich. Möglicherweise veranlasste der Aufenthalt bei Stark in Jena Derrier dazu, sich dem männlichen Geschlecht zuzuordnen und sich Karl Dürrge zu nennen. Eine dokumentierte Erwähnung des Namens Karl Dürrge findet sich erstmals 1807 bei Johan Schmidtmüller.[80] Dass auch der Nachname anders sei, führte dieser auf die Berliner Mundart zurück, die Dürrge phonetisch wie Derrier klingen lasse.[81] So hieße Derrier eigentlich Dürrge. Ebenfalls bei Schmidtmüller findet

---

77 Martens, Beschreibung und Abbildung, wie Anm. 15.
78 Martens, Beschreibung und Abbildung, wie Anm. 15, 5f.
79 Vgl. Martens, Beschreibung und Abbildung, wie Anm. 15, 18f.
80 Vgl. Schmidtmüller, Stand der Geburtshülfe, wie Anm. 18.
81 Vgl. Schmidtmüller, Stand der Geburtshülfe, wie Anm. 18, 289f.

sich ein Hinweis auf Derriers Wunsch, zum männlichen Geschlecht zu gehören: „Auf eine mir unbekannte Veranlassung wollte es sich nun aber zum männlichen Geschlechte zählen, und mußte sich gerichtlichen Untersuchungen unterwerfen, welche nicht bestimmt entscheidend ausfielen".[82] Eine weitere Motivation Dürrges, den Namen zu ändern und sich weiterhin untersuchen zu lassen, könnte der Wunsch gewesen sein, ein medizinisches Gutachten einzuholen, um künftig als Mann zu leben. Nach preußischem Landrecht hatte Dürrge seit seiner Volljährigkeit das Recht, sein Geschlecht zwischen männlich und weiblich selbst zu wählen, sofern die Rechte Dritter nicht betroffen waren.[83] Der Historiker Matthew Johnson hält es für wahrscheinlich, dass sich Dürrge mit der Änderung des rechtlichen Geschlechtsstatus soziale Vorteile verschaffen wollte.[84] In Mayers Obduktionsbericht wird als Grund schlichtweg „Eitelkeit" angeführt.[85]

Noch 1820 führte Johann Feiler in seiner Schrift Dürrge als Fall an, „der es auf eine auffallende Art beweist, wie schwankend vorgefaßte Meinungen Blick und Urtheil selbst bei solchen Männern machen, denen übrigens hinsichtlich auf Gelehrsamkeit und übrige Verdienste ein vorzüglicher Rang gebührt".[86] Feilers Einschätzung, Dürrge sei ein Mann, basierte auf einem Wachsabdruck von Dürrges Genital, den er ihm selbst abgekauft und zuvor mit „der Natur" bei einer selbst durchgeführten Untersuchung verglichen habe. Als Beweis führte er an, er habe das Wachspräparat gegenwärtig vor sich.[87] Diese doppelt abgesicherte Beobachtung zeugt von der Vorsicht, mit der sich Mediziner nun zum Fall äußerten, um ihre eigene Glaubwürdigkeit nicht zu gefährden.[88] Feilers Publikation ist nach aktuellem Kenntnisstand die vorerst letzte, denn Dürrge stellte 1820 seine Reisetätigkeit ein. Er hatte bei Franz Mayer eine dauerhafte Anstellung als Wachsbildner gefunden.

Die bisher diskutierten Fallberichte verdeutlichen, wie das unbekannte Innere des Leibes imaginativ gefüllt wurde und wie das Imaginierte zum Gegenstand einer fachlichen Auseinandersetzung über die Modi der Fallbeobachtung und -beschreibung wurde. Das Ertastete wurde mittels weiblich, männlich oder hermaphroditisch kon-

---

82 Schmidtmüller, Stand der Geburtshülfe, wie Anm. 18, 289f.

83 Vgl. C. F. Koch (Hg.), Allgemeines Landrecht für die Preußischen Staaten. Unter Andeutung der obsoleten oder aufgehobenen Vorschriften und Einschaltung der jüngeren noch geltenden Bestimmungen, Berlin 1774.

84 Matthew Johnson, This is Not a Hermaphrodite. The Medical Assimilation of Gender Difference in Germany around 1800, in: Canadian Bulletin of Medical History, 22, 2 (2005), 233–252, 237.

85 Vgl. Mayer, Beschreibung des Körperbaus, wie Anm. 21, 805.

86 Johann Feiler, Über angeborne menschliche Mißbildungen im Allgemeinen und Hermaphroditen insbesondere. Ein Beitrag zur Physiologie, pathologischen Anatomie, und gerichtlichen Arzneiwissenschaft, Landshut 1820, 104.

87 Vgl. Feiler, Über angeborne menschliche Mißbildungen, wie Anm. 86, 105.

88 Vgl. Karen Nolte, „Zum Besten der Menschheit, und zur Ehre der Kunst". Ärztliche Autorität in Fallberichten über Gebärmutterkrebsoperationen um 1800, in: Nicolas Pethes u. Sandra Richter (Hg.), Medizinische Schreibweisen. Ausdifferenzierung und Transfer zwischen Medizin und Literatur (1600–1900), Berlin 2008, 245–264, 246.

notierter Kriterien interpretiert. Diejenigen, die Dürrge für männlich hielten, unterschieden zwischen körperlichem und anerzogenem Geschlecht. Als anerzogen galten das Tragen von Frauenkleidung, die hohe Stimme sowie das schamhafte Verhalten. Als männliche Eigenschaften wurden ihm Mut, Geschicklichkeit sowie Kraft bescheinigt. Dieser zeitgenössische Geschlechterbias beeinflusste auch das Bild, das die Ärzte von Derrier/Dürrge gewannen.

Neben dem zeitgenössischen Geschlechterbias beeinflusste Derriers veränderte Aussage über die eigene Menstruationsfähigkeit die Diagnose und die Beschreibung. Eine regelmäßige Menstruation hätte Rückschlüsse auf einen fruchtbaren Uterus erlaubt und Derrier/Dürrge wäre folglich ein ,vollkommener Hermaphrodit' gewesen. Stattdessen entstand eine Unsicherheit, die den Diskurs auf die fachlichen Kompetenzen der Mediziner verlagerte. Die Autoren standen nun vor dem Problem, Unklarheit und Nichtwissen im Fallbericht darstellen zu müssen, der ja auch ihre eigene Kompetenz belegen sollte. Die möglichst präzise und anschauliche Beschreibung der Untersuchungsschritte, unterstützt durch textuelle und zeichnerische Visualisierungen von Derrier/Dürrge, konnte die fehlenden Informationen aus dem Körperinneren nur bedingt ausgleichen und dokumentierte vielmehr den wirksamen Bias.

Der Historiker Maximilian Schochow diskutiert die Fallberichte von Hufeland bis Feiler noch unter einem weiteren Aspekt, der sowohl für die Frage des Leibes als auch für Derriers/Dürrges Einfluss auf die Wissensproduktion Relevanz hat. Er beleuchtet Maria Dorothea Derrier als Krisenfigur in der Umbruchzeit des frühen 19. Jahrhunderts, an deren Fall sich zeige, wie das Wissen des 17. und 18. Jahrhunderts losgelassen und durch veränderte Techniken ersetzt werde. Während Hufeland und Mursinna noch die äußeren Geschlechtsmerkmale zur Geschlechtsbestimmung verwendeten, nutzten Stark und Martens bereits neue Techniken, die auf Zusammenhänge im Körperinneren ausgerichtet waren. Schochow identifiziert als neue Techniken der Vivisektion die (Selbst-)Beobachtung, die Befragung und die Reizung. Derrier werde dadurch zum Teil des Labors, weil sie in Beobachtung und Befragung eine aktive Rolle einnehme.[89] Dem ist in Bezug auf die Umbruchzeit, in der die Fälle veröffentlicht wurden, zuzustimmen, jedoch bleibt Derrier/Dürrge bei Schochow trotz der zugestandenen aktiveren Rolle für die Wissensproduktion eigentümlich passiv. Die Quellen sprechen dafür, dass der Einfluss über den bloßen Bericht der Selbstbeobachtung hinausging: Bedenkt man Dürrges Tätigkeit als Wachsbildner im medizinischen Umfeld, dann lässt sich der Verkauf von Wachsabdrücken der eigenen Genitalien

---

89 Vgl. Maximilian Schochow, Die Ordnung der Hermaphroditen-Geschlechter. Eine Genealogie des Geschlechtsbegriffs, Berlin 2009, 219ff. Zur Verschiebung der Semantik der Vivisektion zwischen 1750 und 1840 vgl. Katja Sabisch, Zitation, Legitimation, Affirmation. Schreibweisen des medizinischen Menschenexperiments 1750–1840, in: Berichte zur Wissenschaftsgeschichte, 32 (2009), 275–293.

als Mitgestaltung der Techniken interpretieren. Im Sinne Steven Shapins kann Dürrge deshalb als „invisible technician"[90] gelten.

3.3   Die Obduktion Karl Dürrges 1835

1832, zwölf Jahre, nachdem Dürrge aus der medizinischen Fachöffentlichkeit verschwunden war, findet sich im „Magazin für die gerichtliche Arzeneiwissenschaft" der Wunsch, dass die Ärzte nach Dürrges Tod seine Genitalien genauestens untersuchen sollten, beziehungsweise bittet der Autor darum, falls eine solche Untersuchung schon stattgefunden habe, um eine „öffentliche Mittheilung", da „eine solche für gerichtliche Aerzte insbesondere von grossem Interesse" sei.[91] Ab 1820 hielt sich Dürrge dauerhaft an der Universität Bonn auf, wo ihn der Professor für Anatomie Franz Mayer einem interessierten Publikum vorführte und im Wintersemester 1820/21 zum Gegenstand der Vorlesung „Über den Bau der Hermaphroditen"[92] machte. Kurz danach stellte Mayer Dürrge als Aufseher des anatomischen Kabinetts ein. Er beschrieb ihn als gewissenhaften Wachsbildner und als „gesund, rührig und thätig" mit einem Hang zu Rotwein und Kaffee. Mit über 50 habe sein gutes Gedächtnis begonnen nachzulassen und er sei nicht mehr in der Lage gewesen, seine Wachsarbeiten durchzuführen.[93] 1835 starb Karl Dürrge an einem Schlaganfall und wurde von Mayer obduziert.

Angesichts der jahrzehntelang geführten Debatte über Dürrges ‚wahres Geschlecht' und der damit verknüpften Kritik an den Darstellungsmethoden der Beobachtungen, musste Mayer in seinem Obduktionsbericht nicht nur die Frage nach Dürrges Geschlecht klären, sondern auch sein Vorgehen so genau wie möglich abbilden. Vor diesem Hintergrund begann Mayer seinen Bericht mit folgender Ankündigung: „Das Individuum, über welches hier eine anatomische Untersuchung und Beschreibung niedergelegt werden soll, ist der dem medicinischen Publikum seit mehr denn drei Decennien bekannte Hermaphrodit Karl Durrgé, oder wie sein früherer Name lautet, Maria Dorothea Derier".[94] Ziel der Obduktion war es, die Täuschung endgültig zu überwinden und das Innere des Leibes zu offenbaren.[95]

Mayer begann den umfassenden Bericht mit Dürrges biografischen Stationen als

---

90 Steven Shapin, The Invisible Technician, in: American Scientist, 77 (1989), 554–563.

91 N. N., Wunsch und Bitte, die öffentliche Bekanntmachung der speciellen Untersuchung des bekannten Hermaphroditen Derrier oder Dörge nach seinem Tode betreffend, in: Magazin für die gerichtliche Arzeneiwissenschaft, 2 (1832), 390–391, 391.

92 Johannes Dietrich Meyer, August Franz Josef Karl Mayer. Leben und Werk, unveröffentlichte Dissertation, Universität Bonn 1966, 92.

93 Mayer, Beschreibung des Körperbaus, wie Anm. 21, 805 f.

94 Mayer, Beschreibung des Körperbaus, wie Anm. 21, 801.

95 Vgl. Behrens, „L'éloquence de la nature", wie Anm. 35, 87: Die Erscheinungsformen der Krankheit werden nicht mehr im unmittelbar sichtbaren Gewebe lokalisiert, sondern dahinter: „Letztlich ist es deshalb die anatomische Sektion selbst, die die Wahrheit entschleiert".

,reisender Hermaphrodit'. Der Verweis auf Hufeland diente ihm als Prolepse für sein eigenes Untersuchungsergebnis, denn am Ende rehabilitierte er Hufeland in der Causa Derrier/Dürrge. Die anschließend aufgeführten Einschätzungen von Friedrich Benjamin Osiander und Franz Joseph Gall, die Dürrge in Göttingen beziehungsweise Paris untersucht, ihre Ergebnisse aber nicht publiziert hatten, entnahm Mayer der Mappe, die Dürrge auf Tour bei sich trug.[96] Die Zusammenschau der bisherigen Fachmeinungen rief nicht nur die Besonderheit des Falls wieder in Erinnerung, sondern hob die Signifikanz der Obduktion für die Debatte heraus.

Das Porträt der Obduktion strukturierte Mayer anatomisch vom Kopf bis zu den Füßen und vom Körperäußeren zum Inneren des Leibes. Er vermaß und beschrieb jedes äußere Merkmal, jeden Knochen und jedes Organ. Die Beschreibung der Gonaden bildete den Höhepunkt und Schluss. Er fand zwei kleine ovale Körper auf der rechten und auf der linken Seite: „Die principalen männlichen Attribute in der Organisation des Durrgé sind somit: der verkümmerte Hode, der Penis, die Prostata. Die weiblichen Attribute sind: der Uterus, die Tuben, die Vagina, der ovarienähnliche Körper links an der Tube".[97] Mayers Diagnose lautete Hermaphroditismus mit Tendenz zum weiblichen Geschlecht. Selbst der äußerst detaillierte Obduktionsbericht wurde durch eine Zeichnung des Genitalbereichs ergänzt, um den „objektiven empirischen Tatsachenblick"[98] sicherzustellen.

Der Obduktionsbericht ist das vollständigste Porträt von Derrier/Dürrge. Es finden sich nicht nur biografische Bestandteile, sondern auch Beschreibungen des Charakters, der Vorlieben sowie des Äußeren. Die Imagination scheint hier nicht mehr viel leisten zu müssen, denn das Leibesinnere offenbart sich nun dem Beobachter. Nur beim „kleinen rundlichen platten Körper" links hinter dem Eierstock war sich Mayer nicht sicher: „so dass er seiner Textur nach mehr dem *Ovarium* als dem Hoden ähnlich zu sein scheint".[99] Die Suche nach Derriers/Dürrges ,wahrem Geschlecht' hatte damit nur ein vorläufiges Ende gefunden, weil ein ovarienähnlicher Körper nicht zwangsläufig ein Eierstock sein muss.

4.   Resümee

Der Fall Dürrge entwickelte sich innerhalb eines Jahres vom Einzelfall zur Fallserie. War es zu Beginn die Entdeckung und Enträtselung eines seltenen Phänomens, welches die Mediziner interessierte, wurde Derriers/Dürrges ,wahres Geschlecht' bald zum Gegenstand eines Streits. Das Porträt nahm in diesem Streit zentrale Funktionen ein.

---

96 Mayer, Beschreibung des Körperbaus, wie Anm. 21, 802 ff.
97 Mayer, Beschreibung des Körperbaus, wie Anm. 21, 813.
98 Honegger, Ordnung der Geschlechter, wie Anm. 8, 199.
99 Mayer, Beschreibung des Körperbaus, wie Anm. 21, 812.

Es sollte die Diagnose stützen und den Mediziner als naturgetreuen Beobachter aus-weisen. Weil aber die Ärzte nicht in das Innere des Leibes blicken konnten, war es bis zum Tod nicht möglich, eine abschließende Diagnose zu stellen. Mit dieser Hürde wurde unterschiedlich verfahren. Zum einen wurde die epistemologische Leerstelle mit zeitgenössischen Vorstellungen über Geschlecht gefüllt, sodass zumindest im Einzel-fallbericht Porträt und Diagnose kohärent waren. Zum anderen begannen die Medi-ziner, über die Genauigkeit der Beschreibung in Text und Zeichnung zu streiten.

Johann Starks Fallbericht markierte die Wende sowohl für die Bestimmung von Derriers/Dürrges Geschlecht als auch für das Selbstporträt des fähigen Mediziners. In der Folge wurde die Legitimation der Diagnose zum wichtigsten Anliegen der Medi-ziner. Damit stand das Porträt selbst zur Disposition. Die Genauigkeit der Beobach-tung, der Beschreibung und der Zeichnung war ausschlaggebend für die Plausibilität der Diagnose. So ist es kaum verwunderlich, dass der Obduktionsbericht einprägsam die Zergliederung, Vermessung und Einordnung jedes einzelnen Körperteils in ‚nor-mal' oder ‚ungewöhnlich' dokumentierte, um das ‚wahre Geschlecht' zweifelsfrei zu identifizieren.

Die Befürchtung, nicht nur vom Körper, sondern von der Person getäuscht zu werden, die sich im Fall Derrier/Dürrge schon angedeutet hatte, nahm bis zur Mitte des 19. Jahrhunderts noch zu. In den folgenden Jahren versuchte die Medizin, sich aus der Abhängigkeit von den Patient_innen zu lösen und durch eigene empirische Verfahren der ‚Wahrheit' auf die Spur zu kommen. Die Aussagen der Patient_innen waren nun lediglich Anlass detaillierter Verifikationsprozesse. Erst mit dem Aufkommen der Psychologie in der zweiten Hälfte des 19. Jahrhunderts wurden die Aussagen der Personen wieder relevanter und erhielten entsprechend mehr Raum in der Beschrei-bung.

Somit lässt sich konstatieren, dass das Porträt der Person Maria Derrier/Karl Dürrge in der Gesamtbetrachtung der Fallserie unvollständig blieb und sich retrospektiv nur versatzstückhaft rekonstruieren lässt. Deutlicher als die Gesamterscheinung konturiert sich hingegen Derriers/Dürrges aktive Mitwirkung am Streit über sein ‚wahres Ge-schlecht' heraus. Nachweislich änderte Maria Derrier zwischen 1801 und 1807 ihren Namen und hatte den Wunsch, dies auch rechtlich anerkannt im Pass dokumentieren zu lassen: Aus Maria wurde Karl. Durch seine Reisetätigkeit, aber auch durch seine Arbeit im medizinischen Umfeld als Wachsbildner beeinflusste Karl Dürrge in den Folgejahrzehnten als „invisible technician" den Diskurs. Eine weiterführende histori-sche Auseinandersetzung mit den Biografien und eben jenem Einfluss der Pati-ent_innen auf die Wissensproduktion kann die Medikalisierung geschlechtlich un-eindeutiger Körper einer differenzierten Betrachtung zugänglich machen und die ‚reisenden Hermaphroditen' des 19. Jahrhunderts als handelnde Subjekte begreifen.

Regina Schulte

„geteilt, und zwar ganz genau in der Mitte". Die unmögliche Heimkehr der Missionarstochter Else Terra Flex

Im Kontext eines Workshops zur Psychiatriegeschichte stieß ich vor einigen Jahren im Archiv des Landeskrankenhauses Bonn auf eine schmale Dissertation über eine „Verschrobene".[1] Hier begegnete ich Else Terra Flex zum ersten Mal, und ihre verquere, widersprüchliche, „verschrobene" Geschichte machte mich neugierig und ließ mich nach dem zugrundeliegenden Fall aus dem Jahr 1923 suchen. Meine Recherchen brachten neben einer umfangreichen Akte aus der Dr. Hertz'schen Kuranstalt in Bonn schließlich auch Unterlagen ihrer ersten psychiatrischen Unterbringung in der Großherzoglichen Sächsischen Landes-Irren-Heilanstalt Jena im Jahr 1897 zutage. Von hier führten die Spuren ihrer Herkunft über ihren Geburtsort Görlitz 1872 ins ferne Bengalen in Indien, wo Else als Tochter eines Missionars aufgewachsen war und bis zu ihrem 16. Lebensjahr gelebt hatte.

Seither arbeite ich in einer globalhistorischen Tiefenbohrung an der Rekonstruktion ihrer durch kulturelle Differenzerfahrung geprägten Lebensgeschichte, aus der erst die Bildwelt der Reinszenierungen dieser Kranken verstehbar wird. Sie erlaubt auch einen neuen Blick auf die Grenzen der Psychiatrie im Europa des späten 19. und frühen 20. Jahrhunderts angesichts der Widerständigkeit, Ungereimtheit, Nichtintegrierbarkeit kultureller Alterität. Das ist ‚work in progress', deren Grundlinien ich in diesem Text vorstellen möchte. Er gliedert sich in drei Teile, von denen die ersten beiden die klinischen Annäherungen an Elses „Fall" am Ende des 19. Jahrhunderts und in einem „Porträt" von ihr in den frühen 1920er-Jahren thematisieren. Das dritte Kapitel berichtet über eine historische Recherche zu ihrer Lebensgeschichte, die die zeitlichen und räumlichen Grenzen der damaligen klinischen Diagnosen öffnet und Grundlagen für eine tiefenhermeneutische Deutung ihrer Krankheit ermöglicht, in der sich soziale Bezüge und Imaginationen ihrer Kindheit und Jugend in Indien verhakt haben.

---

[1] Josef Schmitz, Verschrobene. Inauguraldissertation, Medizinische Fakultät der Universität Bonn 1924.

1.   Fall: Die Hysterische

Else Flex wird nach brieflichen Anfragen durch den Vater Oscar Flex im August 1897
bei Professor Otto Binswanger in die Großherzogliche Sächsische Landes-Irren-Heilanstalt Jena aufgenommen, wo sie schon seit zehn Jahren immer wieder in Behandlung
gewesen war. Aus der Landes-Irren-Heilanstalt liegt mir eine Akte mit folgenden Angaben auf deren Deckblatt vor: „Elsie Flex, Missionarstochter, Gesellschafterin, 25 J.,
geb. Görlitz / Wohnort Karlsruhe. Aufgenommen am 13. 8. 1897 und entlassen am
30. Okt. 1898." Als „Diagnose" ist „Hysterie" eingetragen.[2]

  Die Akte von 1897 ist diarisch aufgebaut: Wir finden Aufzeichnungen über die
täglichen Visiten und Klagen der Patientin, Notizen über Verhalten, Nahrungsauf-
nahme, Schlaf und besondere Ereignisse, am Seitenrand die Medikamente und therapeutische Maßnahmen.[3] Else muss laut Akte schon einmal um 1888/89 in der Jenaer
Privatklinik von Binswanger stationär behandelt worden sein. Unter der Kategorie
Krankengeschichte wird vermerkt, dass die „ersten Krankheitserscheinungen […] sich
im Anschluss an einen in Indien (ca. im 16. Jahre) erlittenen Sonnenstich gezeigt"[4]
hätten.

  Nach diesem Fall-Protokoll sehen wir als „Hysterische" eine Patientin, die
„durchaus nicht die Neigung (besitze), sich an eine bestimmte Ordnung zu gewöhnen",
eine dünne, Essen verweigernde und wasserscheue, schmuddelige, über vielfache Beschwerden klagende, den Ärzten gegenüber feindselige Person. Es heißt, sie sei affek-
tiert, neige zu Anfällen, sei zornig, heftig, unbeherrscht, empfindlich, reizbar und weine
häufig. Sie vertrage die Sonne nicht, da ihre Krankheit durch einen Sonnenstich verursacht sei. Sie lasse sich nach Protokoll nur unter größtem Sträuben Heilbädern und
Waschungen unterziehen, bewerfe den visitierenden Arzt mit Kissen. Sie sei arbeits-
scheu und statt sich an der Hausarbeit zu beteiligen, liege sie lieber im Bett, wo sie
zeichne und schreibe.[5] Die Entlassungsbegründung gab ihr ein Profil als „Geheilte"
und verankerte sie schließlich in den Normalitätsvorstellungen der Anstalt: Fügsam,
sauberer, ordentlicher sei sie nun, beherrsche ihre Beschwerden besser, nehme teil,
beschäftige sich mit häuslichen Arbeiten, gebe sich Mühe – sie sei aber schlaff, ener-
gielos und sage, sie fühle sich bisweilen „geteilt, und zwar ganz genau in der Mitte".[6]

---

2 Universitätsarchiv (UA) Jena, Bestand S/III, Abt. IX, Nr. 1811, Blatt 1r, Patientenakten Frauen.
3 Zum Aufbau von psychiatrischen Krankenakten vgl. Brigitta Bernet, „Eintragen und Ausfüllen". Der
   Fall des psychiatrischen Formulars, in: Sybille Brändli u. a. (Hg.), Zum Fall machen, zum Fall werden.
   Wissensproduktion und Patientenerfahrung in Medizin und Psychiatrie des 19. und 20. Jahrhunderts, Frankfurt a. M. 2009, 62–91; Cornelius Bork u. Armin Schäfer, Das psychiatrische Aufschreibesystem, in: dies. (Hg.), Das psychiatrische Aufschreibesystem, Paderborn 2015, 7–25.
4 UA Jena, S/III, Abt. IX, Nr. 1811, Bl. 1v–2r.
5 Zu Beschäftigung und Techniken der Raumaneignung und des Bettes von Psychiatriepatientinnen
   vgl. Monika Ankele, Alltag und Aneignung in Psychiatrien um 1900. Selbstzeugnisse von Frauen aus
   der Sammlung Prinzhorn, Wien/Köln/Weimar 2009, 109–159.
6 UA Jena, S/III, Abt. IX, Nr. 1811, Bl. 4r.

Wie der Aktendeckel zeigt, hat der behandelnde Psychiater Otto Binswanger Else die Diagnose „Hysterie" gestellt. Sein Privatklinik-Gutachten von circa 1888 ist im Jenaer Universitätsarchiv nicht vorhanden.[7] Aber Binswanger hat eine umfassende Abhandlung über das Thema Hysterie verfasst, ein 1904 erschienenes Lehrbuch, in welchem er weit über hundert von ihm behandelte Fälle aus Jena ausbreitet.[8] Else ist nicht erkennbar darunter, vielleicht einmal; auf einer imaginären Ebene ist sie dennoch präsent, die Patientinnen in Binswangers Buch gehörten vielleicht zu ihren Zimmergenossinnen wie das „Fräulein von B." oder die gleichaltrige „Patientin Nr. 98".[9] Wir wissen nicht, ob auch Else das Theater des „großen hysterischen Anfalls" geliefert hat,[10] sie bleibt im Schatten der vielen.[11] Für die ‚geheilte' Else liegt in der Jenaer Akte keine weitere Fallerzählung vor.

2.   Porträt: Die Verschrobene

25 Jahre später, im August 1923, wird Else als „Else Terra Flex" in der Dr. Hertz'schen Kuranstalt Bonn aufgenommen.[12] Der behandelnde und protokollierende Oberarzt ist Dr. Peters. Else ist nach dem Deckblatt ihrer Krankenakte nun von Beruf Malerin, ledig und hatte zuletzt in Köln gewohnt. Als Krankheitsbefund wird „einfache Seelenstörung" und „Verschrobenheit" aufgezeichnet, sie wurde 1924 laut Aktendeckel als „gebessert" entlassen. Nach Protokoll von Dr. Peters ist aber ein geordneter Bericht über sie nicht vorhanden. Vor Bonn hatte Else bereits lange Phasen ihres Lebens in psychiatrischen Anstalten verbracht: zwischen 1888 und 1898 mehrmals bei Otto Binswanger in Jena, dann war sie beinahe zehn Jahre bis 1918 ununterbrochen in der Städtischen Krankenanstalt Lindenburg in Köln, der späteren Universitätspsychiatrie, aus der sie nach eigenen Angaben 1918 geflüchtet sei, „weil der damals leitende Arzt sie nicht verstanden habe".[13] Danach lebte sie anderthalb Jahre bei ihrer verheirateten jüngeren kinderlosen Schwester Anna in Köln und suchte sich anschließend eine

---

7 UA Jena, S/III, Abt. IX, Nr. 1811. Die Akte enthält lediglich ein „blaues Heft", das v. a. Essensangaben auflistet.

8 Otto Binswanger, Die Hysterie, Wien 1904. Zur Hysterielehre um 1900 vgl. u. a. Karen Nolte, Gelebte Hysterie. Erfahrung, Eigensinn und psychiatrische Diskurse im Anstaltsalltag um 1900, Frankfurt a. M./New York 2003, 12 f.; Esther Fischer-Homberger, Die traumatische Neurose. Vom somatischen zum sozialen Leiden, Stuttgart/Bern 1975.

9 Binswanger, Hysterie, wie Anm. 8, 723.

10 Binswanger, Hysterie, wie Anm. 8, 716, 749.

11 Vgl. Franziska Lamott, Die vermessene Frau. Hysterien um 1900, München 2001, 74.

12 Zentrales Archiv LVR-Klinik Bonn/Akademisches Landeskrankenhaus der Universität Bonn, Akte Else Terra Flex. Die Akte hat keine Seitenzählung. Archivleiterin Dr. Linda Orth hat mir geholfen, hinter der anonymen Patientin der Dissertation von Josef Schmitz den Fall Else Terra Flex aufzufinden.

13 Archiv LVR-Klinik Bonn, Akte Flex. Abseits der Erwähnung im Protokoll von Dr. Peters habe ich zum Aufenthalt in der Lindenburg keine Unterlagen gefunden.

Holzbaracke im Kölner Stadtteil Lindenthal, wo sie bis zu ihrem Umzug in die Hertz'sche Privatklinik Bonn lebte. Ihr jüngerer Bruder Werner arbeitete als Geistlicher in England. Durch die Hyperinflation in Deutschland war Else mit dem von ihm aus England bezogenen Geld plötzlich reich geworden und konnte sich eine adäquate Unterkunft in der vornehmen Kuranstalt leisten.

Das überlieferte Bonner Protokoll geht wie das aus Jena vorliegende chronologisch vor, aber die Berichte, zu Beginn in kurzem, dann im halbmonatlichen bis monatlichen Abstand, sind ausführlicher und erzählender als das Jenaer Protokoll. Der Referent Dr. Peters notierte seine regelmäßigen Besuche und Wahrnehmungen. Der ärztliche Bericht hat nun mit ihm einen Autor, der Text trägt seine Handschrift.

2.1   Der Einzug

„Ihrem Erscheinen gingen längere schriftliche Verhandlungen mit Ref. voraus und es erschienen mehrfach in ihrem Auftrage mit einem Zollstock bewehrte Abgesandte, um die Lage des Zimmers, seine Grössenmasse, die Verteilung von Licht und Schatten […] festzustellen und zu erfragen".[14]

Else hatte als Vorbereitung ihres Aufenthalts in einem Brief an den Arzt Dr. Peters dringlich um ein Gartenzimmer im Nordparterre gebeten.[15] Sie erwirkte schon durch die Organisation ihrer Ankunft den Anspruch von Exklusivität. Außerdem war „durch ihre Haushofmeisterin die Innenhaltung eines genauen Regimes erbeten. Es sollte niemand vom Hause bei ihrer Ankunft bei ihr vorsprechen."[16] Elses Einzug geriet zum Ritual – der Ort des Einzugs war penibel vorbereitet, der Verlauf festgelegt und überwacht.

Dr. Peters kannte Else bereits von der Lindenburg, wo er 1912 als Assistenzarzt gearbeitet hatte. Er hält in seinem Protokoll fest, dass sie in Köln ein einfaches Zimmer für sich gehabt habe und dass „sie selbst dort in der öffentlichen Anstalt etwas Exzeptionelles vorgestellt" habe. Sie habe damals schon verstanden, innerhalb der „nivellierenden Verordnungen des Hauses sich eine gewisse Ausnahmestellung zu schaffen". Er bereitet so die LeserInnen auf eine ungewöhnliche Gestalt vor und verstärkt dies gleich mit einer weiteren eindrücklichen szenischen Erinnerung.

„Niemand erinnerte sich zum Beispiel im Hause jemals erlebt zu haben, dass sie badete. Sie überschüttete vielfach die ihr sympathischen Ärzte mit einem ganzen Schwall anerkennender und schmeichlerischer Worte und wenn einmal irgendeine Verordnung durchgeführt wurde, die ihr unangenehm war, oder der sie a priori mit einer gewissen Scheu gegenüberstand, zog sie sofort, bewusst oder unbewusst, einige Register aus der hundertfältig gestimmten Orgel ihrer

---

14 Archiv LVR-Klinik Bonn, Akte Flex.
15 Archiv LVR-Klinik Bonn, Akte Flex, Brief von Else Flex an Dr. Peters, 31. 3. 1923.
16 Archiv LVR-Klinik Bonn, Akte Flex.

Beschwerden, die in den meisten Fällen sich, wenn man ihr nicht nachgab, so auswuchs, dass die Aerzte froh waren, zu kapitulieren."[17]

Der Rahmen von Elses „Porträt" ist von Anbeginn durch Peters' Bericht etabliert, es folgt eine von Faszination gezeichnete Krankengeschichte einer ungewöhnlichen und höchst eigenwilligen Patientin. Peters könnte nach Karl Jaspers in die Gruppe der „Schilderer" unter den Psychiatern gehören: „der Schilderer sucht ein lebendiges, anschauliches Bild […], es ist etwas Künstlerisches."[18] Peters macht die Bühne auf für Elses Einzug und Auftritte, ist selbst gleichzeitig empathischer wie bewundernder Zuschauer ihrer Hofhaltung und horcht auf die Töne einer „hundertfältig gestimmten Orgel".[19] So ist Elses Selbstinszenierung auch das Werk von Peters ärztlicher Beschreibungskunst. Das Porträt, das dadurch entsteht, hat also in der Geschichte der Psychiatrie zwei Produzenten – den Arzt und Else selbst.

2.2   Eskorte, Entourage, Dienerschaft

Nicht nur mit Zollstock bewehrte Abgesandte und eine Haushofmeisterin eröffneten Elses Regime, bevor sie bereit war, Ärzte und Schwestern zu empfangen.

„Aus Köln hat sie eine Begleiterin mitgebracht, die dann einer anderen Platz macht. Sie hat zu ihrer persönlichen Bedienung dauernd jemanden um sich. Sie könne unmöglich allein sein, bekomme sofort Angst, wenn sie niemanden zu ihrer Hilfe in der Nähe wisse. […] Der Stab ihrer Helferinnen ist fast ausschliesslich aus Kindern zwischen 10 und 14 Jahren gebildet, zu denen sich noch ein junges Mädchen von 17 und die Mutter von einigen dieser Kinder gesellen. Dass sie Kinder zu ihrer Bedienung bevorzuge, begründet Pat. damit, dass diese viel billiger und hilfsbereiter seien und nicht so schnell in ihrer Opferwilligkeit erlahmten, wie Erwachsene, deren passive Renitenz bald einsetze und sie in Angst und Verzweiflung jage […]. Die Bedienung von Pat. ist in der Tat eine Aufgabe besonderer Art."[20]

Else hat bereits mit ihrem Einzug begonnen, ihren Raum zu besetzen, ihn mit unzähligen Dienenden zu füllen und die Regeln des Umgangs zu bestimmen, die in ihrer Umgebung herrschen sollten.

---

17 Archiv LVR-Klinik Bonn, Akte Flex.
18 Karl Jaspers, Allgemeine Psychopathologie, Berlin/Göttingen/Heidelberg 1913, 708 f., zit. nach: Sophie Ledebur, Sehend schreiben, schreibend sehen. Vom Aufzeichnen psychischer Phänomene in der Psychiatrie, in: Yvonne Wübben u. Carsten Zelle (Hg.), Krankheit schreiben. Aufzeichnungsverfahren in Medizin und Literatur, Göttingen 2013, 82–108, 91. Vgl. ebd., 107 f.: „Die subjektiven Wirkungen und Fähigkeiten der behandelnden Ärzte, ihre Sensibilität im Patientenumgang und nicht zuletzt ihr Vermögen, durch Notationen ein ,Bild' einer erkrankten Person zu geben, ließen sich leugnen, jedoch nicht entbehren." Vgl. Nicolas Pethes, Literarische Fallgeschichten. Zur Poetik einer epistemischen Schreibweise, Konstanz 2016, 9 f.
19 Archiv LVR-Klinik Bonn, Akte Flex.
20 Archiv LVR-Klinik Bonn, Akte Flex.

2.3   Die Malerin

Else wusste (im Auge des Betrachters) offensichtlich, sich ins Licht zu setzten. Sie malte, das hatten bereits die Ärzte in Jena 1897 notiert. Peters, der wie andere Psychiater zu dieser Zeit Aufmerksamkeit für die künstlerischen Begabungen der Patientin zeigte, hielt fest, ihm sei schon 1912 in der Lindenburg aufgefallen, dass sie „malte seinerzeit, modellierte auch". Auf der Bonner Fallakte steht als Beruf „Malerin", und Else berichtete von sich, dass sie am Ende des Krieges in ihrer Hütte in Köln „unter den ungünstigsten äusseren Verhältnissen bei sehr karger und sehr schlechter Nahrung, in einer völlig kalten Hütte, fast Tag und Nacht gemalt […] hat, um ihre Lebensnotdurft durch den Verkauf der Bilder zu erwerben […], dabei seien die von ihr während des Krieges angefertigten Porträts sehr begehrt gewesen. Sie habe Aufträge über Aufträge bekommen." Sie beklagte, dass sie derzeit nicht malen könne. Ihre Bilder und „ihre dichterischen Werke lägen unverändert in Kisten und Kasten".[21] Der Referent spricht nach ihrem Auszug aus der Bonner Klinik im Januar 1924 von „einigen von ihr gemalten Bildern" und von den Kosten für den „Transport […] ihrer Bilder",[22] was durchaus auf einen gewissen Umfang schließen lässt.

Ob Else malte oder in einer Schaffenskrise war, ihre Selbstdarstellung und auch die Wahrnehmung des berichtenden Psychiaters setzen sie immer wieder als Porträtmalerin in Szene. Wenn Else ihren Raum gestaltete, ein „grosses Nord-Parterre Zimmer" wünschte, die Lichtverhältnisse prüfte und die Winkel des Lichteinfalls bewegte, dachte sie vielleicht an ein Atelier. Die Frage bleibt, wer und was hier auch noch ins Licht gesetzt wurde, wie und in welcher Weise und was schließlich sichtbar wurde. Else setzte sich selbst in Szene; man könnte meinen, dass sie selbst ihr eigentliches Porträtobjekt war.

2.4   Der Stuhl für Else

Die Lage des Zimmers war erkundet worden. Auch die Position ihres Stuhls im Raum, im Zimmer oder im Park war von Bedeutung. Bei Peters heißt es:

> „Die Aufkramung ihrer Persönlichkeit in einem dazu geeigneten Stuhle ist immer ein besonderes Ereignis. Sie bedauert auch bisher, keinen geeigneten Stuhl gefunden zu haben, der die von ihr erstrebte ideale Congruenz zu ihrer sitzenden Persönlichkeit hat; diesem Mangel wird nun durch Verwendung von Kissen, Decken und zusammengefalteten Tüchern nach Möglichkeit abgeholfen. Sie sitzt auch im Zimmer immer in der Verbindungslinie zwischen Tür und Fenster oder zwischen Tür und Tür. Auch im Garten ist manchmal die Innehaltung

---

21 Archiv LVR-Klinik Bonn, Akte Flex.
22 Archiv LVR-Klinik Bonn, Akte Flex, Brief von Dr. Peters an Werner Flex, 17. 1. 1924.

eines bestimmten Platzes, der ihr sonst zusagt, wenn Luftstagnationen vorliegen, völlig unmöglich."[23]

Dirigiert die Patientin oder die Malerin den Luftzug oder den Lichteinfall? Schützt Else
sich vor dem Licht oder setzt sie sich ins Licht? Im Park wiederholte sich das Ritual ihrer
Inthronisierung, damit wird eine weitere Bühne eröffnet. „Ihr erstes Erscheinen hier
wirkte geradezu wie eine Sensation. Sie macht in der Tat auch in ihren farbenfrohen,
renaissanceartig zugeschnittenen Gewändern, mit ihrer grossen breiten Figur, den kurz
geschorenen Haaren, [...] einen geradezu überwältigenden Eindruck. Dabei ist ihre
Eskorte mit einem bunten Gemisch aus Kissen und Decken" ausgestattet.[24] Else rückt
in Peters' Porträt ins Zentrum einer Szene aus Farben, Stoffen, Hüten und Gestalten
einer bunten Gesellschaft unter dem Sonnenschirm und wird imaginiert als Gestalt der
Renaissance.

2.5   Souper

Um Else zu ernähren, sind die Köche der Anstalt und sogar eine Frau aus Köln bemüht
worden. Sie esse aber kaum, lehne das meiste Essen ab und sehe dennoch vorzüglich
dabei aus, staunte der Referent. „Sie, die die Mahlzeiten des Hauses, die sogar in der
ersten Zeit mit besonderer Sorgfalt für sie zubereitet wurden, mit vielerlei Ausstellungen am Material und seiner Zubereitung ablehnte, trug sich ernsthaft mit dem
Gedanken, sich das Essen aus der Cölner Volksküche holen zu lassen, das sei breiig und
werde ihr infolgedessen jedenfalls ausgezeichnet bekommen."[25] In einem späteren Brief
von Peters an Elses Bruder Werner heißt es, die Köchin habe mehrfach persönlich ihre
Wünsche entgegengenommen und ihnen Rechnung getragen, aber ohne dass die Patientin mit der Zubereitung der Speisen zufrieden gewesen sei.[26]

2.6   Im Bett

Eine weitere Inszenierung ihrer gebieterischen und unwirschen Art ist nach dem Bericht des Arztes in Elses Audienzpose im Winter im Bett zu sehen.[27] Dabei ist immer
auch ihre ganze Entourage anwesend. Schon in Jena hatte sie im Bett sitzend den Ärzten
nach Ankündigung einer kalten Waschung in einem englischsprachigen Wutanfall die

---

23 Archiv LVR-Klinik Bonn, Akte Flex.
24 Archiv LVR-Klinik Bonn, Akte Flex.
25 Archiv LVR-Klinik Bonn, Akte Flex.
26 Archiv LVR-Klinik Bonn, Akte Flex, Brief von Dr. Peters an Werner Flex, 17. 1. 1924.
27 Zum Anstaltsbett als Ort des Hausens vgl. Ankele, Alltag, wie Anm. 5, 149.

Kissen um die Ohren geworfen, aber im Bett auch gemalt und geschrieben. In Bonn verlasse sie seit Einbruch der Kälte ihr Bett nicht mehr,

> „liegt mit sämtlichen Kleidungsstücken, die sie hat, eingemummelt in Kissen und Decken darin und lässt sich körperlich völlig verwahrlosen. Sie betont zwar, wenn man gelegentlich diese Dinge vorsichtig berührt, mit einem unendlichen Wortschwall und anscheinend aufs tiefste gekränkt über den Zweifel an ihrer Hochschätzung von Wasser und Seife wie unendlich sie tägliche Waschungen liebe, wie sie diese – wenn immer die äusseren Umstände es gestatteten – regelmässig durchführe, wie sie in ihrer Hütte in Cöln täglich die Wäsche gewechselt habe. Aber diese Angaben werden von den Personen ihrer Umgebung, auch von denen, die in Cöln dauernd um sie waren, mit sardonischem Lächeln aufgenommen."[28]

2.7   Verschwendung

Die Hofhaltung von Else changiert durchaus in den Augen des Arztes, kippt in eine verschwenderische, wilde Szenerie, sie ziehe „rücksichtslos und ohne sich Gedanken zu machen die mit ihr befreundeten Frauen und Mädchen in ihre Zigeuner- und Bohèmewirtschaft hinein, lässt sie für sich selbst Geld irgendwo pumpen".[29] Imaginiert der Referent Else hier in die vagabundierende Pariser Malerbohème, über welche zu dieser Zeit ausreichend Klischees in den Köpfen spukten und von der Else durchaus wie andere junge Malerinnen geträumt haben könnte? Sie geriet so auch in die Nähe der Entwürfe von Genie und Wahnsinn, die zu dem Bild der ‚Verschrobenen‘ zu passen schienen. In der „Bildnerei der Geisteskranken", die der Psychiater und Kunsthistoriker Hans Prinzhorn 1922 herausgegeben hat, konnte ich allerdings kein Gemälde von Else finden.[30]

2.8   Verweigerung

Als Else zunehmend finanzielle Probleme bekam, weigerte sie sich „mit Hand und Fuß", die für sie erschwingliche Alternative, nämlich die Provinzialanstalt, in Erwägung zu ziehen. Sie „habe genug von dem Aufenthalt in öffentlichen Anstalten, wo der Mensch in ein Schema eingezwängt, wo ihm der Wille geknebelt und der Kranke der Willkür des Personals preisgegeben sei".[31] Else weigerte sich aber auch wahrzunehmen,

---

28 Archiv LVR-Klinik Bonn, Akte Flex.
29 Archiv LVR-Klinik Bonn, Akte Flex.
30 Hans Prinzhorn, Bildnerei der Geisteskranken. Ein Beitrag zur Psychopathologie und Psychiatrie der Gestaltung, Wien 2001 (Orig. 1922). Vgl. Ralf Seidel, Gewagte Nähe – Über Kunst und Psychiatrie, in: Renate Goldmann, Erhard Knauer u. Eusebius Wirdeier (Hg.), Moderne. Weltkrieg. Irrenhaus. 1900–1930, Essen 2014, 127–131.
31 Archiv LVR-Klinik Bonn, Akte Flex, Brief von Dr. Peters an Werner Flex, 17. 1. 1924.

dass sie Anfang 1924 pleite war, da mit der „Stabilisierung der Mark und der Entwertung der ausländischen Zahlungsmittel"[32] das Geld, das sie von ihrem Bruder in England bezog, an Wert verloren hatte. Ihre Schwester war ebenfalls mittellos, obwohl Else bei ihr Teppiche und Juwelen versteckt vermutete. Sie machte dann eine etwaige Aufnahme in der staatlichen Provinzialanstalt von der Zusicherung abhängig, „dass sie nicht zu baden brauchte, und dgl. mehr".[33] Else reiste schließlich nach vielen Problemen und Vorbereitungen in einem Auto, „dessen Tür zur Verhinderung der Entstehung von ‚Druck' offenbleiben muss, in ihre Baracke ab",[34] in der sie vor ihrem Aufenthalt in der Kuranstalt gewohnt hatte.

Peters' Entlassungsdiagnose korrigierte den Befund seines berühmten Kollegen Otto Binswanger und schloss Hysterie als Krankheitsbild aus, was der Entwicklung vor allem nach dem Ersten Weltkrieg entspricht.[35] „Wir finden bei unserer Patientin die Urteilskraft stark herabgesetzt, wogegen ihre Einbildungskraft überwiegt. Sie zeigt eine große Vorliebe für alles Auffallende und Ungewöhnliche. Im Garten sitzt sie in ihren farbenfrohen renaissanceartigen" Gewändern. Und nachdem Peters sein eindrückliches Porträt noch einmal aufgerufen hat, diagnostiziert er die Seelenstörung „Verschrobenheit".[36] Zwei Jahre nach Elses Entlassung gibt es 1926 einen neuerlichen Briefwechsel zwischen ihr und dem Arzt, in welchem sie ihn bittet, sie wieder in der Bonner Kuranstalt aufzunehmen.[37] Für die dort noch anhängigen Schulden interessiert sie sich nicht.

2.9   Wissenschaftliche Beispielerzählung

Im Rahmen einer Promotion beim Universitätsprofessor und Direktor der Hertz'schen Kuranstalt, Dr. Hans König,[38] wird Else zur Heldin einer „Beispielerzählung" und zum „Gegenstand einer klinischen Demonstration"[39] über „Verschrobene".[40] Im ersten Teil der Dissertation von 1924 setzt sich der Verfasser Josef Schmitz mit diversen psychiatrischen Ansätzen (u. a. mit den Psychiatern Birnbaum, Dieckhoff, Jaspers, Koch,

---

32 Archiv LVR-Klinik Bonn, Akte Flex.
33 Archiv LVR-Klinik Bonn, Akte Flex.
34 Archiv LVR-Klinik Bonn, Akte Flex.
35 Zum Bedeutungsverlust der Hysterie-Diagnose vgl. Esther Fischer-Homberger, Hypochondrie. Melancholie bis Neurose: Krankheiten und Zustandsbilder, Bern/Stuttgart/Wien 1970.
36 Archiv LVR-Klinik Bonn, Akte Flex.
37 Archiv LVR-Klinik Bonn, Akte Flex, Brief von Dr. Peters an Else Flex, 19.5.1926.
38 Zur Biografie und Vertreibung von Hans König, der an der Universität Bonn lehrte, vgl. Ralf Forsbach, Die Medizinische Fakultät der Universität Bonn im „Dritten Reich", München 2006, 353 f.
39 Yvonne Wübben, Mikrotom der Klinik. Der Aufstieg des Lehrbuchs in der Psychiatrie (um 1890), in: dies./Zelle, Krankheit schreiben, wie Anm. 18, 149–175, 156, spricht von „Beispielgeschichten" oder „typischen Fällen" des Lehrbuchs.
40 Schmitz, Verschrobene, wie Anm. 1.

Kraepelin und Kurt Schneider) auseinander, um das Thema Verschrobenheit einzu-
grenzen, und erstellt dann ein psychiatrisches Gesamtporträt der „Verschrobenen": Sie
seien „nicht im Vollbesitz geistiger Normalität und Leistungsfähigkeit", seien typisch
Degenerierte und zeigten „Disharmonie seelischer Elemente" und „Mangel an psy-
chischem Gleichgewicht". Er findet eine „abnorme Verbindung von Gefühlsleben und
Vorstellungsleben", ihre geistigen Äußerungen zeigten „Stempel des Schiefen, Einsei-
tigen, Übertreibereien, verkehrte und verschrobene Denkweise". Die Kranken seien
„phantastisch, träumerisch oder skeptisch, springend in den Gedankengängen, origi-
nell, affektuös, misstrauisch, dünkelhaft" usw. „Lust an solchen Dingen, die dem
Durchschnitt fern" lägen, hätten sie, auch an Auffallendem und Ungewöhnlichem,
extremen Ansichten und eigenen Theorien, sie zeigten ein maßlos gesteigertes
Selbstgefühl. Eine planlose, unstete abenteuerliche Lebensführung sei ihnen eigen, sie
neigten zu Ausschweifungen und Verschwendung. Ein Missverhältnis zwischen Wollen
und Können – das nach Kraepelin oft Ausdruck unfähigen Ästhetentums sei – kenn-
zeichne sie.[41] Und als Beispiel für solch ein „entartetes" Wesen steht nun die Patientin
Else Terra Flex. Die kurze Dissertation mit 22 maschinenschriftlichen Seiten geht
schließlich mit einer darin integrierten lückenlosen Abschrift des Protokolls von Dr.
Peters[42] ins Archiv der Bonner Psychiatrie ein.

3.   Postkoloniale Tiefenhermeneutik: Der Sonnenstich der Missionarstochter

Ich wende mich noch einmal dem Jahr 1897 zu. Die Rückseite der Krankenakte über
Else Flex, Missionarstochter aus Karlsruhe, vermerkt, die „ersten Krankheitserschei-
nungen haben sich im Anschluss an einen in Indien (ca. im 16. Jahre) erlittenen
Sonnenstich gezeigt". Peters erwähnt in seinem Bericht sogar, dass Else als Tochter eines
evangelischen Missionars in den Tropen aufgewachsen ist. Aus dem Brief des Vaters an
Otto Binswanger können wir erschließen, dass Else unmittelbar nach der Rückkehr der
Familie aus Indien 1888 erstmals in die Psychiatrie kam, nachdem Versuche, als Zei-
chen- oder Englischlehrerin zu arbeiten, gescheitert waren. Auf diesen Zusammenhang
geht aber in den Krankenakten niemand weiter ein.
    Ich möchte nun einige Szenen, die die Akten enthalten, in den Zusammenhang mit
dem Sonnenstich in Indien stellen und damit auch in die Erzählung aufnehmen, die
uns Else und ihr Vater anbieten und auf welcher Else in der Jenaer Klinik beharrt: „Sie

---

41 Schmitz, Verschrobene, wie Anm. 1, 1–10.
42 Schmitz, Verschrobene, wie Anm. 1, 10–21. Vgl. Fischer-Homberger, Hypochondrie, wie
    Anm. 35.

hält an der Idee fest, dass ihre Krankheit durch Sonnenstich verursacht sei, glaubt auch, als vor einigen Tagen die Sonne schien, seien die Beschwerden stärker geworden".[43]

Nach Erkundungen im Stadtarchiv Görlitz und ergebnisloser Recherche zur Herrnhuter Mission brachte ein Verweis auf Oscar Flex im Internet dessen Geschichte zutage. Elses Vater war 1861 als Missionar der Evangelisch-Lutherischen Gossner Kirche ordiniert und von Berlin aus in die Chotanagpur-Mission nach Ranchi in Bengalen abgeordnet worden.[44] Er hatte die Mission vorübergehend 1864 verlassen, um als Superintendent einer Teegesellschaft der East India Company zu arbeiten. Über diese Zeit hat er einen autobiografischen Text hinterlassen, mit welchem er auch begründet, warum er 1869 wieder in die Mission in Ranchi eintrat.[45] Es folgte ein anderthalbjähriger Genesungsaufenthalt in Deutschland. 1872 kehrte er nach Indien zurück, wie in der Missionszeitschrift „Biene auf dem Missionsfelde" berichtet wird: Er reiste am 21. September „mit seiner Familie von Berlin ab, schiffte sich am 1. Oktober zu Triest ein und langte am 25. Oktober in Bombay an".[46] In seinem Bericht dieser Indienreise „mit Eisenbahn, Schiff und Eisenbahn von Bombay nach Ranchi"[47] begegnet uns die acht Monate alte Else zum ersten Mal. Flex war dann von 1873 bis 1875 Leiter und sogenannter erster Missionar auf der Station in Ranchi, einem vergleichsweise wohlhabenden Ort, an welchem sich auch andere europäische Kirchen niedergelassen hatten.

> „Die Stadt Ranchi liegt im Quellgebiet des Subanrekha auf einem Plateau, das liebliche, wohlkultivierte Thäler und eine schöne Aussicht bietet [...], Kaffeegärten, Teeplantagen, große Badehalle für Eingeborene, [...] einen Siwa-Tempel". „In Ranchi nun, dieser mit mehreren Missionaren besetzten Station, dieser von einer ganzen Anzahl Europäer bewohnten Stadt, mag der Mangel gebildeten Umgangs weniger fühlbar sein, [...] hier in der Metropole zu wohnen, [...] bietet noch manche Bequemlichkeiten des Lebens."[48]

Von dort wurde Missionar Flex 1875 aus Krankheitsgründen kurzfristig nach Hazaribagh, einen abgelegenen Ort im Norden, zum Wiederaufbau einer verlassenen Station versetzt, wie er in seinem zweiten autobiografischen Buch, „Aus dem Palmenlande", beschreibt.[49] Er kehrte 1878 mit der Familie nach Ranchi zurück, nachdem er in die reichere Mission der Ausbreitungsgesellschaft der anglikanischen Kirche

---

43 UA Jena, S/III, Abt. IX, Nr. 1811, Bl. 4r.

44 Ludwig Nottrott, Die Gossner'sche Mission unter den Kolhs: Bilder aus dem Missionsleben, Halle 1874, 247. Zur Geschichte der Gossner-Mission vgl. Stephen Neill F.B.A., A History of Christianity in India, 1707–1858, Cambridge u. a. 1985, 354 ff.

45 Oscar Flex, Pflanzerleben in Indien. Kulturgeschichtliche Bilder aus Assám, Berlin 1873.

46 Biene auf dem Missionsfelde, 40, 1 (1873), 6. „Die Biene auf dem Missionsfelde", erschienen zwischen 1834 und 1941, ist die Zeitschrift der Gossner'schen Missionsgesellschaft. Verbunden damit war „Die kleine Biene auf dem Missionsfelde für Kinder" (1861–1901), die sich v. a. an Kinder und Familien in Deutschland richtete.

47 Vgl. Biene auf dem Missionsfelde, 40, 1 (1873), 7.

48 Nottrott, Gossner'sche Mission, wie Anm. 44, 246 u. 39.

49 Oscar Flex, Aus dem Palmenlande. Selbsterlebtes aus Ost- und Westindien, Berlin 1907, 58 ff.

übergetreten und von ihr erneut ordiniert worden war.[50] In Ranchi – Else ist nun sechs Jahre alt – beginnt das circa zehnjährige Eingebundensein der Familie Flex in die englischsprachige koloniale Gesellschaft vor Ort.[51]

Die „Biene auf dem Missionsfelde", eine meiner zentralen Quellen neben einer kurzen Gesamtdarstellung des Gossner Missionars Ludwig Nottrott (1835–1910) und den Erinnerungen von Oscar Flex, war das Organ, in welchem die Missionare regelmäßig in Artikeln über ihre Arbeit in Indien und Bengalen berichteten. Wie andere hat auch Oscar Flex Reise- und jährliche Zustandsberichte aus seiner Station Ranchi nach Berlin geschickt. Wir finden Mitteilungen über die Missionserfolge, Probleme mit den kleinen, aber zahlreichen Schulen, Waisenhäusern und über Besitz und Eigentumsverhältnisse. Und schließlich wird hier über das Kommen und Gehen der Missionare und ihrer Familien berichtet. Die meisten Gossner-Missionare hatten Frau und Kinder, die in ihre Arbeit und das Leben vor Ort eingebunden waren.

Zurückgreifend auf Flex' und Nottrotts Beschreibungen und die Missionarszeitschriften möchte ich mich einem Porträt von Else annähern, welches ihre Kindheit und Jugend in Indien berücksichtigt, bevor ihre Zeit in psychiatrischen Anstalten der neuen „Heimat" beginnt. Aus ihren Anstaltsgesten und dem Indienwissen, welches die Literatur aus der Mission und besonders die Feder des Vaters bieten, möchte ich Szenen aufrufen, in denen sich das frühere Leben in der Kolonie mit der Gegenwart in der Anstalt verbindet. Else selbst verweist auf den „Sonnenstich", ansonsten ist in der Krankenakte kein Sprechen über Indien zu finden; von ihr gemalte Bilder und Porträts und Gedichte, die sie geschrieben hat, sind nicht auffindbar. Vielleicht verweist aber ihre „Verschrobenheit" auf Spuren ihrer kolonialen Biografie.

3.1   Kindheit

1877 heißt es in einem Reisebericht einer Missionarsfrau über den Haushalt von Missionar Flex:

---

50 Vgl. Eyre Chatterton, The Story of Fifty Years' Mission Work in Chota Nagpur, London 1902, 169: „During this period the German Lutheran Mission, who had aquired the Singhani Mission property, settled one or two missionaries there permanently. In November 1878, Bishop Johnson ordained the Ref. O. Flex, of the Berlin Mission, at the station church of Hazaribagh. Mr. Flex had for some time wished to join the English Church. He was at this time stationed at Singhani. Failing health compelled him later on to leave India, and he is now acting as English chaplain in Karlsruhe, in Baden, in connection with the Society for the Propagation of the Gospel". Vgl. auch Biene auf dem Missionsfelde, 45, 4 (1878), 26: „Drittens erklärt Missionar Flex, nicht mehr ein Gossner'scher Heidenbote bleiben zu können, wenn er nicht ein höheres Gehalt und eine von der bisherigen Leitung unabhängige Stellung erhalte […]. Er hat sich dann der Ausbreitungsgesellschaft […] angeschlossen."
51 Vgl. dazu auch Elizabeth Büttner, Empire Families. Britons and Late Imperial India, Oxford 2004.

„Die Reisenden aber erwartete in Ranchi, wo sie eines Morgens eintrafen, wieder helle Freude. [...] Zuerst trafen sie neue Spielgefährten an, Else, Anna und Oscar [Flex], mit denen sie bald vertraut waren. Und es war auch ein Vergnügen, den sechs Kleinen zuzusehen, von denen Else die älteste, vier Jahre zählte, wie sie um ihren Spieltisch saßen und sich, jeder auf seine Weise, beschäftigten. Else und Anna unterbrachen manchmal ihr Spiel, um ganz mütterlich zärtlich mit den beiden kleinen Gästen Magdali und Alfred zu thun, während Oscar, der Jüngste von allen, die Sache sich mehr von oben herab ansah, das heißt, vom Arme seiner Wärterin aus. Und diesen fröhlichen Anfängen folgten noch manche fröhliche Tage".[52]

Wir sehen zwei Mädchen und einen kleinen Jungen auf dem Arm einer „Wärterin", einer „christlichen indischen Kinderfrau",[53] einer „Ayah", wie die jungen Frauen genannt wurden, die die Kinder der EuropäerInnen hüteten und die auch in Briefen der Basler,[54] der Herrnhuter[55] und der Gossner Mission[56] bezeugt sind. Sie kommunizierten mit den Kindern in Mundari, der Sprache der Kolhs, in Urau oder in Hindu.[57] Ihre ständige Präsenz im Leben der Kinder habe häufig dazu geführt, dass diese die Sprache der Eingeborenen besser beherrschten als ihre Muttersprache und in „Hindi kauderwelschten".[58]

Elses Mutter Antonie Flex unterrichtete in der Missionsschule kleine Mädchen,[59] und Else wurde einbezogen in das Missionierungsprogramm. In einem Brief von Antonie Flex an deutsche Paten indischer getaufter Kinder, veröffentlicht in der „Kleinen Biene" 1876, sehen wir Else am Rande:

„meine kleine Tochter Else [...] kommt nämlich, wenn ich unterrichte, gar zu gern in das Schulzimmer. Einmal sprach ich gerade über [...] die Götzenbilder der Heiden mit den Kleineren, sie hatten die Bibelstelle auswendig gelernt, in der es von den Götzen heißt: ‚Sie haben Augen aber sehen nicht und Ohren aber hören nicht'. Da kam Else mit ihrer Puppe

---

52 Kleine Biene, 17, 1 (1877), 13.
53 Flex, Aus dem Palmenlande, wie Anm. 49, 61.
54 Vgl. Dagmar Konrad, Missionsbräute. Pietistinnen des 19. Jahrhunderts in der Basler Mission, Münster 2001, 321.
55 Vgl. Hans-Beat Motel, „Mama, mein Herz geht kaputt!" Das Schicksal der Herrnhuter Missionskinder, Herrnhut 2013.
56 Kleine Biene, 17, 10 (1877), 160, Reisebrief von Missionarsinspektor Plath: „Aber wer trägt das kleinste Menschenkind? Ei, das ist ja wohl eine schwarzbraune Haut. Ja freilich, eine Kinderfrau aus Indien, eine sogenannte Aia [...]. So haben wir eine Frau aus dem Volke [...]. Sie ist übrigens keine Heidin mehr."
57 Zum Spracherwerb der Missionare, „the all-absorbing subject", vgl. Chatterton, Story, wie Anm. 50, 169 f.; Flex sprach Hindi und Urdu, vgl. Flex, Aus dem Palmenlande, wie Anm. 49, 54 u. 109.
58 Biene auf dem Missionsfelde, 36, 7 (1869), 57. Vgl. Konrad, Missionsbräute, wie Anm. 54, 321.
59 Kleine Biene, 10, 3 (1870): Brief von Antonie Flex, 39 ff. Vgl. Nottrott, Gossner'sche Mission, wie Anm. 44, 290; Gladson Jathanna, Mode of Mutuality in the Margins of Mission. Hermannsburg Women's Mission in India, Bangalore 2015, 51 f.; Erika Pabst, The Wives of Missionaries: Their Experiences in India, in: Andreas Gross, Y. Vincent Kumaradoss u. Heike Liebau (Hg.), Halle and the Beginning of Protestant Christianity in India, Vol. II: Christian Mission in the Indian Context, Halle 2006, 685–704; Eliza F. Kent, Converting Women: Gender and Protestant Christianity in Colonial South India, New York/Oxford 2004.

herein, und ich zeigte den Kindern die Puppe, die Augen und Ohren und Hände und Füße hat, aber weder sehen, noch greifen noch gehen kann. Und sie verstanden sehr wohl, daß das von Menschenhänden gemachte Götzenbild ebenso wenig Macht und Kraft, Leben und Odem hat, wie die Puppe des Kindes".[60]

Else wird über ihre Puppe mit der fremden Welt der „Heidenkinder" konfrontiert und wird so dem kolonialen Bekehrungsprojekt einverleibt und lernt sich abzugrenzen. Elses Spielkameraden werden ihre Schwester Anna und ihr kleiner Bruder Oscar gewesen sein oder auch die getauften Schülerinnen ihrer Mutter, Kolh-Mädchen,[61] unter ihnen „Karuna Maryam", die Zwillinge „Maryam und Magdali", „Ruth aus Sardula".[62] Vielleicht hatte Else auch eine kleine bengalische Freundin aus reichem Haus. Über eine solche schreibt eine Missionarsfrau, dass ihr „kleines Töchterchen sich so sehr über ihren prachtvollen, goldenen Schmuck freute […], ihr Kleid […] [war] aus rosa und schwarz gemustertem Seidenzeuge gemacht und darüber fiel ein dünner, seidener, mit Gold durchwirkter Überwurf."[63]

Gegen das mit indischem Alltag sich füllende Bild mit seinen vielfältigen und bunten Begegnungen setzt der Vater Oscar Flex in seinen Erinnerungen eine Familienszene, ein biedermeierlich-protestantisches Familienidyll, in welches die Hitze Indiens zu Beginn der Monsunzeit wie eine Katastrophe einbricht und in welchem die kleine Else wohl anwesend war: „So saßen wir an einem heißen Nachmittag in unserer Wohnstube, ich lesend am Mitteltisch vor dem Kamin; meine Frau mit dem kleineren Knaben rechts am Nähtisch mit Handarbeit beschäftigt, und die beiden älteren Mädchen an der Klavierbank spielend. Der Knabe war von einem schweren Fieber wieder genesen und fing an sich wieder zu erholen". Da lösten Blitzeinschlag, Donner und Feuer eine „furchtbare Katastrophe" aus, aus welcher ein frommes Gebet die Familie rettete.[64]

Nicht nur die Hitze setzte den Kindern zu, in der „Kleinen Biene" ist auch der Tod von Elses kleinem Bruder und der Kinder und Mütter anderer Missionarsfamilien aufgezeichnet. Im November 1876 starb der kleine Oscar Flex an Masern.[65] Im nächsten Jahr wurde Werner Flex geboren.[66]

In Bengalen mit seiner sommerlichen Hitze bis zu 60 Grad Celsius und seiner erstickenden Monsunfeuchte ist Else aufgewachsen, in leichten, weißen Musselin-

---

60 Kleine Biene, 16, 1 (1876), 8f.
61 So berichtet die Missionarsfrau Nottrott in Kleine Biene, 15, 9 (1875), 137, nach Berlin, dass „weiße Kinder" in Indien mit „braunen Christenkindern" spielten.
62 Kleine Biene, 16, 6 (1876), 83f.
63 Kleine Biene, 10, 1 (1870), 6f.
64 Flex, Aus dem Palmenlande, wie Anm. 49, 80. Zum jährlichen Wetter in Hazaribagh vgl. auch Chatterton, Story, wie Anm. 50, 175f.
65 Kleine Biene, 16, 11 (1876), 174; Kleine Biene, 17, 1 (1877), 15 ff. Zum Tod des kleinen Oscar vgl. auch Flex, Aus dem Palmenlande, wie Anm. 49, 77.
66 Kleine Biene, 17, 2 (1877), 21.

kleidern und mit Solarhut als Schutz vor Sonnenstich.[67] Offensichtlich war Else nicht, wie dies üblich war, mit acht Jahren nach Deutschland zurückgeschickt worden, um dort erzogen und ausgebildet zu werden: „Länger als 8 Jahre darf kein europäisches Kind in Indien bleiben, es würde in dem heißen Klima eine Treibhauspflanze, würde nach Leib und Seele verkümmern."[68] Else hatte erlebt, wie andere Missionarskinder weggingen.[69] Biografien aus Basler Missionsfamilien,[70] der Herrnhuter Mission[71] und von englischen Familien, die derselben Praxis folgten,[72] zeigen, dass diese Trennungen oft als grausam erlebt wurden. Else aber blieb mit der ganzen Familie bis zu ihrem 16. Lebensjahr in Indien; danach verbrachte sie mit kleinen Unterbrechungen ihr Leben in psychiatrischen Anstalten in Jena, Köln und Bonn und vielleicht noch in einer weiteren.

3.2   Räume

Ich möchte im Folgenden die bengalische Else und die Bonner Else Terra[73] über die Strukturen von Räumen und Alltagsleben zueinander in Beziehung und so eine Begegnung des kleinen und jugendlichen Mädchens mit der 50-jährigen Frau in Gang setzen. Nach der Konfrontation mit beiden Lebenswelten will mir scheinen, als ob die ältere Else Terra über die Suche und Gestaltung von Raum und die ihn füllenden Strukturen und Bewegungen die Erinnerung an Lebenswelten ihrer Kindheit inszenierte. Die Wiederverlebendigung erforderte räumliche Assoziationen und hob die Zeit auf, und in der Anstalt mit ihren leeren Räumen konnte Else Terra vielleicht an die Jahre vor dem „Sonnenstich" anknüpfen. Nach Michel de Certeau entsteht „[e]in Raum […], wenn man Richtungsvektoren, Geschwindigkeitsgrößen und die Variabilität der Zeit in Verbindung bringt. Der Raum ist ein Geflecht von beweglichen Elementen. Er ist gewissermaßen von der Gesamtheit der Bewegungen erfüllt, die sich in ihm entfalten."[74] So gilt es, das Geflecht der Bewegungen zu entschlüsseln, die Elses Raum gestalten und füllen.

---

67 Kleine Biene, 19, 8 (1879), 119; vgl. Chatterton, Story, wie Anm. 50, 176.
68 Nottrott, Gossner'sche Mission, wie Anm. 44, 321.
69 Vgl. Kleine Biene, 18, 11 (1878), 172.
70 Vgl. auch Konrad, Missionsbräute, wie Anm. 54, 315f.; Jathanna, Mode, wie Anm. 59, 67f.
71 Vgl. Motel, Mama, mein Herz, wie Anm. 55.
72 Vgl. David Gilmour, The Long Recessional. The Imperial Life of Rudyard Kipling, London 2002, 7; Rudyard Kipling, Something of myself and other autobiographical writings, Cambridge 1990. Eine literarische Bearbeitung dieses Themas findet sich auch in Jane Gardams „Old Filth Trilogy" (2004, 2009, 2013). Vgl. Jathanna, Mode, wie Anm. 59, 66.
73 Diesen Namen führte sie laut Akte in Bonn.
74 Michel de Certeau, Kunst des Handelns, Berlin 1988, 218.

Gartenhaus

Else dankte vor ihrer Ankunft in Bonn im August 1923 in ihrer großen und ausladenden Handschrift in einem Brief an Dr. Peters für die Reservierung des Gartenzimmers.[75] Bereits zwei Monate zuvor hatte sie brieflich um Preise und Ansichten der Räume gebeten: „Mein Zimmer müsste ein grosses Nord-Parterre Zimmer sein."[76] Peters schrieb einige Monate später an Elses Bruder: „Sie hat unsere Anstalt sehr ungern verlassen, da sie sich in dem von ihr bewohnten Gartenhause sehr wohl fühlte."[77] Wir wissen, dass Else auch in ihrer Kindheit von Gärten umgeben war: „Nehmen wir unseren Standpunkt vor dem Wohnhause des ersten Missionars [Oscar Flex, Anm.], so sehen wir über grüne Rasenplätze hinweg und durch eine schöne, etwa 1000 Schritt lange Allee hindurch [...] Kirche, Missionarshäuser".[78] „Denke Dir, in unserem Garten hingen, als wir ankamen, die schönsten Orangen und Zitronen an den Bäumen und in den letzten Wochen blühten diese Bäume."[79] Elses Mutter berichtete 1876 in der „Kleinen Biene" über ihren Garten: „Hier ist grüner, lachender Sommer, hier lockt die Natur aus dem Hause." Sie beschwor den Duft von blühenden Rosen, grünen Myrten, Veilchen und Heliotropen, der den Garten füllte.[80]

Zimmer

Wir kennen Elses Raumwünsche bei ihrem Einzug in Bonn, sie wünschte ein helles, großes Nordzimmer, wie Peters in seinem Protokoll festhält: „In dem Zimmer sollten Fenster und Tür einander gegenüber liegen, es sollte möglichst links und rechts keine Nachbarn haben, musste gross und geräumig sein, im Parterre liegen, das Haus sollte auf Plätze münden und von Gärten umgeben sein."[81] Mit ihren sehr präzisen Wünschen könnte Else die Erinnerung an Häuser aufrufen, in denen Missionare in Ranchi wohnten, so auch ihre Familie.[82] Nottrott beschreibt die Missionarshäuser wie folgt:

> „Denken wir uns ein niedriges einstöckiges Haus, aus Ziegelsteinen gebaut und mit Stroh oder Ziegeln gedeckt, ohne Fenster nur mit großen Glasthüren, an zwei Seiten mit einer ein paar Stufen erhöhten Säulenhalle (Veranda) umgeben, [...] das ist das Wohnhaus eines Missionars in Indien. Die Veranda ist nöthig, um den Sonnenstrahlen den Eintritt in die Wohnung zu wehren, und dient oft zum Aufenthalt der Bewohner. Die Wohnzimmer, etwa 3 oder 4 an

---

75 Archiv LVR-Klinik Bonn, Akte Flex, Brief von Else Flex an Dr. Peters, 21. 5. 1923.
76 Archiv LVR-Klinik Bonn, Akte Flex, Brief von Else Flex an Dr. Peters, 31. 3. 1923.
77 Archiv LVR-Klinik Bonn, Akte Flex, Brief von Dr. Peters an Werner Flex, 17. 1. 1924.
78 Nottrott, Gossner'sche Mission, wie Anm. 44, 247.
79 Kleine Biene, 15, 6 (1875), 84f.
80 Kleine Biene, 16, 5 (1876), 78.
81 Archiv LVR-Klinik Bonn, Akte Flex.
82 Zu Orten der Sehnsucht und des Heimwehs in der Anstalt vgl. Ankele, Alltag, wie Anm. 5, 153–159.

Zahl, müssen groß und luftig sein, [...] ebenso die Schlafzimmer. Eine Anzahl kleinerer Zimmer dient als Badestuben, Vorrathsräume und dgl."[83]

In ihrem Bonner Gartenhaus scheint die Bewegung der Luft Elses Position im Raum zu bestimmen, sie habe laut Akte „im Zimmer immer in der Verbindungslinie zwischen Tür und Fenster oder zwischen Tür und Tür" gesessen, und auch im Garten sei „manchmal die Innehaltung eines bestimmten Platzes, der ihr sonst zusagt, wenn Luftstagnationen vorliegen, völlig unmöglich" gewesen.[84] War es nicht auch im elterlichen Missionshaus die Luftbewegung, die Vermeidung von Luftstagnation, die die Raumkonstruktion bestimmte? „Am meisten würde uns beim Eintritt in die Stuben ein großer Fächer auffallen, der an der Decke befestigt ist. Es ist die sogenannte ‚Pankah', ein an Stricken hängender doppelter Vorhang aus Baumwollenzeug. [...] Darum steht den ganzen Tag über, in der schlimmsten Zeit auch des Nachts ein Kuli auf der Veranda, und zieht die Pankah."[85]

Die beschriebene Szene aus Indien erinnert an Elses eigenwillige Lüftungspraktiken in Bonn, ihre Angst vor stehender Luft, die ebenso wie die indische Pankah, der Luftwedel, die Präsenz von Dienern erfordert. In ihrem Nordparterrezimmer in Bonn wurde

„Hundertmal des Tages [...] bei ihr das Oberlicht, an dem noch vor ihrem Erscheinen im Hause eine besondere Einrichtung angebracht worden ist, die gestattet es bis zu einem rechten Winkel nach unten hin herabzulassen, ganz geöffnet und geschlossen oder bis zu einem grösseren oder kleineren Winkel herabgelassen. Pat. hat eine besondere Methode erfunden, um das Kind den jeweils von ihr gewünschten Winkel finden zu lassen. Sie besteht darin, dass es mit dem Gesicht zu ihr hin beim Herablassen bestimmte Zahlen nennt und Pat. bei einer Zahl, die ihr im Augenblick den richtigen Winkel anzugeben scheint, mit dem Kopfe nickt."[86]

Elses Besessenheit mit Luftbewegungen im Raum ruft die Erinnerung an Bewältigungsstrategien bei unerträglicher Hitze auf. „Ohne diese Pankah ist in der heißen Zeit der Aufenthalt selbst im luftigsten Zimmer unerträglich. Ohne sie hat man nach wenig Augenblicken an jedem Finger des herabhängenden Arms einen großen Schweißtropfen, die Arme zittern, der ganze Leib wird matt, der Kopf wüst, die leichteste Arbeit unmöglich."[87] Sehen wir solche nicht in Elses Verweigerungen in Jena und Bonn, erzählt ihr Körper nicht unaufhörlich ihre indische Geschichte weiter?

---

83 Nottrott, Gossner'sche Mission, wie Anm. 44, 309. Vgl. ähnlich Kleine Biene, 15, 2 (1875), 17.

84 Archiv LVR-Klinik Bonn, Akte Flex.

85 Nottrott, Gossner'sche Mission, wie Anm. 44, 310.

86 Archiv LVR-Klinik Bonn, Akte Flex.

87 Nottrott, Gossner'sche Mission, wie Anm. 44, 310. Vgl. Flex, Aus dem Palmenlande, wie Anm. 49, 62.

Bäder

Immer wieder wird in den Psychiatrieakten Elses Abneigung zu baden beschrieben. In Jena, der Lindenburg und in Bonn verweigert sie vehement jeglichen Kontakt mit Wasser, wirft Ärzten Kissen an die Köpfe – und behauptet dennoch scheinbar völlig gegen jede Realität und zu deren Verblüffung, „wie unendlich sie tägliche Waschungen liebe, wie sie diese – wenn immer die äusseren Umstände es gestatteten – regelmässig durchführe".[88] Von welchem Ort spricht sie hier? In den aus Indien stammenden Texten sind Bäder allgegenwärtig. Sie sind lebendige Orte, vermutlich waren es Wasserträger und die für die Bäder zuständigen Stubendienerinnen, die die Körper der Hitzegeplagten umsorgten, denn „der Hitze wegen sind die erwähnten Badestuben unumgänglich nöthig. Öfters den Tag über pflegen sie benutzt zu werden, wenn selbst Pankah und Cascasgeflecht nicht hinreichen, die nöthige Erfrischung zu gewähren".[89] Bäder waren mit den besonderen Lebensweisen in der Hitze Bengalens und alltäglichen Praktiken des Missionarslebens ebenso verbunden wie spezielle Techniken des Essens und der Kochkunst. All dies war gleichzeitig eingebunden in die Arbeits- und hierarchischen Strukturen der kolonialen Missionshaushalte und des indischen Kastenwesens.

Dienerschaft

In Bonn war Else mit einer Eskorte eingezogen, sie hatte aus Köln eine Begleiterin mitgebracht und zu ihrer persönlichen Bedienung eine Schar von jungen Frauen und Kindern eingestellt.[90] Else war auch in Indien unter einer Vielzahl von Dienenden aufgewachsen, wie ihr Vater in seinen Erinnerungen beschreibt:

> „Meine erste Aufgabe war, die zu einem indischen Haushalt absolut notwendigen Diener zu bekommen. Bei der großen Hitze ist es für die europäischen Frauen unmöglich, selbst zu kochen und andere ermüdende Arbeiten auf die Dauer zu unternehmen. Ein Missionshaushalt ist natürlich auf das einfachste eingerichtet, trotzdem müssen mehrere Dienstboten angenommen werden, um die verschiedenen Arbeiten zu verrichten. Die Schwierigkeit wird dadurch noch erhöht, daß jeder Diener nur die zu seiner Kaste gehörige Verrichtung übernimmt […], der Gärtner besorgt nur den Garten, der Wasserträger sorgt nur für einen Vorrat von Wasser, der Pankahzieher zieht eben nur Pankah […], eine Stubendienerin, welcher die Reinigung der Badestuben und Schlafzimmer obliegt […], eine indische christliche Kinderfrau" waren im Haushalt tätig.[91]

---

88 Archiv LVR-Klinik Bonn, Akte Flex.
89 Nottrott, Gossner'sche Mission, wie Anm. 44, 310.
90 Archiv LVR-Klinik Bonn, Akte Flex. Die Inflation erlaubte Else kurzfristig, mit dem von England kommenden Geld ihres Bruder Dienerinnen zu bezahlen.
91 Flex, Aus dem Palmenlande, wie Anm. 49, 61 f. Vgl. Nottrott, Gossner'sche Mission, wie Anm. 44, 212; Konrad, Missionsbräute, wie Anm. 54, 289; Hermann Dalton, Indische Reisebriefe, Gütersloh 1899, 124.

Else hat ihre eigene Stellung und die Tabus kennengelernt und verinnerlicht, welche die Arbeiten und die „Dienenden" umgaben und trennten. Sie war umgeben gewesen von den Stimmen des muslimischen Kochs, des christlichen indischen Kindermädchens, der Stubendienerinnen aus dem Volk der Mundari sprechenden Kolhs. In Bonn jedoch wurde Elses ausgedehnte Dienerschaft zum finanziellen Problem, denn „sie weiss so viele Menschen für sich in Bewegung zu halten, dass die ganze Bedienungsfrage eine starke finanzielle Belastung überhaupt bedeutet",[92] schreibt Dr. Peters an ihren Bruder.

Arbeit

Vielleicht verstehen wir nun besser, dass der „Versuch Patientin in der Küche zu beschäftigen",[93] in Jena hoffnungslos missglücken musste, wenn wir nach Indien schauen: „Pat. äussert ihre Befriedigung, dass sie sich nicht zu beschäftigen brauche, sie fühle sich am wohlsten im Bett. Sie zeichnet, liest und schreibt."[94] Else ‚arbeitet' in ihren Augen – sie liest und schreibt wie ihre Eltern, die Prediger, Lehrerin, Übersetzer fremder Sprachen sind, die Bibel lesen und Berichte und Briefe schreiben. Und mit diesen Aktivitäten besetzt sie auch das Bett als Handlungsraum. Woher sollte sie gelernt haben, jene Arbeiten zu verrichten, die man in der Anstalt von ihr erwartete? Nach Nottrott würde „[m]anche fleißige deutsche Hausfrau [...] es nicht fassen können, daß die Frau eines indischen Missionars weder selbst kocht, noch bei der Wäsche hilft. Aber es ist so und muss so sein."[95]

Auch das Reich der Essenszubereitung war für Else ein fremder Ort. Die Bonner Anstalt mühte sich um sie – „Die Köchin hat mehrfach persönlich ihre Wünsche entgegengenommen"[96] –, aber Else erwog, sich das Essen von ihrer früheren Kölner Köchin kommen oder „aus der Cölner Volksküche holen zu lassen".[97] Bis sie 16 Jahre alt war, hatten für sie die Vorgänge des Kochens an einem entfernten Ort in der Küche stattgefunden, denn in Indien hatte „[j]ede [Missionars-]Familie [...] darum einen eigenen Koch, der wohl von der Hausfrau sich herausgeben lässt, was er täglich braucht, die Speisen aber selbstständig in der vom Wohnhause abgelegenen Küche bereitet",[98] zum Beispiel das scharfe „Kurry", „d.h. als klein gehacktes mit viel, wohl 8 Sorten Gewürz stark gewürztes Ragout zubereitete Fleisch".[99] Else scheint den Habitus und die Lebenswelt des kolonialen Haushalts ihrer Kindheit mit seiner Kastenstruktur bis hinein in die Besonderheit ihrer Speisenwahl zu reaktivieren.

---

92 Archiv LVR-Klinik Bonn, Akte Flex, Brief von Dr. Peters an Werner Flex, 17. 1. 1924.
93 UA Jena, S/III, Abt. IX, Nr. 1811.
94 UA Jena, S/III, Abt. IX, Nr. 1811.
95 Nottrott, Gossner'sche Mission, wie Anm. 44, 311.
96 Archiv LVR-Klinik Bonn, Akte Flex, Brief von Dr. Peters an Werner Flex, 17. 1. 1924.
97 Archiv LVR-Klinik Bonn, Akte Flex.
98 Nottrott, Gossner'sche Mission, wie Anm. 44, 311.
99 Nottrott, Gossner'sche Mission, wie Anm. 44, 313.

Auftritt im Park

Else nutzte in Bonn den Garten, sie „lässt sich vereinzelt jetzt mit einem kleinen Krankenwagen in die Vordergärten des Hauses herüberfahren".[100] Else im „kleinen Krankenwagen" ruft ein weiteres Bild auf: Schon ihre erste Reise nach Ranchi geschieht in einem „Palki", und ihre Mutter reiste mit den Kindern in einem Palki in die Dörfer um Ranchi, wenn sie ihren Aufgaben als Missionarsfrau und „Mem Saheb"[101] nachkam. Der Transport in diesen von Dienern gezogenen indischen Sänften war alltäglich gewesen.[102] Wenn Else nun unter einem Sonnenschirm und mit Eskorte in einem Krankenwägelchen in den Park gefahren wurde und die Pracht ihres Auftritts vor staunendem Publikum und Arzt eine „Sensation auslöste", könnten noch weitere Szenen im Hintergrund auftauchen mit Menschen in prachtvollem Schmuck und schillernden Gewändern, wie sie Else zum Beispiel als Kleinkind 1875 beim Einzug des Vizekönigs in Ranchi erlebt haben könnte.[103] Vielleicht simulierte Else bengalische Herrschaftsszenerien, als sie mit ihren „farbenfrohen, renaissanceartig zugeschnittenen Gewändern, [...] mit Hut [...] einen geradezu überwältigenden Eindruck" machte und dem europäischen Arzt die Renaissance auferstand: „Dabei ist ihre Escorte immer sowohl mit einem Sonnenschirm bewaffnet, wie mit einem bunten Gemisch aus Kissen und Decken, um allen Eventualitäten der Witterung gegenüber gewappnet zu sein."[104] So reaktiviert Else aber auch den bengalischen Garten ihrer Kindheit: „rasch holten wir unsere Hüte und Sonnenschirme, denn ohne diesen Schutz dürfen wir nicht in der Sonne gehen."[105]

Else Terra Flex' Unterkunft an einem Ort der wohlhabenden psychisch Kranken war allerdings in ihrer „heroischen Unkenntnis in finanziellen Digen"[106] einer kurzfristigen grandiosen Selbsttäuschung über ihren der Inflation verdankten Reichtum aufgesessen. Das zeigte sich, als ihr wegen Zahlungsunfähigkeit nach nur wenigen Monaten des Aufenthalts kurzfristig gekündigt wurde. Nach ihrer Entlassung aus der Bonner Hertz'schen Kuranstalt im Januar 1924 gibt es noch Briefwechsel wegen einiger Schäden, die sie im Gartenhaus hinterlassen hat. Die Schuldenforderungen vonseiten der Klinik sollte sie nie begleichen. Dennoch machte Else 1926 einen nun erfolglosen Versuch, erneut in die Hertz'sche Kuranstalt aufgenommen zu werden. Danach hat sich ihre Spur für mich vorerst verlaufen.[107]

---

100 Archiv LVR-Klinik Bonn, Akte Flex.
101 Kleine Biene, 10, 3 (1870), 39 f.; Nottrott, Gossner'sche Mission, wie Anm. 44, 290.
102 Vgl. Kleine Biene, 18, 2 (1878), 14; Biene auf dem Missionsfelde, 40, 1 (1873), 7; 2 (1873), 10.
103 Kleine Biene, 15, 5 (1875), 74.
104 Archiv LVR-Klinik Bonn, Akte Flex.
105 Kleine Biene, 15, 6 (1875), 85.
106 Archiv LVR-Klinik Bonn, Akte Flex, Brief von Dr. Peters an Else Flex, 19. 5. 1926.
107 Recherchen im Stadtarchiv Köln und psychiatrischen Kliniken der Umgebung haben für Else und
     auch ihre in Köln lebende verheiratete Schwester bisher keine Ergebnisse gebracht.

4. Dritter Ort – Schluss

Else beharrte auf einem „Sonnenstich in Indien" als Ursache ihrer Erkrankung. Wenn wir den Sonnenstich als symbolischen Ausdruck begreifen, wenn wir zudem davon ausgehen, dass „Sonnenstich" nicht nur als Zeichen für einen Schock steht, sondern Wortvorstellung und Erinnerungsspuren zusammen eine „symbolische Einheit" bilden, eine „symbolische Interaktionsform"[108] sind, können wir im „Sonnenstich" vielleicht ein Gefüge szenischer Erlebnisstrukturen begreifen, kann dieser auch einen Sehnsuchtsraum aufrufen. So reinszenierte Else mit ihren Aktivitäten auch den kolonialen Ort der heißen Sonne und des behüteten wie prekären Alltags ihrer Kindheit und Jugend. Sie war nach langen Psychiatrieaufenthalten schließlich in Bonn in einem Haus angekommen, das sie sich selbst ausgesucht hatte und das sie nach eigenem Gutdünken besetzen und gestalten wollte, was ihr für Momente auf chaotische Art gelungen zu sein scheint. Else ist aber auch malende und dichtende Künstlerin, die in der Mimikry, im Zelebrieren von Zwischenräumen, Doppelungen und symbolischen Fiktionen ihre Subjektivität und Handlungsmacht erprobt. Homi K. Bhabha, auf dessen Interpretation ich zurückgreifen möchte, sieht in der Gestaltung und rituellen Füllung solcher Zwischenräume die künstlerische und politische Kraft des hybriden Subjekts am Werk.[109] Und in diesen Gestaltungsraum, so zeigt eine Anfrage von Else Flex an Dr. Peters 1926, wollte sie dringend wieder einziehen.[110] Wie ein Gedächtnis „assoziiert mit Raum, Bildern, Gefühlen, Ritual, assoziativer Interaktion"[111] scheint die Anstalt paradoxerweise zum Ort ihrer hybriden Selbstbestimmtheit, zu ihrem „dritten Raum"[112] geworden zu sein.

Der historische Beitrag zur Diagnose verweist dann auf die ‚Krankheit' des Gedächtnisses, das sich in den Wiederholungszwängen reinszenierter Erinnerungen an den gelebten Imperialismus auch von Missionsfamilien in Bengalen zeigt und das sich hier der „Rückkehr" in ein fremdes Deutschland entgegenstellt. Das Gedächtnis der kolonialen Lebenswelt in Elses Kindheit wurde blitzartig in einem Sonnenstich stillgestellt. Vielleicht verwies ihr theatralisches „Verschrobensein" aber auf traumatische Refigurationen und vielleicht sperrte sich ihre emotionale Vorstellungswelt gegen den realen Wahnsinn ihrer Lebensgeschichte in einer Abfolge von psychiatrischen Anstalten in ihrer neuen Heimat.

---

108 Alfred Lorenzer, Szenisches Verstehen. Zur Erkenntnis des Unbewußten, Marburg 2006, 24.

109 Homi K. Bhabha, Die Verortung der Kultur. Mit einem Vorwort von Elisabeth Bronfen, Tübingen 2011.

110 Archiv LVR-Klinik Bonn, Akte Flex, Brief von Dr. Peters an Else Flex, 19. 5. 1926. Elses Brief an Dr. Peters ist nicht erhalten geblieben, nur seine Antwort.

111 Lutz Niethammer, Ego-Histoire? Und andere Erinnerungsversuche, Wien/Köln/Weimar 2002, 162.

112 Bhabha, Verortung, wie Anm. 109, 57. Vgl. Karen Struve, Zur Aktualität von Homi K. Bhabha. Einleitung in sein Werk, Wiesbaden 2013, 109 f.

Ayşe Durakbaşa

Historical Insights into the Women's Agenda under AKP Rule in Turkey from a Feminist Perspective[1]

Recent political history of Turkey in the 2000s under an increasingly authoritarian rule of the Islamist Justice and Development Party AKP seems to shackle the republic's foundational principles and its laicist regime. This development is fraught with extremely unfavourable consequences for women in Turkey. In what follows, I will give an overview of the historical background which explains different positions on women's issues in Turkey today. I will then present the current state of research on women's history and the history of women's movements in Turkey.

In the mid-1980s, a second wave of feminism in Turkey triggered an increased interest in feminist academic research. Women's and gender studies became an important area of research within both the social sciences and humanities, initiated by feminist scholars and academics, mostly educated at western universities. Until now, a considerable amount of literature has emerged from programmes concerned with women's studies at university research centres, as well as graduate programmes of social sciences, mainly sociology, political sciences, comparative literature and cultural studies.[2]

My own research on the feminist history of Turkish modernisation has been inspired

---

1 This article is the modified version of the Käthe Leichter Lecture that I gave as one of the visiting professors at the Social History Department, University of Vienna, on 7 November 2017.

2 The first women's studies research centre was established at Istanbul University in 1990; women's research centres at Marmara University (Istanbul), Ankara University, Çukurova University (Adana), Ege University (İzmir), Middle East Technical University (Ankara) followed. Other state universities in the periphery as well as prestigious private universities such as Koç University (KOÇKAM, 2010) and Sabanci University (Gender Forum, 2010; SU Gender Centre, 2016) opened their own centres. On 29 May 2015, a unit was established in Higher Education Institution with the name Women's Studies in Academia. Today 85 out of 185 universities in Turkey have Women's Studies Research Centres, and 14 universities offer MA and PhD programmes in gender studies; cf. 3rd Action Plan 2016–2020; Kadının Statüsü Genel Müdürlüğü [Directorate for the Betterment of Women's Status] Report, 2016–2017. Initially established to support feminist research and women's rights within a secular framework, it remains open how these centres will develop, as the leading Islamist party in Turkey tries to increase its hegemony over universities. The Islamisation of primary education is already under way. Women's studies informed by feminist theory and methodology may also be threatened by this process.

by studies on the relationship between state, Islam, nationalisms and women in the Middle East. In her famous book "Gender and Nation" (1997),[3] Nira Yuval-Davis showed that the discourse surrounding womanhood in Middle Eastern societies has been incorporated into nationalism, which usually constructs ideal pasts and culturally authentic ideals of womanhood[4] and often serves anti-colonial as well as anti-Western arguments. Therefore, analysing the discourses on women is rather productive in understanding the clashes between various claims to cultural authenticity and Westernisation. The "question of women's rights" is particularly an area of debate for those who claim to be building a "new order". Images of women serve as icons of the "new", the "modern", the "indigenous", "the real" or the "essential self" as opposed to the "old", "the backward", "the traditional" or "the corrupt", "the alien" and the "superficial". These controversial positions are taking on new forms and thus shaping current identity politics. I will highlight some aspects of this discursive domain by describing the plurality of modernity experienced in contemporary Turkey, ranging from Islamicists to extreme Republicanists or laicists. In due course, we will be able to detect the subject positions and subjectivities that are shaped accordingly and with deep rooted historical underpinnings, controversies and conflicts.

Turkey has been an outstanding case among Middle Eastern Muslim societies with a history of Westernisation and modernisation for more than 200 years, and laicism as a main pillar of the Turkish Republic, founded in 1923. Like in many Middle Eastern societies, the nation state has been a vehicle for a break from tradition, the feudal past and, more so in the Turkish case, with Islam and the historical cultural heritage of the Ottoman Empire. It is the only Muslim country which radically altered its Family Law and Personal Status Codes in the Civil Law by adopting the secular Swiss Civil Code in 1926 with only minor modifications. Turkish secularism and its authoritarian character, especially in the early Kemalist republican era, has more openly been a topic of debate in the political sphere, starting from the introduction of a multi-party democratic system into Turkish politics in 1945. Critical views about the Kemalist regime, named after its leader, Mustafa Kemal Atatürk (1881–1938), argue that the regime took on an authoritarian character during the early republic by institutionalising a bureaucratic state structure with a strict control over civil society and religious communities. These criticisms have not only hegemonised the political but also the intellectual, academic discourses more vehemently in the last thirty years. After the military coup of 1980 and a period of authoritarian rule, in which mainly the earlier leftist movement and organisations were crushed, the regime carried on the project of neo-liberalisation starting with Turgut Özal's policies in the mid-1980s to the sixteen years of AKP rule, the current governing party. According to a number of political

---

3 Nira Yuval-Davis, Gender and Nation, London 1997.
4 A number of writers have inspired my own research, such as Deniz Kandiyoti, Kumari Jayawerdana, Fiona Anthias, Nira Yuval-Davis, Cynthia Enloe and Partha Chatterjee.

scientists and observers, there has been a shift of power from the state elite (of the Kemalist establisment) to the elected political elite, in this process removing bureaucratic elitist characteristics after the 1980s.[5]

New political oppositions, namely political Islam, Kurdish nationalism and independent feminist movements could arise in this transformed public space, some liberal writers calling this phase the Second Republic. Increasing demands for the recognition and extension of political, cultural and religious rights called for an ever strengthening "politics of identity" and "politics of cultural difference". In fact, sociologists like Nilüfer Göle and many writers from the liberal left celebrated these developments as the widening of the civil public, giving more space to those groups hitherto distanced from the republican modernisation project.[6] It has also been suggested that the AKP initiated a democratisation process during the early years of its rule. By 2010, there was still an air of optimism about a more democratised society under AKP rule in particular among those parts of society that were close to the party.[7]

Four main lines of argument shape the current discourse on women's issues. These have historical underpinnings related to basic problems of the political history of Turkey and impact programmes, policies and propaganda of the leading political parties and NGOs: Kemalist feminism, second wave Turkish feminism, political Islam and Kurdish nationalism (feminism).

Kemalism was the official ideology of the early republic which defined the premises of "state feminism".[8] Women's organisations and feminists defending women's rights within Kemalism (that is, mainly the rights that have been given to women since the early republican period in the framework of secular laws) are labelled as being part of Kemalist feminism. Second wave feminism flourished in the mid-1980s and had its impact on the naming as well as the content of women's discourses. What used to be called Kemalism and women's rights granted by Kemal Atatürk was renamed Kemalist feminism, from a women's perspective a more radical version of Kemalism.[9] In-

---

5 Cf. Feride Acar and Gülbanu Altınok, Understanding Gender Equality Demands in Turkey: Foundations and Boundaries of Women's Movements, in: Saniye Dedeoğlu and Adem Y. Elveren (eds.), Gender and Society, The Impact of Neoliberal Policies, Political Islam and EU Accession, London/New York 2012, 31–102, 36.

6 Cf. Nilüfer Göle, Secularism and Islamism in Turkey: The Making of Elites and Counter-Elites, in: The Middle East Journal, 51, 1 (1997), 46–58; Metin Heper and A. Evin (eds.), Politics in the Third Turkish Republic, Boulder 1994.

7 Cf. Aylin Özman and Simten Coşar, Reconceptualizing Center Politics in Post-1980 Turkey: Transformation or Continuity, in: Fuat Keyman (ed.), Remaking Turkey. Globalization and Alternative Modernities and Democracy, Lexington 2007.

8 Cf. Şirin Tekeli, Türkiye'de feminist ideolojinin anlamı ve sınırları üzerine [The Meaning and Limits of Feminist Ideology in Turkey], republished in: Şirin Tekeli (ed.), Feminizmi Düşünmek [Think Feminism], İstanbul 2017, 181–200, 197.

9 Cf. Yeşim Arat, Women's Movement of the 1980s in Turkey: Radical Outcome of Liberal Kemalism?, in: Müge Göçek and Shiva Balaghi (eds.), Reconstructing Gender in the Middle East: Tradition, Identity and Power, New York 1994, 100–112.

dependent feminist organisations and feminist women advocates informed by Western feminisms became the references to define women's matters and feminism, shaping the language and content of state policies. Another important outcome of the 1980 military coup and its Islamisation policies against the radical left was the rise of political Islam. The different phases of the Islamic women's movement under AKP rule show nuances in the adoption of a feminist language in their claims to the betterment of the position of women in Turkey.

The increasing significance of the Kurdish political movement had an impact on the growing Kurdish women's movement. From the mid-1990s, Kurdish women raised criticism about the underlying "Turkishness" of the second wave feminism and the lack of attention paid to ethnic disadvantages which Kurdish women experienced. In my view, this is also due to the change in the political climate towards a harsh attack on the foundational principles of the republic, usually designated as Kemalism, from different ideological angles such as the liberal-left, the Islamists and the Kurdish political movement. Although most feminists of this second wave feminism, including myself, criticised "state feminism" of the Kemalist period and the new patriarchy of the Kemalist gender regime, they highly regarded the secular reforms of legislation, education and public life as the bedrock of women's struggle for the better, regardless of ethnicity. Turkish feminists point out that it is this very process of secularism that is currently at stake under AKP rule.

However, it is evident that Kurdish women have been excluded from the Kemalist modernisation project partly due to language barriers and the bondage of culture and patriarchal family roles. In the post-1980s, there has been growing critical awareness against the authoritarian, oppressive measures and assimilationist policies which had been implemented during the Single Party period of the Kemalist regime. Therefore, politicisation which was in line with the Kurdish political movement has empowered Kurds with a new awareness of national identity. Commentators on Kurdish feminism mark the shift in the Kurdish movement's ideological discourse identified as "a national liberation struggle aiming at establishing its own state" which changed its course towards a project of radical democracy in the 2000s.[10] Researchers usually refer to the ideological term of "democratic confederalism" coined by Abdullah Öcalan, leader and ideologue of the PKK (Kurdistan Workers Party), defined as a democratic, ecological and gender-emancipatory system which aims for the emancipation of women from their patriarchal family and culture. In this context, *"jineoloji"* (science of women), a revolutionary enculturation programme to change patriarchal mentality, is intended to create a culture of gender equality, paying back women's massive participation in the movement as 'fighters', politicians, activisits, members of pro-Kurdish parties and

---

10 Ahmet Hamdi Akkaya and Joos Jongerden, Reassembling the Political: The PKK and the Project of Radical Democracy, in: European Journal of Turkish Studies [online], 14 (2012), at: https://journals.openedition.org/ejts/4615.

NGOs.[11] Although within the second wave feminism of the 1980s Turkish feminists have started to critically reflect on their own national history, there are still blindspots and difficult areas[12] that threaten to cause a strong ethnic divide within the feminist movement, due to different interpretations and experiences of the history of the Turkish Republic.[13]

1. The First Wave of Feminism and the 1935 International Congress of Women

The International Congress of Women that convened in Istanbul in 1935 was a historically significant event ensuring international acceptance of the Kemalist regime and its modernisation project. However, it also marked the end of an independent women's movement in Turkey which had flourished in the lively political atmosphere of the 1908 Constitutional Revolution and continued with the activities of the Union

---

11 Cf. Sarah Siqueira de Miranda, "Women, Life, Freedom". The Struggle of Kurdish Women to Promote Human Rights, unpublished master's thesis, University of London 2015; Handan Çağlayan, Analar, Yoldaşlar, Tanrıçalar [Mothers, Comrades, Goddesses], İstanbul 2007; Handan Çağlayan, From Kawa the Blacksmith to Ishtar the Goddess. Gender Constructions in Ideological-Political Discourses of the Kurdish Movement in Post-1980 Turkey. Possibilities and Limits, in: European Journal of Turkish Studies [online], 14 (2012), at: https://journals.openedition.org/ejts/4615; M. R. Sharhzad (ed.), Devletsiz Ulusun Kadınları – Kürt Kadını Üzerine Araştırmalar [Women without a State – Research on Kurdish Women], İstanbul 2005.

12 Cf. Metin Yüksel, The Encounter of Kurdish Women with Nationalism in Turkey, in: Middle Eastern Studies, 42, 5 (2006), 777–802; Çagla Diner and Şule Toktaş, Waves of Feminism in Turkey: Kemalist, Islamist and Kurdish Women's Movements in an Era of Globalization, in: Journal of Balkan and Near Eastern Studies, 12, 1 (2010), 41–57. On feminism in the 1990s cf. Aksu Bora and Asena Günal (eds.), 90'larda Türkiye'de Feminizm [Feminism in Turkey in the '90s], İstanbul 2000; for an overview of the waves and phases of feminism and women's agenda in Turkey cf. Serpil Sancar, Türkiye'de Kadın Hareketinin Politiği: Tarihsel Bağlam, Politik Gündem ve Özgünlükler [The Politics of Women's Movement in Turkey: Historical Context, Political Agenda and Peculiarities], in: ibid. (ed.), Birkaç Arpa Boyu... 21. Yüzyıla Girerken Türkiye'de Feminist Çalışmalar [Feminist Research in Turkey in the Wake of 21st Century], İstanbul 2011, 61–117.

13 The Kurdish women's journals that appeared in the second half of the 1990s were "Roza", "Jujin", "Jin û Jiyan" and "Yaşamda Özgür Kadın". Cf. Yüksel, The Encounter of Kurdish Women, see note 12, 780: "As Necla Açık points out, while Roza and Jujin tend to be more feminist, a more nationalist overtone comes to the fore in Jin u Jiyan; in Yaşamda Özgür Kadın, on the other hand, one can see an overtly nationalist discourse on Kurdish women. Moreover, Açık states that independent and feminist Kurdish women's groups came into existence as a reaction to the instrumental use of women in the Kurdish nationalist parties and organizations that are male dominated." Yüksel refers to: Necla Açık, Ulusal Mücadele, Kadın Mitosu ve Kadınların Harekete Geçirilmesi: Türkiye'deki Çağdaş Kürt Kadin Dergilerinin Bir Analizi [National Struggle, the Myth of Woman and Mobilising Women: An Analysis of the Contemporary Kurdish Women's Journals in Turkey], in: Aksu Bora and Asena Günal (eds.), 90'larda Türkiye'de Feminizm [Feminism in Turkey in the '90s], İstanbul 2002. For a more recent review cf. Ömer Çaha, The Kurdish Women's Movement. A Third-Wave Feminism within the Turkish Context, in: Turkish Studies, 12, 3 (2011), 435–449.

of Turkish Women, the main women's association during the early republic. Responding to the directive of the single party RPP (Republican People's Party), the Union dissolved itself shortly after the congress. The new president, who succeeded Nezihhe Muhittin, declared in a confirmation statement that under "state feminism" the Union had become obsolete since Turkish women had been granted all rights.[14]

The Turkish modernisation project and Kemalism as the founding ideology of the republic were inspired by the ideas of Ziya Gökalp, known as the ideologue of Turkish nationalism in the Young Turk period before the republic. During the first wave of feminism, which can be characterised as nationalist feminism, women's rights were discussed within the context of topics such as family morality, women as enlightened mothers of the nation and educating the following generations with the ideals of the new nation and the state. The first wave of feminism developed in two phases: initially supported by male and female advocates of the question of women's rights in the late Ottoman period, it was later promoted by women who became supporters of Kemalism and Mustafa Kemal's reforms.[15] This first wave was facilitated by modernist men who championed women's rights, the modernising state and the process of secularisation.[16]

Women were encouraged to take up public roles and participate in the campaign for economic development. There was a call for their services to the new republic and the nation state, underlining their efforts in the patriotic defence of the motherland during the Turkish Independence War (1919–1922). The first generations of women who benefitted directly from the radical reforms of women's rights vehemently supported the Kemalist discourse of women's emancipation.[17] Mina Urgan, a leading socialist and Kemalist intellectual in the 1970s and 1980s, stated her deep loyalty to Mustafa Kemal in her memoirs written in 1998 at the age of 80:

> "Now I should state outright that I am a Kemalist and Kemalist to the bone. That is not because
> Mustafa Kemal danced with me and treated me as a person when I was only a child of eleven

14 Cf. Zafer Toprak, 1935 İstanbul Uluslararası 'Feminizm Kongresi' ve Barış [The 1935 International 'Feminist Congress' in Istanbul and Peace], in: Toplum – Düşün [Society and Thought], 24 (1986), 24–29; Aslı Davaz, Eşitsiz Kız Kardeşlik. Uluslararası ve Ortadoğu Kadın Hareketleri, 1935 Kongresi ve Türk Kadın Birliği [Unequal Sisterhood. International and Middle Eastern Women's Movements, 1935 Congress and Turkish Women's Union], İstanbul 2014. Women in Turkey got the vote in municipal elections in 1930 and in national elections in 1934.

15 Cf. Şirin Tekeli, Birinci ve İkinci Dalga Feminist Hareketlerin Karşılaştırmalı İncelemesi Üzerine Bir Deneme [A Comparative Study on First Wave and Second Wave Feminist Movements], in: Ayşe Berktay Hacımirzaoğlu (ed.), 75 Yılda Kadınlar ve Erkekler [Women and Men in 75 Years of the Republic], İstanbul 1998, 337–346.

16 1922: Sultanate abolished; 1924: Caliphate abolished; 1925: Religious brotherhoods banned; titles (sheikh, dervish etc.) outlawed; 1924: Law of the Unification of Education (secular education); 1926: Acceptance of the Swiss Civil Code (with some alterations); 1928: Abolition of the constitutional article "The religion of Turkish Republic is the Muslim religion"; 1937: Laicism became one of the main characteristics of the Turkish state, stipulated by the constitution.

17 Cf. Nermin Abadan-Unat, Kum Saatini İzlerken [Watching the Hourglass], İstanbul 1996; Mina Urgan, Bir Dinozorun Anıları [Memoirs of a Dinosaur], İstanbul 1998.

years; I am a Kemalist because I would not be who I am if it wasn't for him. It would be more than unusual if an eighty year old women did not believe in Kemalism in this country. I was small, but I remember very well the curtain in the tram that seperated the women's section from the men's. With his beautiful hands, Mustafa Kemal tore that curtain down just like all the other curtains that excluded women from public life and shut them in dark corners. He insisted that women are equal to men in all respects. That's why, for somebody who was only seven or eight years old when the Republic was proclaimed and witnessed his reforms with her own eyes, there is no other way, but take sides with Mustafa Kemal."[18]

From 1935 when the *Kadınlar Birliği* (Women's Union) was closed down until the late 1960s, Kemalist discourse and secularism became the main context in which the question of women's rights was addressed. Women with a mainly middle or upper middle class background set up and worked in philanthropic societies aiming to save the "other" women of rural and urban lower classes from ignorance and poverty. Dedication to Kemalism and secularism as well as women's economic participation were also characteristic of the socialist movement that flourished in the 1970s. In 1976, the Turkish Federation of Women's Associations, Socialist, Marxist and Maoist women's organisations were established. *İlerici Kadınlar Derneği*, (İKD; Progressive Women's Association), an organisation affiliated to the Turkish Communist Party, had nearly 20,000 members. However, these activities ended with the military coup in 1980.

2.   Second Wave Feminist Movement in the 1980s and its Extensions into the First Decade of AKP Rule

The political conjuncture in the 1980s, when most leftwing politics was suppressed, unexpectedly facilitated the establishment of an independent women's movement based on their demands as women and the formation of a growing public for women's identity politics. In the political and ideological void after the military coup in 1980, feminism became a foothold and a new ideological reference especially for those women who had been politicised within the leftist movement before the coup and had become increasingly critical of the patriarchal and androcentric structure of leftist organisations. Western feminist texts were translated into Turkish, and prestigious publishing houses followed a pioneering feminist publisher – the feminist collective Kadın Çevresi (Women's Circle, 1986) – in publishing several series on feminism and gender studies. Books about Ottoman women fighting for their rights – such as Serpil Çakır's volume about a movement for women's rights in the Ottoman period before the republic – raised awareness for women's topics among the female population of Turkey, regardless of class, ideology, belief or regions.[19]

---

18 Urgan, Bir Dinozorun, see note 17, 158 (translation by the author).
19 Cf. Serpil Çakır, Osmanlı Kadın Hareketi [Ottoman Women's Movement], İstanbul 1990/⁶2017.

Until the 1980s, the fight for women's rights was part of the official discourse of the Kemalist modernisation project, highlighting the state as being the initiator of gender reforms. This narrative had to be revised by recognising the efforts of women advocates such as Fatma Aliye, Emine Semiye, Halide Edip Adıvar, Ulviye Mevlan and Nezihhe Muhittin. It was a moment of awakening for the women in Turkey that enabled them to identify with these pioneers.[20]

While regaining their history, feminists accepted and included women with divergent political views. In the politically, ideologically and discursively divided climate of 1980s Turkey, feminist groups were the only organisations which were prepared for dialogue with people who had different views. They sided with Kemalist feminists in their endeavour to expand equal rights, which had an undeniable significance for all women in the country. They also supported Islamist women in their fight for the right to wear headscarves at universities. Vice versa, Islamist women were well disposed towards these feminists because the latter challenged the patriarchal aspects of the Kemalist state, highlighting the active role of all women in the women's movement during the period before the republic.[21] Second wave feminism also provided the stimulus for academic feminism and the institutionalisation of women's studies at women's research centres at the main universities of Turkey during the 1990s. Most of these centres also advocated republican values and women's rights against the rise of radical Islamist movements.

The independent feminist movement which flourished in the 1980s[22] radically altered the women's agenda and discourse surrounding it, enabling "women" to become a political subject. Ömer Çaha[23] has argued that the AKP which came into power in 2002 initially tapped into the feminist public discourse because it was prevalent and widely supported by the female public and the political sphere in general.[24]

---

20 Cf. Serpil Çakır, Feminism and Feminist History-Writing in Turkey. The Discovery of Ottoman Feminism, in: Aspasia, 1 (2007), 61–83.

21 It is striking that the website of KADEM – a women's organisation founded by female and male intellectuals who supported AKP rule and incorporated women's issues into the Islamist paradigm as an alternative to the Kemalist, secular, feminist concept – starts the history of women's rights in Turkey with the opening of midwifery courses at Medical School in 1843, which, interestingly enough, coincides with the readoption of the Ottoman women's movement by feminist organisations in 1980s.

22 "Dayağa Karşı Hayır Yürüyüşü" (Say No to Domestic Violence Demonstration) was the first demonstration after the coup of 1980 that took place on 17 May 1987. It was led by feminists such as Şirin Tekeli, a political scientist who resigned from her university post as a critic of the coup and the centralised university law (YÖK). The demonstration also marked the beginning of a series of political actions by the feminists organised in small groups independent from political parties or other male-dominated large-scale political organisations. "The personal is political" became the motto of the second wave feminism.

23 Ömer Çaha is one of the (male) ideologues in the leadership cadre of KADEM, an academic familiar with feminist theory and feminisms.

24 Cf. Ömer Çaha, Sivil Kadın. Türkiye'de Kadın ve Sivil Toplum [Civil Women. Women and Civil Society in Turkey], Ankara 2010.

In the 1980s, feminists extensively criticised the cult of gratitude, which almost bordered on worship, of Mustafa Kemal as the father of women's rights. This ongoing emotional attachment to the founding father had hindered the history of women fighting for their rights and impeded historical awareness of women's 'herstories' until the emergence of the second wave feminism in Turkey in the mid-1980s.[25] The Women's Library and Information Centre Foundation, founded in 1990, has published bibliographies, biographical studies, catalogues of personal archives and protocolls of international women's conferences. These pioneering works changed both women's historiography and the course and language of the women's movement by altering the dominant discourse that celebrated the early republican reforms. In 1985, Turkey signed the United Nations Contract for the Elimination of Discrimination Against Women (CEDAW) which stipulates that governments must amend legislation to provide gender equality.

Different political camps and even state institutions tapped into the feminist language, particularly during the adaptation to EU conventions imposed on Turkey after it obtained canditate status in 1999. I would argue that feminist issues hugely influenced the first years of AKP rule and that the female public based on feminist theory, language and action forced political leaders and women's groups to take feminist discourses into account.

Many positive changes in the legislation were made regarding the Civil Code (2002), Protection of the Family Law (1998), Penalty Code (2004) and the Labour Law (2003) that enforced women's rights and eliminated discrimination. These legal reforms resulted from campaigns of women's organisations based on the consensus and alliance of feminists, Kemalist, Islamist feminists and Kurdish feminists, from a strong and lively female public and the actions of women's movements supported by global networks and international connections.

It is worthwhile to review the main points of the 2004 CEDAW committee report since this document illustrates the state of women's affairs and gender equality in the early years of the AKP. The committee concluded that domestic violence and sexual abuse were the main areas of action. The Law for the Protection of the Family, which came into effect in 1998, could not be implemented efficiently because state and local authorities did not establish institutions that provided support, shelter and psychological, legal and social advice to women threatened by domestic violence. The committee also pointed out that the new Civil Code (2002) which gave equal rights to both spouses in all property acquired during marriage did not apply to the marriages entered into before the enactment of the law. The underrepresentation of women in politics was identified as another important problem. It was recommended to introduce quotas for

---

25 Cf. Yaprak Zihnioğlu, Kadınsız İnkılap [Revolution without Women], İstanbul 2003, 17.

female candidates and modify the laws about political parties and elections accordingly.[26]

3. Islamic Women's Movement and KADEM (Association of Women and Democracy)

With the UN resolution of "Ten Years of Women, Peace and Security" from 1975 and the Fourth World Women's Congress in Beijing in 1995, which produced the "Beijing Declaration and Platform for Action", women's issues gained global attention. Islamist women also found a platform to debate their position and rights as Muslim women, and that Islam has granted them rights and protection from violation and debasement.[27] Deniz Kandiyoti has argued that in countries where there is a strong identification of cultural authenticity with Islam, the feminist discourse is shaped by Islamic premises that serve as the main reference in favour of women's rights. The bedrock of Islamist discourse is "to deny that Islamic practices are not necessarily oppressive" and "to assert that oppressive practices are not necessarily Islamic".[28]

I have pointed out earlier that Kemalism is a form of national feminism in Turkey and that cultural authenticity in Turkish nationalism was not based on Islamic symbols but on a golden age of equal gender relations in the nomadic Turkic tribes prior to Islam. Therefore, Kemalism did not define women's rights in reference to Islam.[29] In contrast to Turkey, where the women's rights discourse was formulated in juxtaposition to Islam, other Middle Eastern societies such as Egypt consider the Islamic faith as being perfectly compatible with women's rights. Hence, Muslim women did not see religious identity as a threat to their feminist identity. In the late nineteenth century, Islamist modernism was a significant intellectual source which provided a space for women's rights advocates.[30]

---

26 Cf. CEDAW (UN Committee on the Elimination of Discrimination against Women), report on Turkey, November 2004.
27 Cf. Gülşen Çakıl-Dinçer, 70'lerden Günümüze Türkiye'de İslamcı Kadın Hareketi [Islamist Women's Movement in Turkey from 1970 to the present], unpublished doctoral thesis, Mimar Sinan University 2017, 173.
28 Deniz Kandiyoti, Contemporary Feminist Scholarship and Middle East Studies, in: ibid. (ed.), Gendering the Middle East. Emerging Perspectives, London/New York 1996, 1–28, 9.
29 Cf. Ayşe Durakbaşa, Cumhuriyet Döneminde Modern Kadın ve Erkek Kimliklerinin Oluşumu: Kemalist Kadın Kimliği ve "Münevver Erkekler" [Formation of Modern Feminine and Masculine Identities in Republican Turkey: Kemalist Female Identity and "Intellectual Men"], in: Hacımirzaoğlu, 75 Yılda, see note 15, 29–50, 36; Ayşe Durakbaşa, Kemalism as Identity Politics in Turkey, in: Zehra F. Arat (ed.), Deconstructing Images of 'the Turkish Woman', New York 1998, 139–155.
30 Cf. Nazife Şişman, Türkiye'de 'Çağdaş' Kadınların 'İslamcı' Kadın Algısı [Perceptions of 'Modernist' Women about 'Islamist' Women], in: Yıldız Ramazanoğlu (ed.), Osmanlı'dan Cumhuriyet'e Ka-

Particularly after 1980, a synthesis of Turkish nationalism and moderate Islamism became the hegemonic and official ideology of Turkey, promoted by the centre-right governments. The rise of political Islam as well as the expansion and visibility of Islamic life-styles in the public space[31] found fruitful ground in the aftermath of the military coup which was mainly directed against the political left. Conservative and religious families sent their children to Imam Hatip (religious) schools. The coup on 28 February 1997 was the final step taken by the laicist bloc against Islamicists. Imam Hatip middle schools and other vocational schools were closed, an eight year compulsory primary education was introduced and graduates of these schools were discouraged to enter university degree programmes. In reaction to the "28 February Coup" Islamists could increasingly gain political power. The AKP obtained the majority of votes in the subsequent general elections of 2002, 2007, 2011, July and November 2015. In July 2018, a presidential government system with a weakened parliament and a judiciary system controlled by the president came into effect. In the meantime, a 4+4+4 education system was introduced, multiplying Imam Hatip middle schools and the number of their students, including female students. More graduates of Imam Hatip lycees were allowed to enter university programmes. Finally in 2013, the headscarf ban at universities and other educational institutions, public offices and parliament was lifted.

In his book "Passive Revolution" (2009), Cihan Tuğal investigates a new hegemony based on subsequent electoral victories of the AKP which could consolidate its electorate base with a succesful hybridisation of nationalism, Islamism and globalism and the "absorption of radical or fundamentalist Islamism" through its integration with global capitalism, reconciling Islamic life styles with capitalist consumerism. The AKP was successful in gaining the support of "peripheral populations", who believed that they had finally become the ones who dominated the long "alienated metropolitan center",[32] the state and the ruling centre in general.

What has been termed as Islamist feminism in the 1990s benefitted from post-modern and postcolonial theoretical literature which critically evaluated the claims of a universal experience of modernity in Western societies and highlighted plural modernities in non-Western societies.[33] On the one hand, Islamist feminists used the human rights discourse to defend their rights to freedom of religious belief and the practices

---

dının Tarihi Dönüşümü [Historical Transformation of Woman from the Ottoman Period to the Republic], İstanbul 2000, 113–138; Çakıl-Dinçer, 70'lerden Günümüze, see note 27, 107 f.
31 Cf. Nilüfer Göle, İslamın Yeni Kamusal Yüzleri [New Public Faces of Islam], İstanbul 2000.
32 Cihan Tuğal, Passive Revolution: Absorbing the Islamic Challenge to Capitalism, Stanford 2009, 56.
33 Cf. Dipesh Chakrabarty, Provincializing Europe. Postcolonial Thought and Historical Difference, Princeton 2007; Nilüfer Göle, Batı-dışı Modernliğin Kavramsallaştırılması Mümkün mü? [Is it Possible to Conceptualise Non-Western Modernity?], in: Collective edition, Sosyal Bilimleri Yeniden Düşünmek [Rethinking Social Sciences], İstanbul 1998, 310–320.

according to their faith; but on the other, they refused to adopt the Western model of women's emancipation based on the particularistic experience of white middle class women of advanced capitalist societies. Postcolonial concepts of subalternity, hybridity and multiculturalism were used to discuss Islam and its relation to modernism, human rights, democracy and women's rights as hybrid formations that opened a discursive space for a new understanding of Islam as an inclusive rather than exclusive religion.[34] Muslim women have been able to transform universalistic approaches which were exclusionary towards them by showing diverse forms of hybridity and alterity to women of the West. New forms of dress and comportment were accepted by Muslim women who tried to hybridise women's rights and Islamic teachings because they had to show to the public that Islam did not, in legal terms, contradict women's rights or gender equality.[35] By constructing their subjectivities, they took female followers of the Prophet from his inner circle as their role models and, in doing so, justified their public presence and visibility.[36]

Attempting to initiate an alternative women's rights discourse to Western feminism, Muslim women used feminist arguments about differences in women's culture, morality and social capacities in relation to care responsibilities.[37] This eclectic approach informed by various forms of Third World feminism and Black Feminism in their criticism of modernism promotes a broader understanding of women's human rights by asserting that "human" is not to be equated with "male".[38] Referring to the holy book Koran, other Islamic texts and Islamic scholars argue that women and men, as subjects of God's will, are equal partners in creation with the same capabilities and deficiencies as believers. They propose the concept of gender justice based on Islam as an alternative to gender equality. The three semantic groups referring to justice include equality, balance and fairness according to the basic texts of Islam and thus constitute the semantic ground of gender justice as shown by Huriye Martı, a female theologian at Istanbul University:

> "Critical ideas about the principle of equality having a sexless and stereotyping structure, taken mostly as the basis while explaining gender are being expressed more frequently today [...]. Despite the discourses on gender equality, starting from the principle of ensuring equality before the law and rights and opportunities for men to be also given to women, the structure putting the men in the center as a perfect human-being and men and women dissolving into

---

34 Cf. Çakıl-Dinçer, 70'lerden Günümüze, see note 27, 111.
35 Cf. Nilüfer Göle, Yeni Sosyal Hareketler ve İslamcılık [New Social Movements and Islamism], in: ibid., Melez Desenler İslam ve Modernlik Üzerine [Hybrid Designs On Islam and Modernity], İstanbul 2000; Çakıl-Dinçer, 70'lerden Günümüze, see note 27, 63.
36 On leading Islamist women writers cf. Vahiy Sürecinde Kadın. Kadın Oradaydı [Women in the Process of Revelation (to the Prophet). She Was There], written by Afet Ilgaz, Belkıs İbrahimhakkıoğlu, Cihan Aktaş, Fadime Özkan, Fatma Şengil Süzer, Hasibe Turan, Halime Kökçe, İnci Şahin, Melek Paşalı, Nihal Bengisu Karaca, Sibel Eraslan and Yıldız Ramazanoğlu, İstanbul 2004.
37 Cf. Çakıl-Dinçer, 70'lerden Günümüze, see note 27, 103.
38 Cf. Çakıl-Dinçer, 70'lerden Günümüze, see note 27, 110.

each other will not assure equality, on the contrary the conclusion is that it will become a source of victimization itself."[39]

According to this view, gender equality should be treated as being part of a broader term of gender justice by accepting gender differences and responsibilities according to these natural differences caused by divine creation. Thus, women and men are rendered equally as believers of Islamic faith with complementary human faculties according to their *fitrat* (meaning 'by nature' or 'by birth' in Arabic) or nature.[40]

A third current in the history of woman's rights in Turkey is the search for an authentic feminism within the AKP, shown by the discourse of the women's NGO, KADEM (Kadın ve Demokrasi Derneği – Association for Woman and Democracy). KADEM, established in 2014, is organised by leading figures and the women's branch of the AKP and serves as a conservative Islamist think tank supporting the ruling party, which is set on a mission to appeal to Islamist women by tapping into a new vocabulary of women's rights and gender justice and claiming to be culturally authentic and empowering.

Betül Altınsoy Yanılmaz, a leading member, claims that "KADEM will break the monopoly of the women's movement in Turkey and will be the only institution that fulfills the needs of diverse women's groups in Turkey". Sare Aydın Yılmaz, academic and chairperson of KADEM in 2017, described the association as follows: "This is a non-governmental organisation that takes its reference from social-spiritual values. [...] We believe that the two creations (male and female) have different responsibilities and roles in social life. We need an environment in which these responsibilities and roles are distributed in a more just and balanced manner".[41]

AKP social conservatism is based on the Islamic complementarity of sex roles and gender equity rather than gender equality.[42] Çakıl's study on KADEM illustrates a shift in discursive strategies regarding women, which becomes visible in the publications and public speeches of the leaders of this organisation. Çakıl shows that the claims to

---

39 Huriye Martı, Toplumsal Cinsiyet Tablosunda Perspektifin Eşitlikten Adalete Kayışı – Dinî Refe-ranslar Eşliğinde Bir Okuma Denemesi [The Perspective Passing from Equality to Justice in Gender Framework – A Study Guided by Religious References], in: KADEM. Kadın Araştırmaları Dergisi [Journal of Women's Studies], 1, 1 (2016), online (translation by the author). Cf. Nazife Şişman, Toplumsal Cinsiyet: Adalet mi Eşitlik mi? [Gender: Justice or Equality?]. Gender Justice Congress, KADEM, İstanbul 2014. The final report of The International Zenith of Gender and Justice, at: kadem.org.tr/uluslararasi-kadin-ve-adalet-zirvesi-sonuc-bildirisi/, access: 27 November 2018; cf. also Çakıl-Dinçer, 70'lerden Günümüze, see note 27, 115.

40 Cf. Huriye Martı, Toplumsal Cinsiyet Eşitliği Adalet Kaybı mı? İslami Referanslar Bağlamında Bir Analiz Çalışması [Does Gender Equality Bring Loss of Gender Justice? An Analysis in the Context of Islamic References], 2. Toplumsal Cinsiyet Adaleti Kongresi [2nd Gender Justice Congress Pro-ceedings], İstanbul 2015, 36–45.

41 Both quotes are from the KADEM documentary film retrieved from www.kadem.org.tr (access to the film in November 2017) (translation by the author).

42 Cf. Acar/Altınok, Understanding, see note 5, 45.

improve the social status of women and increase their participation in education, the labour force and politics are maintained in KADEM action programmes supported by the AKP. To justify these claims they use a language that taps into the discourse surrounding women's human rights.[43]

4.   Current Women's Agenda in Turkey

Article 4 of the constitution stipulates that the Turkish Republic is a secular state, which is confirmed by the new constitution issued after the 2017 referendum. Secular laws in Turkey safeguard women's rights which secular parts of the society see as being threatened under the AKP rule.

Feminists criticise AKP policies which consider women not as independent individuals but as mothers, wives or family members. The ministry in charge of women's issues was renamed The Ministry of Family and Social Policies in 2011, omitting the mention of women.[44] Feminist groups condemned the conservativism of the ruling party in regard to women due to its definition of womanhood in favour of pro-natalist policies. For example, even though the government was not able to completely ban abortion due to women's demonstrations and protests, Recep Erdoğan and other AKP representatives made no secret of their staunch opposition to abortion rights. Directives of the Ministry of Health discouraged state hospitals from performing abortions and caesarians.

In 2015, the constitutional court ruled to decriminalise religious marriages that were not preceded by a civil marriage. Both the CEDAW committee and feminists were critical of this decision for fear that it may cause an increase in the number of polygamous and child marriages. Moreover, unregistered religious marriages do not provide women with economic protection guaranteed by the Civil Law (CEDAW report Turkey, 2016). A change in the Civil Code from 2017 stipulates that *muftus* (officials of the Directorate of Religious Affairs) are allowed to conduct civil marriages – 91 years after the enactment of the secular Civil Law in 1926. Women's organisations are concerned that the new legislation might allow religious codes such as the Sharia to interfere in marriage and family.

Given the still high numbers of femicide, domestic violence towards women is

---

43 Cf. Çakıl-Dinçer, 70'lerden Günümüze, see note 27.

44 Article 24 of the CEDAW report "Concluding observations on the seventh periodic report of Turkey" from July 2016 reads: "The Committee notes with concern that the ministry responsible for women and family affairs, which was placed under the direct authority of the Prime Minister with a particular position vis-à-vis line ministries, was replaced in 2011 by the Ministry of Family and Social Policies, with an increased focus on women's role in the family rather than women's rights and gender equality, and no specific indication of the resources allocated for women's rights and gender equality."

another primary problem that the government is facing. Since 2010, 1,972 women have been killed by men, even though some of the victims were under state protection. To raise public awareness the website kadincinayetleri.org maps the incidences of femicide. According to the research report on domestic violence, 15 per cent of married women reported incidents of sexual violence, and 39 per cent physical violence, while 42 per cent said they experienced either physical or sexual violence.[45] The Ministry of Family and Social Policies promised to accelerate the establishment of centres for prevention and monitoring of violence (called ŞÖNİM in Turkish) in all 81 provinces of Turkey. However, until now only 49 centres have been opened.

Among the concluding observations on the seventh periodic report on Turkey from July 2016, the CEDAW committee mentioned some positive developments mainly in undertaking legislative reforms, in particular the 2012 enactment of Turkey's central piece of legislation on violence against women, namely the Law on the Protection of the Family and Prevention of Violence against Women. The committee also strongly encouraged the application of the action programmes and projects designed by the government to accord with the requirements of various international conventions to eliminate all forms of gender discrimination and the Council of Europe Convention on Preventing and Combating Violence against Women and Domestic Violence (İstanbul Convention), signed in 2012.

The action plan of the AKP Ministry of Family and Social Policy shows that there is an accepted women's human rights discourse to eliminate patriarchal attitudes and stereotypes that discriminate against women as well as showing attempts to take various measures towards this goal and implementing them according to the provisions of the Istanbul Convention. There are also a number of policy schemes to educate the public and raise awareness for women's rights at universities, in schools, in the Directorate of Religious Affairs and among government officials in education, religious services, health, judiciary areas, prisons, the police, the army and other branches of the security forces. However, discrimination towards girls, early and forced marriages, child brides,[46] high percentages of female drop-out rates during secondary education,[47] the

---

45 Cf. KSGM/Kadının Statüsü Genel Müdürlüğü [Directorate General for the Betterment of Women's Status] (ed.), Türkiye'de Kadına Yönelik Aile içi Şiddet Araştırması [Report on Domestic Violence Against Women], Ankara 2009, 46.

46 According to the Hacettepe University Population Research (2008) women marrying under the age of 18 is 28 % and there is great difference between regions: the higher percentages are in Central Anatolia (37 %) and Eastern and South-East Anatolia (40–42 %).

47 Article 43 of the CEDAW report Turkey from 2016 reads: "The Committee remains concerned about the high dropout rate and underrepresentation among girls and women in vocational training and higher education, in particular in deprived rural areas and refugee communities. It notes that, under the newly adop ted legislation, compulsory education has been extended to 12 years. The Committee is concerned, however, that this scheme also allows pupils, subject to parental approval, to opt for home schooling from 12 years of age and to continue their education at specialized religious schools (hatip). The Committee is concerned that this may have a particularly negative effect on girls,

so-called "honour murders" and forced suicides,[48] low percentages of labour force participation[49] as well as underrepresentation in national and local parliaments and other decision-making bodies are still unsolved problems mentioned in the CEDAW report on Turkey from 2016.

The final draft report by GREVIO (Group of Experts on Action against Violence against Women[50]) acknowledges the achievements of Turkish authorities in legislation and practice to create institutional mechanisms towards the prevention of violence. However, it also emphasises diversions from the basic principles of gender equality and the persistence of deep-rooted discriminatory stereotypes concerning the roles and responsibilities of women and men in speeches of AKP leaders and other Turkish authorities responsible for implementing legislative measures and actions in various areas of practice, which might undermine the positive legislation and action to be fully put into effect. Lately, LGBT pride demonstrations were banned on the grounds that they were violating the values and norms of society, a clear hint how AKP conservative Islamist politics interpret human rights.

5.   Conclusion

Second wave feminism in Turkey brought power relations between the sexes in the private sphere into question, and politicised what used to merely be seen as "private matters". However, as scholars such as Nancy Fraser today claim, neoliberalism has invaded the sphere of feminist politics on identity and difference celebrating the empowerment of women as individuals, women's entrepreneurship, project feminism and so on, combined with conservative views about "difference", "woman power" and the familial values of the New Right. As a result, feminism has lost its potential as a critical opposition movement to capitalist modernity.[51]

When discussing the Islamist women's movement and its alleged liberating impact on women, we must reconsider the critical views by feminists such as Iris Marion Young

---

given that home- and religious-based education may reinforce the traditional role of girls as wives and mothers and may not be subjected to such rigorous monitoring as the State school system."

48 According to the femicide reports of the feminist platform against violence "We Will Stop Violence against Women", 80 women were killed in 2008, 109 in 2009,180 in 2010, 121 in 2011, 201 in 2012, 237 in 2013, 294 in 2014, 303 in 2015, 328 in 2016 and 409 in 2017. In sum, 2,337 women lost their lives as victims of violence in the last decade.

49 In 2016, Turkey had a female employment rate of 31.1 %. This is much lower than in many other OECD countries; even Greece and Mexico reached 45 %.

50 Cf. Group of Experts on Action against Violence against Women and Domestic Violence (ed.), GREVIO's (Baseline) Evaluation Report [...] Turkey, Strasbourg 2018, at: https://rm.coe.int/eng-grevio-report-turquie/16808e5283, access: 27 November 2018.

51 Cf. Nancy Fraser, Feminism, Capitalism and the Cunning of History, in: New Left Review, 56 (2009), 97–117.

about the risky ground of "politics of cultural difference", for demands to recognise how the cultural distinctiveness of a certain group or cultural community might result in overlooking specific forms of group-based injustices and regulatory mechanisms to control women. As Young states, "religious adherents often take doctrine and ceremony not to simply helping to define their identities, but also as obligatory for them".[52]

In my view, one reason for so many women from different parts of society, with different backgrounds and beliefs, both religious and secular, to join forces is to secure secular legislation in Turkey. Changes initiated and justified by religious doctrine and divine providence that would prove difficult to reverse would influence not only religious but also secular women.

Finally, I would like to restate the critical potential of feminism and the necessity to reconstruct "women" as political subjects based on emancipation as common ground to avert the consequences of capitalist modernity coupled with new forms of patriarchy that continue to harm not only women's lives but also their shared lifeworlds with men.

---

52 Iris Marion Young, Structural Injustice and the Politics of Difference. Paper for the AHRC Centre for Law, Gender, and Sexuality. Intersectionality Workshop, 21/22 May 2005, Keele University, UK. Unpublished paper [online], 27.

Christa Hämmerle, Heidrun Zettelbauer, Gabriella Hauch,
Bożena Chołuj, Ingrid Bauer und Claudia Kraft

Intervention oder Integration? Erinnerungsjahre und historische Jubiläen – geschlechtergeschichtlich gewendet

Christa Hämmerle, Vorbemerkungen

Die Tradition von „L'Homme"-Veranstaltungen im Rahmen des jährlichen Herausgeberinnentreffens fortsetzend, fand am 22. Juni 2018 in Wien der Workshop „Intervention oder Integration? Zum Geschlecht von Erinnerungsjahren (1914/18, 1968, 1989)" statt. Dieses Thema hat sich geradezu aufgedrängt, war doch das Jahr 2018 eines, in dem sich verschiedenste Gedenkveranstaltungen zu historischen ‚Schlüsseljahren' oder Zeiten des Umbruchs häuften: Mehr oder weniger breit ‚begangen' wurde angesichts runder Zahlen die Erinnerung an das Revolutionsjahr 1848 und das Ende des Ersten Weltkrieges sowie – in einigen Ländern wie Österreich, Deutschland oder Polen damit einhergehend – die Republikgründungen Ende 1918. Speziell in Österreich, wo 2018 medial sogar zum „Jahr der 8er-Zahlen" erklärt wurde, gab es darüber hinaus zahlreiche Beiträge zum ‚Anschluss' an das Deutsche Reich 1938. Hinzu kam 1968 als ein Ausgangs- oder Höhepunkt sozialer Bewegungen und schließlich, zwar nicht als ein Gedenken zu einem runden Datum, so doch weiterhin stark im öffentlichen Bewusstsein verankert, das Jahr 1989, in dem es zum Ende des kommunistischen Herrschaftssystems gekommen war. In die andere Richtung, das heißt historisch weit zurückverweisend, kann außerdem die vielerorts ebenfalls wachgerufene Erinnerung an den Ausbruch des Dreißigjährigen Krieges vor 400 Jahren genannt werden, selbst wenn das die Öffentlichkeit wohl nicht so intensiv interessiert hat wie zeitgeschichtliche Ereignisse.

Im Zuge eines solchen ‚Gedenkmarathons' wurde augenscheinlich, dass besonders viele Historiker und – wenn auch weit weniger stark – Historikerinnen involviert waren. Gerade öffentlich ‚begangene' historische Jubiläen oder sich im Kontext von Gedenkjahren an prägende historische Einschnitte (re-)etablierende Erinnerungskulturen sind zu einer zentralen Legitimationsschiene der Geschichtswissenschaft geworden – was auch die letzten Jahre, in denen der Erste Weltkrieg so sehr ins kollektive Gedächtnis getreten ist, eindringlich deutlich gemacht haben. Die auf 1914/18 fokussierenden wissenschaftlichen Projekte, Publikationen und Dossiers, Medienbeiträge, Ausstellungen, offiziellen Veranstaltungen etc. waren und sind in vielen europäischen Ländern noch immer schier unüberschaubar, wurden und werden zu einem guten Teil auch öffentlich finanziert – auf lokaler oder regionaler Ebene ebenso wie in einem nationalstaatlichen, weit seltener auch transnationalen Kontext.[1]

Was aber bedeutet all das für die Frauen- und Geschlechtergeschichte? Inwieweit sind ihre kritischen Perspektiven auf gängige Epocheneinteilungen oder festgeschriebene historische Zäsuren und ‚Schlüsseljahre‘, die beginnend mit der durch Joan Kelly-Gadol aufgeworfenen Frage „Did Women Have a Renaissance?" seit den 1970er-Jahren vorgebracht wurden,[2] auch in Hinblick auf den Aspekt der Teilhabe oder Nicht-Teilhabe am aktuellen Gedenkboom relevant? Wie gestalteten sich in diesem Zusammenhang die vielen von der feministischen Geschichtswissenschaft erarbeiteten Problematisierungen von nur vordergründig genderneutralen „An- und Übernahmen zeitlicher, aber auch konzeptioneller Einteilungen der Geschichte"?[3] „L'Homme. Z. F. G." selbst hat sich in mehreren Ausgaben eingehend mit der notwendigen Dekonstruktion von hegemonialen Periodisierungsschemata befasst beziehungsweise einzelne „Zeitenschwellen"[4] oder Erinnerungsjahre wie 1968,[5] 1989[6] und 1914/18[7] in den Blick genommen. Dabei konnte zum Beispiel gezeigt werden, wie die Kategorie Geschlecht im Mainstream der einschlägigen Forschungen und Veranstaltungen meist ausgeblendet wurde – ungeachtet ihrer hohen Relevanz für die Gewichtung historischer Brüche und Kontinuitäten. In einem eigenen, als Art „Gegenheft" zum zweifelhaften, dessen ungeachtet staatstragend gefeierten Jubiläumsjahr 1996 zu „1000 Jahre Österreich" drückten die Herausgeberinnen ihre prinzipielle „Distanz zu Jubiläen" nicht zuletzt in der Wahl des Hefttitels „1001 Geschichten aus Österreich" aus. Dieser meint, wie es damals im Editorial hieß, „das Märchen ebenso […] wie das Erzählen" und „knüpft daher nicht das Netz *eines* kollektiven oder *eines* historischen Gedächtnisses", sondern „ersetzt identitätsstiftende Konstruktionen *einer* Geschichte Österreichs durch eine Vielfalt solcher Gedächtnisse".[8]

---

1 Vgl. dazu L'Homme. Z. F. G., 29, 2 (2018): 1914/18 – revisited, hg. von Christa Hämmerle, Ingrid Sharp u. Heidrun Zettelbauer, mit Beiträgen über Deutschland, Frankreich, Großbritannien, Italien, Österreich, Portugal und Ungarn.

2 Vgl. Joan Kelly-Gadol, Gab es die Renaissance für Frauen?, in: Barbara Schaeffer-Hegel u. Barbara Watson-Franke (Hg.), Männer, Mythos, Wissenschaft, Pfaffenweiler 1988, 33–63 (Orig. 1977). Zur Einordnung solcher kritischer Fragestellungen in sich wandelnde oder im Zuge dekonstruktivistischer Ansätze ‚aufgelöste‘ Periodisierungskonzepte der Neuzeit vgl. auch Birgitta Bader-Zaar u. Christa Hämmerle, Neuzeit als Epoche – ein notwendiges heuristisches Prinzip?, in: Wiener Zeitschrift zur Geschichte der Neuzeit, 1, 2 (2003): NeuZeit?, 5–16.

3 Gabriella Hauch, Monika Mommertz u. Claudia Opitz-Belakhal, Editorial, in: L'Homme. Z. F. G., 25, 2 (2014): Zeitenschwellen, 7–13, 9.

4 Vgl. Anm. 3.

5 L'Homme. Z. F. G., 20, 2 (2009): Gender & 1968, hg. von Ingrid Bauer u. Hana Havelková.

6 L'Homme. Z. F. G., 28, 1 (2017): Nach 1989, hg. von Bożena Chołuj u. Claudia Kraft.

7 Vgl. Anm. 1.

8 Editorial, in: L'Homme. Z. F. G., 7, 1 (1996): 1001 Geschichten aus Österreich, hg. von Gunda

In Weiterführung eines solchen Ansatzes ist auch aktuell danach zu fragen, wie sich die Frauen- und Geschlechtergeschichte in der gehäuften Präsenz von Jubiläen oder Gedenkjahren im medialen Diskurs zu positionieren vermag. Werden ihre seit dem obigen Statement intensiv weiter entwickelten Forschungen und Geschichtsnarrative in den öffentlichen Debatten dazu negiert oder integriert, beziehungsweise intervenieren feministische Historiker*innen selbst in dezentrierender Weise in erinnerungskulturelle Veranstaltungen und Rituale, etwa im Sinne notwendiger Vielfalt statt homogenisierender ‚Allgemeingeschichte‘? Ist es so gelungen, der etablierten Geschichtswissenschaft, die sich im ‚Gedenkmodus‘ stets aufs Neue zu legitimieren scheint, innovative Impulse zu geben? Oder bewegen wir uns noch immer im abgegrenzten Feld eines ‚eigenen‘, mehr oder weniger in sich zirkulierenden Wissensdiskurses? Und wie steht die feministische Forschung zu den mit den Erinnerungsjahren verbundenen Deutungskämpfen? Betreibt sie selbst Kanonbildung und marginalisiert damit historische Erfahrungen?

Das waren zentrale Fragestellungen des „L'Homme"-Workshops, denen Ingrid Bauer, Bożena Chołuj, Gabriella Hauch, Claudia Kraft und Heidrun Zettelbauer in Form von Impulsstatements für verschiedene Erinnerungsjahre oder -kontexte nachgegangen sind. Ihre im Folgenden veröffentlichten Texte sind überarbeitete Fassungen dieser Kurzvorträge. In der Zusammenschau machen sie bei aller Unterschiedlichkeit in der Gewichtung der ‚Leerstellen‘ oder ‚Erfolge‘ hinsichtlich der Akzeptanz oder Intervention genderspezifischer Dimensionen in die jeweils angesprochenen, meist national ausgerichteten Gedenkkulturen die Persistenz männer- oder männlichkeitsbezogener Narrative ebenso deutlich wie die anhaltende Notwendigkeit ihrer Dekonstruktion und Neuperspektivierung.

Heidrun Zettelbauer, Vergeschlechtlichte Erinnerungskulturen im Kontext von 1914/18

Der Frage der Integration und/oder Intervention der Frauen- und Geschlechtergeschichte anlässlich des hundertsten Jahrestages des Ausbruchs des Ersten Weltkrieges hat sich kürzlich eine Ausgabe von „L'Homme. Z. F. G." in einer transnationalen Zusammenschau gewidmet.[1] Über die dort versammelten Thesen hinausgehend, soll im Folgenden erstens darauf eingegangen werden, wie sich der aktuelle Forschungsstand zur Thematik entwickelt hat und ob beziehungsweise wie sich dieser im Kontext der Erinnerungsjahre abbildete. Zweitens werden einige grundsätzliche Überlegungen

---

Barth-Scalmani, Ingrid Bauer, Christa Hämmerle, Gabriella Hauch, Waltraud Heindl, Brigitte Rath u. Brigitte Mazohl-Wallnig, 3–5, 3.

1   Vgl. L'Homme. Z. F. G., 29, 2 (2018): 1914/18 – revisited, hg. von Christa Hämmerle, Ingrid Sharp u. Heidrun Zettelbauer.

zum Verhältnis von geschichtswissenschaftlichen Debatten und öffentlich-medial ausgehandelten Erinnerungskulturen angestellt.

I. Die aktuelle Forschung fasst den diskursiven „Triumph der Geschlechtertrennung" (Françoise Thébaud) im Ersten Weltkrieg als Reaktion auf die Erschütterung und Destabilisierung der hegemonialen bürgerlichen Geschlechterordnung. Der Erste Weltkrieg wird dabei grundsätzlich als „gendering activity" verstanden, „one that ritually marks the gender of all members of a society, whether or not combatants".[2] In diesem Sinn plädierte Margaret Higonnet bereits Ende der 1980er-Jahre für einen dezentrierenden – also nicht allein auf das enge politische Geschehen fokussierten – Blick auf die Geschichte moderner Kriege. Frauen- und geschlechtergeschichtliche Perspektiven auf den „Großen Krieg" erhellten in der Folge nicht nur normative militärische und sozio-kulturelle Arbeitsteilungen zwischen Frauen und Männern oder separierte Erfahrungsräume, sondern verdeutlichten, dass durch die Linse der Kategorie Geschlecht Kriegsgesellschaften grundlegend als komplexe soziale Systeme in den Blick genommen werden können.[3] Einschlägige Studien diskutierten kriegsbedingte Geschlechterkonzepte, interaktive Kommunikationsstrukturen zwischen ‚Front' und ‚Hinterland' oder ‚Heimatfront' oder die breite Militarisierung der Zivilgesellschaft.[4] Thébaud identifizierte in der jüngeren Forschung diesbezüglich drei Phasen: erstens eine seit den 1960er-Jahren einsetzende, vorrangig frauengeschichtlich orientierte Forschung im Kontext der neueren Sozialgeschichte (mit einem Fokus auf Frauenerwerbsarbeit sowie vermeintlich emanzipatorische Aspekte des Krieges); zweitens eine Phase der Relativierung angeblich partizipationsbefördernder Aspekte seit den 1980ern, wobei vor allem der konservative Charakter des Krieges in Hinblick auf hegemoniale Geschlechterbilder sowie seine temporäre, künstliche, aber wenig nachhaltige emanzipatorische Wirkung betont wurde. Daran habe sich drittens eine Phase der Ausdifferenzierung der Forschung seit den 1990er-Jahren angeschlossen.[5]

Seither erschienene Publikationen gewichten die skizzierten Analyseebenen unterschiedlich, rücken soziale Gruppierungen oder gesamtgesellschaftliche Entwicklungen sowie kurz-, mittel- oder langfristige Auswirkungen des Krieges in den Blick, verfolgen je unterschiedliche methodisch-theoretische Zugangsweisen oder untersuchen individuelle Akteur*innen entlang von Schicht, Klasse oder Alter. Dabei ließe sich Thébauds Modell inzwischen um eine weitere Phase seit etwa 2000 ergänzen: Im Gefolge der

---

2 Vgl. Margaret R. Higonnet, Jane Jenson, Sonya Michel u. Margaret Collins Weitz, Introduction, in: dies. (Hg.), Behind the Lines: Gender and the Two World Wars, New Haven/London 1987, 4.

3 Vgl. Jay Winter u. Antoine Prost, The Great War in History: Debates and Controversies, 1914 to the Present, New York 2005, 166; Mary Lou Roberts, Civilization without Sexes: Reconstructing Gender in Postwar France, 1917–1927, Chicago 1994.

4 Vgl. Christa Hämmerle, Oswald Überegger u. Birgitta Bader-Zaar (Hg.), Gender and the First World War, Houndmills/Basingstoke 2014.

5 Vgl. Françoise Thébaud, Der Erste Weltkrieg. Triumph der Geschlechtertrennung, in: Georges Duby u. Michelle Perrot (Hg.), Geschichte der Frauen, Bd. 5: Françoise Thébaud (Hg.), 20. Jahrhundert, Frankfurt a. M./New York 1995, 33–92, 34ff.

Kriege im ehemaligen Jugoslawien wurde das Thema Gewalt in den Sozial- und Kulturwissenschaften zu einem zentralen Forschungsparadigma. Historiker*innen befassen sich seither nicht nur mit dem Verhältnis von Geschlecht, Nationalismus und Krieg,[6] sondern fokussieren insbesondere auch auf Formen geschlechtsspezifischer Gewalterfahrung.[7] Nicht zuletzt das lässt erneut jedwede Vorstellung vom „emanzipatorischen Charakter" des Ersten Weltkrieges obsolet werden. Für die aktuelle Frauen- und Geschlechtergeschichte erweisen sich jedenfalls vor allem die tief greifenden Ambivalenzen und Ungleichzeitigkeiten der Kriegsgesellschaften von Interesse.[8]

Diese skizzierte, über Jahrzehnte entwickelte Komplexität im Rahmen des Gedenkens an 1914/18 adäquat abzubilden, scheint jedoch schwierig gewesen zu sein. Ein Blick auf hegemoniale Wissensdiskurse seit dem Einsetzen des Erinnerungsbooms ab 2012 legt jedenfalls ernüchternde Befunde offen. So konnten sich zwar tatsächlich neue Interessensgebiete etablieren, und es erfolgte tendenziell eine Abkehr von rein nationalen sowie eine zunehmende Orientierung an transnationalen Perspektiven. Der Krieg wurde als gesamteuropäisches, ja globales Phänomen betrachtet.[9] Gleichzeitig kann eine Rückkehr stark politikhistorisch geprägter Ansätze und ein mediales Bedürfnis nach alten „Meistererzählungen" (etwa im Kontext der neu aufgemachten „Kriegsschulddebatte"), ein erneutes Augenmerk auf Diplomatiegeschichte oder eine breite Diskussion außenpolitischer Dimensionen des Krieges ausgemacht werden. Diese Re/Fokussierung auf politik- und militärhistorische Wissensbestände hat die Rezeption frauen- und geschlechterhistorischer Aspekte tendenziell eingeschränkt oder gar verhindert.[10]

Ein weiterer Punkt betrifft das durchaus sichtbar gewordene Interesse an alltagsgeschichtlichen und subjektorientierten Themen. Zwar wurde in diesem Rahmen auch die Geschichte von Akteurinnen verstärkt in Darstellungen des Krieges integriert – zumeist unter dem Forschungsparadigma einer Militarisierung der Zivilgesellschaft. Allerdings erwies sich dies insofern als zweischneidig, als Geschlecht dabei kaum als grundlegende historische Analysekategorie angesehen wurde, sondern meist nur dann zur Anwendung kam, wenn ‚Frauen' in den Blick genommen wurden. Viele Ge-

---

6 Vgl. Heidrun Zettelbauer, „Die Liebe sei Euer Heldentum". Geschlecht und Nation in völkischen Vereinen der Habsburgermonarchie, Frankfurt a. M./New York 2005, 68–87.

7 Vgl. Christa Hämmerle, ‚Mentally broken, physically a wreck …'. Violence in War Accounts of Nurses in Austro-Hungarian Service, in: Hämmerle/Überegger/Bader-Zaar, Gender, wie Anm. 4, 89–107.

8 Vgl. Heidrun Zettelbauer, „Mit blutendem Herzen […] für Kaiser und Vaterland". Weibliche Selbst/Mobilisierung für Kriegsfürsorge im Kontext des Ersten Weltkrieges, in: Friedrich Bouvier u. a. (Hg.), GeschlechterGeschichten. Historisches Jahrbuch der Stadt Graz, Bd. 47, Graz 2017, 163–184.

9 Exemplarisch ersichtlich im Webportal www.1914-1918-online.net, Zugriff: 12.11.2018.

10 Der jeweilige Forschungsstand fällt im transnationalen Vergleich unterschiedlich aus (vgl. L'Homme. Z. F. G., 29, 2, (2018): 1914/18 – revisited, wie Anm. 1), im Folgenden wird v. a. auf den deutschsprachigen bzw. österreichischen Kontext fokussiert.

samtdarstellungen oder regionalhistorische Studien waren beitragsgeschichtlich und ergänzungstheoretisch angelegt, das heißt, sie fügten einer vermeintlich ‚allgemeinen Geschichte' des Krieges ein ‚Sonderkapitel' zu ‚Frauen' und/oder ‚Frauen und Kindern' an;[11] letztere wurden in dem Zusammenhang häufig als homogene Gruppe dargestellt. Beziehungen zwischen den Geschlechtern, dialogische Austauschprozesse zwischen ‚Heimat' und ‚Kriegsfront' oder eine Integration von Ansätzen der neueren Männlichkeitsforschung[12] fanden oft keinen Niederschlag. Forschungsparadigmen, die innerhalb der Geschlechtergeschichte bereits vor 2014 breit diskutiert worden waren – etwa komplexe Dynamiken im Bereich Frauenerwerbsarbeit[13] oder geschlechtsspezifische Prozesse der Demokratisierung[14] (konkret zum Frauenwahlrecht) –, wurden in ‚allgemeinen' Geschichtsdarstellungen oft nicht oder nicht konsequent integriert. Insgesamt zeigt sich, dass das analytische Potenzial der Kategorie Geschlecht im Kontext der Gedenkjahre 2014/18 kaum ausgeschöpft wurde, um überkommene historiografische Konzepte zu dezentralisieren oder neu auszurichten.[15]

II. In diesem Zusammenhang spielt zweifelsohne der beobachtbare Prozess der populärhistorischen Aufbereitung des Ersten Weltkrieges eine wichtige Rolle: Es lassen sich Schwierigkeiten ausmachen, komplexe historische Verhältnisse medial und/oder museal adäquat zu vermitteln, wodurch auch Forschungsergebnisse der Frauen- und Geschlechtergeschichte 2014/18 oft nur sehr selektiv rezipiert wurden. Aufgegriffen wurde, was medial gut integrierbar schien oder sich in einzelnen Museumsbeständen abbildete. Als Grundlage für Vermittlungsprojekte dienten mitunter ältere Studien aus den 1980er-Jahren, oder es wurden Themen diskutiert, die kaum dem Stand der Forschung entsprachen.[16] Generell verweist der Vermittlungsprozess „science to public" auf Aspekte der Verdichtung komplexer historischer Konstellationen im Moment der öffentlichen Nachfrage. Die Reduktion von Komplexität ist in einem solchen

---

11 Vgl. Christa Hämmerle, Traditionen, Trends und Perspektiven: Zur frauen- und geschlechtergeschichtlichen Forschung des Ersten Weltkriegs in Österreich, in: Geschichte und Region/Storia e regione, 23, 2 (2014): Krieg und Geschlecht/Guerra e genere, hg. von Siglinde Clementi u. Oswald Überegger, 21–49, 25.

12 Vgl. Jason Crouthamel, An Intimate History of the Front: Masculinity, Sexuality, and German Soldiers in the First World War, New York 2014.

13 Vgl. Ute Daniel, Der Krieg der Frauen 1914–1918. Zur Innensicht des Ersten Weltkriegs in Deutschland, in: Gerhard Hirschfeld u. Gerd Krumeich (Hg.), Keiner fühlt sich hier als Mensch. Erlebnis und Wirken des Ersten Weltkriegs, Frankfurt a. M. 1993, 131–149.

14 Vgl. Heidrun Zettelbauer, Demokrat|inn|en, in: Johannes Feichtinger u. Heidemarie Uhl (Hg.), Habsburg neu denken. Vielfalt und Ambivalenz in Zentraleuropa. 30 kulturwissenschaftliche Stichworte, Wien/Köln/Weimar 2016, 42–51.

15 Vgl. Angelika Schaser, Der Erste Weltkrieg in Deutschland und Österreich in frauen- und geschlechtergeschichtlicher Perspektive, in: L'Homme. Z. F. G., 29, 2 (2018), 17–33, 32f.

16 Vgl. das medial präsente Bild von Frauen als „Soldaten des Hinterlandes", das kaum differenzierten Erkenntnissen der jüngeren Geschlechtergeschichte zur Selbst/Mobilisierung von Akteurinnen entspricht.

Setting immer schon vorgegeben, doch wird dies meist kaum transparent gemacht.[17] Auch im Kontext des Gedenkens an 1914/18 ist zu konstatieren, dass die Rückkehr zu den „master narratives" wohl nicht nur als Resultat eines wissenschaftlichen Trends beurteilt werden kann, sondern auch dem breiten Bedürfnis nach vereinfachenden, eingängigen und vor allem medial gut kommunizierbaren Erklärungen geschuldet scheint.

Generell stellt sich daher die Frage, ob es im Rahmen öffentlicher Erinnerungspolitiken mit ihren je spezifischen politisch-kulturellen Interessenslagen überhaupt gelingen kann, so etwas wie (geschichts-)wissenschaftliche Innovation einzuschreiben? Öffentliches Gedenken hat zweifellos eine andere Dynamik als wissenschaftliche Konjunkturen, und umgekehrt funktioniert kritische Wissenschaft nur bedingt im Rahmen politisch, staatlich oder national präfigurierter Erinnerungsräume. Oder anders formuliert: Wenn es eine Koinzidenz des gesellschaftlich-kulturellen Begehrens nach historischer Erinnerung mit geschichtswissenschaftlicher Innovation gibt, dann ist sie – wie ich auch in Hinblick auf die Frauen- und Geschlechtergeschichte des Ersten Weltkrieges argumentieren möchte – wohl eher zufällig. Wird Heidemarie Uhls These zu „Gedächtnis als Palimpsest"[18] (gefasst als permanenter Prozess des Überschreibens/ Überlagerns von historischen Ausdeutungen) auf die hier fokussierten Fragen angelegt, so scheint es, als wäre die ‚soziale Energie' im Kampf um das kollektive Gedächtnis zum Ersten Weltkrieg im Bereich nationaler Deutungsmuster tendenziell weitgehend ‚erkaltet'. Dahingegen reagieren viele vermeintlich ‚allgemeine' (de facto männerzentrierte) Geschichtsdeutungen auf die mittlerweile seit Jahrzehnten formulierte Kritik der historischen Frauen- und Geschlechterforschung nach wie vor mit unkommentierten Auslassungen und/oder stereotypen Erzählungen als Machtgeste. Die Analysekategorie Geschlecht hat in geschichtswissenschaftlichen Zusammenhängen offenbar immer noch ‚Beunruhigungspotenzial'.

Gabriella Hauch, 1918 in Österreich: 100 Jahre Frauenwahlrecht

Weder kann von ‚den' Frauen noch von ‚einer' Bedeutung des Jahres 1918 ausgegangen werden, aber 1918 markiert eine Zäsur: die Transformation des politischen Systems von der Monarchie zur demokratischen Republik (Deutsch-)Österreich, mit der eine radikale normative geschlechterspezifische Veränderung einherging. Die Abschaffung des Frauen diskriminierenden Paragrafen 30 im politischen Vereinsrecht und die

---

17 Zum Unterschied von „history" und „memory" vgl. Hans-Günther Hockerts, Zugänge zur Zeitgeschichte: Primärerfahrung, Erinnerungskultur, Geschichtswissenschaft, in: Aus Politik und Zeitgeschichte, 28 (2001), 15–30, 20, 26f.

18 Vgl. Heidemarie Uhl, Kultur, Politik, Palimpsest. Thesen zu Gedächtnis und Gesellschaft, in: Johannes Feichtinger u. a. (Hg.), Schauplatz Kultur – Zentraleuropa. Transdisziplinäre Annäherungen, Innsbruck/Wien/Bozen 2006, 25–35.

Einführung des allgemeinen und gleichen Wahlrechts ohne Unterschied des Geschlechts adressierten im neuen Österreich alle Frauen, mit Ausnahme der Prostituierten. Im Gegensatz zum Befund für die deutsche „Novemberrevolution 1918"[1] wird im Mainstream der Forschung zu Österreich – anders als in der subjektiven Wahrnehmung der Zeitgenoss_innen – keine Dichotomisierung zwischen Revolution und Rätebewegung auf der einen und der Transformation von der Monarchie zu Republik und Parlamentarismus auf der anderen Seite vorgenommen. Die politisch-rechtliche Gleichstellung der Frauen gilt als konstituierender Teil für das Revolutionäre am Systemwechsel,[2] deswegen scheint es nicht notwendig, bei einer geschlechtsspezifischen Inspektion dieser Zeit das Ende der Dichotomisierung von Revolution und Staatsbürgertum 1918/19 einzufordern.[3] Allerdings war es den in Österreich zum Teil bis 1924 bestehenden Räteorganisationen – die in der gängigen Literatur zu Deutschland als Parameter für Revolution verwendet werden – nicht gelungen, Frauen wesentlich in ihre Strukturen einzugliedern. An den männlich konnotierten Paradigmen Erwerbsarbeit und Militär orientiert, schrieben sie, von dieser neuen Volksbasis legitimiert, die dichotomen Geschlechterverhältnisse hierarchisch fort.[4]

Einigkeit herrscht in der wissenschaftlichen Community, dass nach 1918 das Paradoxon von Gleichheit und Differenz, das die bürgerliche Gesellschaft kennzeichnet, zusehends an Legitimität verlor. Daran anknüpfend, orientierten sich viele Forschungen zur Frauen- und Geschlechtergeschichte, aber auch Zeitgenoss_innen an dieser Zäsur, inklusive der Einbeziehung des Vorher und Nachher.[5] So schwärmte etwa Stefan Zweig von der „grandiose[n] Revolution der Frau, die in den letzten zwei Jahrzehnten so überwuchtig eingesetzt hat".[6] Sobald der Fokus jedoch von der politischen Ebene auf andere Bereiche der Geschlechterverhältnisse wie Erwerbs- und Reproduktionsarbeiten oder, unter dem Einfluss kultur- und sozialgeschichtlicher Fragestellungen, auf Biografien und Alltag projiziert wurde, erschien 1918 kaum mehr als

---

1 Für Deutschland vgl. Alexander Gallus (Hg.), Die vergessene Revolution von 1918/19, Göttingen 2010.

2 Vgl. z. B. Ernst Hanisch, Der lange Schatten des Staates. Österreichische Gesellschaftsgeschichte im 20. Jahrhundert, Wien 1995, 263–278; Helmut Konrad u. Wolfgang Maderthaner (Hg.), ... der Rest ist Österreich. Das Werden der Ersten Republik, 2 Bde., Wien 2008.

3 Vgl. Kathleen Canning, Das Geschlecht der Revolution – Stimmrecht und Staatsbürgertum 1918/19, in: Gallus, Revolution, wie Anm. 1, 84–116, 91.

4 Vgl. Veronika Helfert, „Frauen, wacht auf!" Zur Frauen- und Geschlechtergeschichte von Revolution und Rätebewegung in Österreich, 1916/17–1924, unveröffentlichte Dissertation, Universität Wien 2018.

5 Vgl. Birgitta Zaar, Frauen und Politik in Österreich, 1890–1934. Ziele und Visionen, in: David F. Good, Margarete Grandner u. Mary Jo Maynes (Hg.), Frauen in Österreich. Beiträge zu ihrer Situation im 19. und 20. Jahrhundert, Wien/Köln/Weimar 1994, 48–76; Gabriella Hauch, Vom Frauenstandpunkt aus. Frauen im Parlament 1919–1933, Wien 1995.

6 Stefan Zweig, Zutrauen zur Zukunft, in: Friedrich M. Huebner (Hg.), Die Frau von morgen, wie wir sie wünschen, Leipzig 1929, 7.

Zäsur.[7] Rosa Mayreder, eine Doyenne der österreichischen parteiunabhängigen Frauenbewegung, beklagte die „verzweifelten" Frauen des Mittelstandes und meinte, die Dinge sähen „verwirklicht anders" aus „als in jenem ideologischen Reich, aus dem die Ideen der Weltverbesserung" stammten.[8] An der Vielfachbelastung von Frauen hatte sich nichts entscheidend geändert: Die Versorgungskrise mit der Erfahrung des Hungers dauerte ebenso an wie Konfliktlösungen mittels Gewalt, außerdem, so lautet der Befund der Forschung, sei der Typus der neuen Frau lediglich auf ein kleines Milieu in den Metropolen beschränkt gewesen.[9] Diese Differenzierungen mit ihren unterschiedlichen Bedeutungseinschreibungen beantworten allerdings nicht die Frage, welchen Erkenntniswert eine damit einhergehende Spaltung in diverse Geschichten für die geschlechtersensible Re/Konstruktion von der Bedeutung des Jahres 1918 vermittelt.

Die Erzählungen über die damaligen Geschlechterverhältnisse oder das Emanzipationspotenzial von 1918 und die nachfolgende Zeit fokussierten auf das Feld des Politischen und die Bedeutung, die der sogenannten Frauenfrage im gesellschaftspolitischen Umbruch zukam. Unabhängig von den jeweiligen weltanschaulichen, nationalen und regionalen Kontexten waren die frauenpolitischen Aktivistinnen in Folge mit dem „feministischen Paradoxon" (Joan W. Scott) konfrontiert. Das Konzept des Staatsbürgertums war als universales anzuerkennen, aber gleichzeitig mussten sie an der Geschlechterdifferenz und deren nachhaltiger Wirkung anknüpfen, um politische Teilhabe und eine spezielle Gestaltung derselben zu fordern. Geschlecht wirkte als – oft unsichtbare – Strukturkategorie weiter und begründete die Entstehung des Feldes Frauenpolitik.[10]

Unbestritten ist, dass Periodisierungskonzepte Ausdruck von Verhandlungen über historische Relevanzen sind.[11] Dabei ist festzustellen, dass die Pluralität der Frauen- und Geschlechtergeschichte, gestützt auf dichte empirische Forschungsergebnisse, weder von dem Befund der „Nicht-Einheit der Geschichte" (Karin Hausen) zu entkoppeln noch der Aufgabe entledigt ist, in den jeweiligen historischen Relevanzsetzungen die

---

7 Vgl. Maureen Healy, Vienna and the Falling of the Habsburg Empire. Total War and Everyday Life in World War I, Cambridge 2004; Christa Hämmerle, „Vor vierzig Monaten waren wir Soldaten, vor einem halben Jahr noch Männer ..." Zum historischen Kontext einer „Krise der Männlichkeit" in Österreich nach dem Ersten Weltkrieg, in: L'Homme. Z. F. G., 19, 2 (2008): Krise(n) der Männlichkeit?, hg. von Christa Hämmerle u. Claudia Opitz-Belakhal, 51–73.
8 Rosa Mayreder, Rückblick auf die Frauenbewegung, in: Neue Freie Presse, 31.10.1921, 6f.
9 Für Österreich vgl. z.B. Karin Maria Schmidlechner, Die neue Frau? Zur sozioökonomischen Position und kulturellen Lage, in: Konrad/Maderthaner, ... der Rest ist Österreich, Bd. 2, wie Anm. 2, 87–102, 87f.
10 Vgl. Gabriella Hauch, Machen Frauen Staat? Geschlechterverhältnisse im politischen System (1998), in: dies., Frauen bewegen Politik. Österreich 1848–1938, Innsbruck/Wien/Bozen 2009, 151–169.
11 Vgl. Johanna Gehmacher u. Maria Mesner, Dis/Kontinuitäten. Geschlechterordnungen und Periodisierungen im langen 20. Jahrhundert, in: L'Homme. Z. F. G., 25, 2, (2014): Zeitenschwellen, hg. von Gabriella Hauch, Monika Mommertz u. Claudia Opitz-Belakhal, 87–101, 90–94.

Wirkungsmacht der Kategorie Geschlecht zu analysieren und ihre Einschreibung zu fordern. Dafür boten die Republikfeiern 1918–2018 auf nationaler, aber auch auf regionaler Ebene finanzielle Ressourcen, die von Akteurinnen der Frauen- und Geschlechtergeschichte genutzt wurden.[12] Das war auch das Anliegen eines interdisziplinären Kollektivs an der Universität Wien – Blaustrumpf ahoi! –, nämlich spezifische Gedächtnisorte zu schaffen, die sich der Thematik Geschlechtergerechtigkeit und Geschlechterdemokratie seit 1918 widmen.[13]

Die Idee eines übergreifenden Narrativs der Geschlechterverhältnisse und damit das Setzen von Periodisierungen und Relevanzen sollte nicht fallengelassen werden. Denn das könnte bedeuten, das Feld der ‚großen Erzählungen' jenen zu überlassen, die sich wenig(er) Gedanken über die Instabilität von Geschlechts/Identitäten machen: Nur eine stabile Erzählung kann die alten Erzählungen destabilisieren.[14]

Mit der Transformation von der Monarchie zur Republik wurde eine Geschlechterordnung strukturell festgeschrieben, die gleiche politische Rechte nachhaltig mit sozialer Ungleichheit verband. Festzumachen ist diese Ungleichheitskontinuität über die repressiven Regime der österreichischen Diktatur und des Nationalsozialismus hinweg, die ihrerseits durch die Abschaffung der bürgerlichen Freiheiten und demokratischen Rechte sowie die Einführung der Kategorie ‚Rasse' eine ungeahnt katastrophale Dimension erreichten. Dies zeigt die Flexibilität, aber auch die Notwendigkeit der bürgerlichen Moderne, die Geschlechterdifferenzen jeweils neu mit verschiedenen Wertigkeiten aufzuladen. Diese Erkenntnis ist ein weiteres Argument, warum die gesellschaftspolitische Transformation 1918 als Zäsur zu fassen ist und warum sich das Kollektiv Blaustrumpf ahoi! und andere frauen- und geschlechtergeschichtliche Initiativen in die öffentliche Inszenierung des Republikjubiläums einzuschreiben suchen: Das politische System der parlamentarischen Demokratie garantiert keine automatische Gerechtigkeit, sondern eröffnet einen Raum, in dem Machtverhältnisse ausverhandelt werden – das gilt bis heute und für das Ziel einer den Idealen der Aufklärung verpflichteten geschlechtergerechten und damit frauenfreundlichen Gesellschaft.

---

12 Vgl. z. B. Andrea M. Lauritsch (Hg.), „An uns, ihr Frauen, ist die Reihe" – 100 Jahre Frauenwahlrecht. Historische Streifzüge durch Kärntens Geschichte, Klagenfurt/Celovec 2018.

13 Blaustrumpf ahoi!, das sind Birgitta Bader-Zaar, Johanna Gehmacher, Gabriella Hauch, Elisabeth Holzleithner, Maria Mesner und Birgit Sauer; Buchprojekt: Blaustrumpf ahoi! (Hg.), „Sie meinen es politisch!" 100 Jahre Frauenwahlrecht in Österreich: Geschlechterdemokratie als gesellschaftspolitische Herausforderung, Wien 2019; Ausstellung 1: „Die Wahlzelle: ‚Sie meinen es politisch!' 100 Jahre Frauenwahlrecht vor Ort", präsentiert am 31. 10. 2018, Universität Wien; Ausstellung 2: „‚Sie meinen es politisch!' 100 Jahre Frauenwahlrecht in Österreich", Volkskundemuseum Wien von 8. März bis 30. August 2019, anschließend Frauenmuseum Hittisau.

14 Vgl. Lynn Hunt, The Challenge of Gender. Deconstruction of Categories and Reconstruction of Narratives in Gender History, in: Hans Medick u. Anne-Charlott Trepp (Hg.), Geschlechtergeschichte und Allgemeine Geschichte. Herausforderungen und Perspektiven, Göttingen 1998, 57–98, 81.

Bożena Chołuj, Zur Einführung des Wahlrechts für Frauen in Polen 1918/19

Die Tatsache, dass Frauen sich 1919 zum ersten Mal an Wahlen in Polen beteiligen durften, kann sowohl als Intervention als auch als Integration interpretiert werden. Das Frauenwahlrecht integrierte Frauen nach dem Ersten Weltkrieg in den 1918 neu gegründeten polnischen Staat, und ihr Kampf um dieses Recht hat gleichzeitig zu einer massiven Intervention in die politische und rechtliche Gestaltung dieses neuen polnischen Staates geführt.

Bereits auf der Polnischen Vollversammlung der Frauen, dem Frauenkongress, der am 9. September 1917 in Warschau stattfand, wurden entsprechende Forderungen formuliert. Deren Realisierung erwarteten die Frauen nach der sich abzeichnenden Konstituierung des polnischen Staates. Im „Tagebuch des Kongresses", das die Stellungnahmen und Reden dokumentiert und 1918 durch das Komitee des Kongresses herausgegeben wurde, schrieb Justyna Budzińska-Tylicka, dass auf den Sitzungen 68 unterschiedliche Institutionen vertreten waren.[1] Folgende Parteien legten ihre Deklarationen für die politische Gleichstellung der Frauen vor: Partia Niezawisłej Polski (Partei des Unabhängigen Polens), Zjednoczone Stronnictwo Demokratyczne (Vereinigte Demokratische Partei), Polska Partia Postępowa (Polnische Fortschrittspartei), Narodowy Związek Robotniczy (Nationaler Arbeiterverein) und Polska Partia Socjalistyczna (Polnische Sozialistische Partei). An den Parteinamen ist zu erkennen, dass die ‚Frauenfrage' hier von fortschrittlichen, eher linksorientierten Parteien diskutiert wurde, deren Mitglieder gemeinsam getagt und gearbeitet haben. Doch auch katholische Frauen richteten einen unterstützenden Brief an den Kongress, obwohl sie selbst an ihm nicht teilnahmen. Sie befürworteten jedoch, wie die katholische Kirche und trotz kritischer Stimmen rechter Organisationen, eindeutig die Forderung nach dem Wahlrecht für Frauen. In den Vorträgen, die im „Tagebuch" des Kongresses veröffentlicht wurden, wird immer wieder unterstrichen, dass sowohl Polinnen als auch Polen in der Zeit der Dreiteilung Polens durch Preußen, Russland und die Habsburgermonarchie sowie im Krieg gelitten und um ein selbstständiges Polen gemeinsam gekämpft haben. Mit der Gleichheit im Leid und im Kampf legitimierten die Vortragenden in vier Sektionen (zu politischen, juristischen, gesellschaftlichen und erzieherischen Angelegenheiten) ihre Forderung nicht nur nach dem Wahlrecht, sondern nach einer allgemeinen rechtlichen Gleichstellung der Geschlechter im neuen Polen. Der Kongress plädierte somit für die rechtliche und politische Integration der Frauen in die Gesamtgesellschaft des neuen Staates.

Sowohl dieser Kongress als auch schon frühere Frauenaktivitäten, unter anderem

---

1 Vgl. Justyna Budzińska-Tylicka (Red.), Pamiętnik. Zjazdu Kobiet Polskich w Warszawie w roku 1917 [Tagebuch. Kongress der polnischen Frauen in Warschau im Jahr 1917], hg. von Komitet Wykonawczy Zjazdu Kobiet Polskich [Ausschuss des polnischen Frauenkongresses], Warszawa 1918.

Frauenkongresse in den Jahren 1900, 1905 und 1907, waren viel beachtete Ereignisse in der polnischen Öffentlichkeit. Auf dem Kongress von 1917 aber erarbeiteten die Frauen zum ersten Mal auch konkrete Vorschläge, die über die Frage des Frauenwahlrechts hinausgingen. Diese betrafen mehrere Gesetzesentwürfe, die die politischrechtliche Situation von Frauen und Kindern verbessern sollten. Die Parole lautete: „Uobywatelnienie kobiet w Niepodległym Zjednoczonym Państwie Polskim" (*Verstaatsbürgerlichung* der Frauen im Unabhängigen Vereinigten Staat Polen). Dabei wurden sie unterstützt von sozialen Institutionen, deren Bandbreite wie schon angedeutet von linksorientierten Parteien und verschiedenen Frauenorganisationen bis hin zur Kirche reichte. Der Zusammenschluss all dieser Formationen durch die und für die Frauenfrage stellte eine bedeutende Intervention in die Pläne zur Konstituierung des neuen Staates dar.[2]

Die Polinnen hatten keinen John Stuart Mill, der 1869 „The Subjection of Women" vorgelegt hatte, aber immerhin den Satiriker und Literaturkritiker Tadeusz Boy-Żeleński als Fürsprecher der Gleichheit der Geschlechter. Sie hatten außerdem viele Kontakte mit der Frauenbewegung im Ausland.[3] Seit 1887 verfügten sie über eine polnische Übersetzung von Lewis Henry Morgans „Die Urgesellschaft" (1877). Sie lasen sogar Otto Weiningers „Geschlecht und Charakter" (1903) als eine Darstellung der Weiblichkeit, die sich politisch nicht mehr bewährte und daher abzulehnen war. Dadurch, dass Polen lange Zeit kein souveräner Staat gewesen ist, konnten die Polinnen nicht um das Wahlrecht kämpfen. Sie haben aber feministische Ideen entwickelt. Deswegen hat sich in Polen nicht die Bezeichnung *Suffragette* etabliert, sondern das Wort *feministisch*, wie etwa in den Schriften und Reden von Paulina Kuczalska-Reinschmitt, die 1907 Związek Równouprawnienia Kobiet Polskich (Vereinigung für die Gleichstellung der polnischen Frauen) und die Zeitschrift „Ster" (Steuer) als Forum für die Gleichstellung der Frauen gründete. Sie trat zusammen mit Maria Turzyma für ein gemeinsames Handeln von Frauen und Männern im Kampf um nationale Unabhängigkeit ein, ähnlich wie Maria Dulębianka und vor allem Irena Krzywicka, die in ihren literarischen Werken solch tabuisierte Themen wie Menstruation und Adoleszenz sehr offen behandelte.

Trotz des hier nur beispielhaft skizzierten, jahrelangen Kampfes der Frauen um ihre Rechte und insbesondere ihr Wahlrecht gilt im gegenwärtigen kollektiven Gedächtnis in Polen Józef Piłsudski als derjenige Staatsmann, der den Frauen das Wahlrecht ‚gab'. Er tat es tatsächlich, aber nur unwillig. Zuerst verkündete die provisorische Volksregierung unter Kurzzeit-Ministerpräsident Ignacy Daszyński, Mitglied der Polnischen Sozialistischen Partei (PPS), in Lublin das aktive und passive Wahlrecht für Frauen.

---

2 Vgl. Budzińska-Tylicka, Pamiętnik, wie Anm. 1.

3 Jadwiga Suchmiel, Books and Periodicals on the Women's Movement and a Changing Model of Women's Educating on Polish Territories at the Turn of the 19th Century, in: Edith Saurer, Margareth Lanzinger u. Elisabeth Frysak (Hg.), Women's Movements. Networks and Debates in post-communist Countries in the 19th and 20th Centuries, Köln/Weimar/Wien 2006, 541–558.

Fünf Tage später, am 12. November 1918, übergab Daszyński die Regierung an den mittlerweile nach Polen zurückgekehrten Piłsudski. Auf Piłsudski musste aber Druck ausgeübt werden, bis er schließlich am 28. November 1918 ein Dekret erließ, in welchem die Einführung des Wahlrechts für Frauen verkündet wurde. Die entscheidende Rolle spielten dabei seine zweite Frau Aleksandra Piłsudska, die Polnische Sozialistische Partei sowie jene Frauen, die mit Regenschirmen an die Fenster seines Hauses klopften und ihm so lange keine Ruhe ließen, bis er diese Entscheidung getroffen hatte. In den ersten Wahlen vom 26. Januar 1919 wurden acht Frauen zu Abgeordneten gewählt.[4] Zum ersten Mal tagte das polnische Parlament (Sejm) am 10. Februar 1919 im Gebäude der ehemaligen russischen Schule, des Alexandrisch-Marien-Instituts für Mädchenerziehung, in der Wiejska Straße in Warschau.

Die Aufarbeitung der oben skizzierten Geschichte des Frauenwahlrechts begann mit einer von Aneta Górnicka-Boratyńska 1999 herausgegebenen Anthologie feministischer Texte aus dem Zeitraum 1870 bis 1939.[5] Obwohl es noch immer keine umfassende historische Dokumentation der Geschichte des Frauenwahlrechts in Polen gibt, spielt die Erinnerung an sie heutzutage eine viel größere Rolle als Ende der 1990er-Jahre. Davon zeugen die Feierlichkeiten 2018 anlässlich des hundertjährigen Jubiläums der Unabhängigkeit Polens. Auf der Regierungswebsite zur Begehung dieses Jubiläums, „Niepodległa" (Unabhängiges Polen), erschien ein Text, in dem Karolina Dzimira-Zarzycka den Kampf der Frauen um die Souveränität Polens betont und skizzenhaft deren Bemühungen um das Wahlrecht beschreibt.[6] Ein Pendant dazu stellen umfangreiche Materialien auf der Website der NGO Polski Kongres Kobiet (Polnischer Frauenkongress) dar.[7] Sowohl dort als auch in 517 Veranstaltungen an 44 Orten und in 29 Städten von anderen NGOs und Bürgerinitiativen wurde der Fokus nicht auf den Kampf um die polnische Nation gesetzt, sondern man feierte die Vielzahl und die

---

4 Gabriela Balicka, Spezialistin für Botanik, aktiv in Volksvereinen und in der Gesellschaft für Frauenschutz; Jadwiga Dziubińska, aktiv in landwirtschaftlichen Schulen und in der sogenannten „fliegenden Universität", einer geheimen Bildungseinrichtung für Frauen; Irena Kosmowska, aktiv in Genossenschaften und in landwirtschaftlichen Schulen für Mädchen; Maria Moczydłowska vertrat die Nationale Volksvereinigung, war Aktivistin der Genossenschaftsbewegung und im Kampf um Gleichstellung der Frauen; Zofia Moraczewska, Mitglied der Sozialistischen Partei PPS, Mitbegründerin der Frauenliga und aktiv in der Genossenschaft Społem; Anna Piasecka, aus der Familie eines Großgrundbesitzers, war Aktivistin in der Volkspartei Piast; Zofia Sokolnicka, Aktivistin der Frauenorganisation Warta, Organisatorin des geheimen Polnischunterrichts, Gründerin der Bibliothek für Frauen, nach dem Krieg gehörte sie zum Katholischen Verein der Polinnen und zur Nationalen Organisation der Polinnen; Franciszka Wilczkowiakowa, Nationale Arbeiterpartei, Nationale Demokratie, kämpfte gegen soziale Missstände.
5 Vgl. Aneta Górnicka-Boratyńska, Chcemy całego życia [Wir wollen das ganze Leben], Warszawa 1999.
6 Vgl. https://niepodlegla.gov.pl/o-niepodleglej/sto-lat-praw-wyborczych-polek/gl; https://niepodle gla.gov.pl/o-niepodleglej/sto-lat-praw-wyborczych-polek, Zugriff: 10.11.2018.
7 Vgl. https://kongreskobiet.pl/pl-PL/text/inicjatywy/100-lecie_praw_kobiet/walka_polek_o_prawa_ wyborcze_-_prof_m_fuszara, Zugriff: 10.11.2018.

Vielfalt des politischen, sozialen und kulturellen Engagements der Frauen von früher und von heute. Eine besondere Maßnahme ergriff die Stadtverwaltung Posen: Die Gleichstellungsbeauftragte Marta Mazurek richtete dort einen sogenannten Frauenort ein, darunter eine Internetplattform für Fraueninitiativen und den 24-Stunden-Notdienst für Frauen. Mit diesen Feierlichkeiten und Veranstaltungen gelang es in Polen erstmals, die Erinnerung an die Vergangenheit mit der Gegenwart der Frauen in Polen fast flächendeckend zu verbinden.

Ingrid Bauer, Das Erinnerungsjahr 1968/2018 und die Botschaft vom Wandel der Geschlechterverhältnisse als ‚Trumpfkarte‘

Die Diskurse rund um „1968" und seine nunmehr fünfzig Jahre sind angesichts ihrer Dichte kaum zu bündeln. Ich habe mich daher auf einige Blitzlichter konzentriert: Für Österreich, wo das Anniversarium keinen aktuellen wissenschaftlichen Elan auslöste, habe ich in den Medien zirkulierende Narrative in den Blick genommen, für Deutschland 2018 erschienene wissenschaftliche Publikationen gesichtet. Dabei werde ich aber nur jenes Buch herausgreifen, das den Erinnerungsmarkt zu „1968" am stärksten durcheinandergewirbelt hat: nämlich Christine von Hodenbergs „Das andere Achtundsechzig", mit seiner provokant zugespitzten Ansage „Achtundsechzig war weiblich".[1]

Im Multierinnerungsjahr 2018 war im österreichischen Ranking „1968" zunächst deutlich nachgereiht – durchaus stimmig. Denn im Gegensatz zu Deutschland oder Frankreich gilt dieses symbolische Datum wegen der hierzulande recht ruhigen Dynamik nicht als besondere Wegmarke der österreichischen Geschichte. Eine gängige geschichtswissenschaftliche Lesart ist vielmehr, dass die Ideen des globalen „1968" indirekt in die österreichische Gesellschaft eingesickert sind: durch den Rückenwind ab 1970 deutlicher sozialdemokratischer Wahlerfolge und mit anschließenden Alleinregierungen und einem umfassenden gesellschaftspolitischen Reformprogramm.

Überraschenderweise ist die mediale Wiederaufbereitungsmaschinerie zu „1968" aber dann doch schwungvoll in Gang gekommen, wobei die Debatten 2018 eine andere Stoßrichtung haben als 2008. Damals bewegte sich die übermittelte Botschaft auf einer narrativen Ebene, zu der vor allem ‚leichte‘ Themen gehörten – Popkultur, Flower Power, sexuelle Revolution, Pluralisierung der privaten Lebensformen und: Emanzipation der Frauen; letztere ist ohne viel erklärendem Aufwand dem Erbe von „1968" zugeschlagen worden.[2] Für 2018 fällt hingegen auf, dass die mediale Ausein-

---

1 Christine von Hodenberg, Das andere Achtundsechzig. Gesellschaftsgeschichte einer Revolte, München 2018, 103.
2 Vgl. Ingrid Bauer, Das 68er-Gedächtnis in Österreich, männergeschichtliche Deutungen und *Models*

andersetzung politischer und dringlicher ist, wohl nicht zuletzt deshalb, weil nun auch in Österreich der Rechtspopulismus gegen „1968" und alles, was sich damit assoziieren lässt, lärmt und hetzt. Dieser Kampfansage wird in linken, liberalen und durchaus auch in bürgerlich-konservativen Medien ein deutliches „1968 war wichtig. Und wie!" entgegengesetzt. Unter den in Stellung gebrachten inhaltlichen Argumenten – die damalige Durchflutung der Gesellschaft mit Demokratie, ihr soziales Durchlässigwerden und das Aufwachen einer österreichischen Zivilgesellschaft – sind als wichtige Trumpfkarten wieder die Frauenemanzipation und der Wandel im Verhältnis der Geschlechter mit dabei.

Die Frage, welches Geschlecht „50 Jahre 1968" in den in den Medien zirkulierenden Erzählungen hat, lässt sich trotzdem nicht so einfach auf den Punkt bringen. Fangen wir so an: Der Charakter der 1968er-Ereignisse und die Erinnerung daran sind hierzulande nicht so männlich assoziiert wie im deutschen Mediendiskurs, dazu fehlen in Österreich die ‚heldenhaften' Leitfiguren. Akteure von damals, wie der Schriftsteller Robert Schindel, üben sich in aktuellen Interviews vielmehr in demonstrativer Bescheidenheit, man sei nicht so wichtig gewesen, habe nur eine Protestmelodie gezwitschert, die ohnehin in der Luft gelegen sei – was durchaus geschichtswissenschaftlichen Interpretationen entspricht, in denen die 1968er-Proteste zwar als Katalysator gesehen, diese aber in den gesellschaftlichen Wandel der langen 1960er-Jahre eingeordnet werden.

Das Thema „1968 und die Frauen" wiederum ist medial additiv angekommen, meist ohne analytische Tiefenschärfe, mit bloßen Stichworten wie Emanzipation, Vorfrühling der Frauenbewegung als besonders einflussreicher Folge der Rebellion oder Frauen als Leidtragende des Sexismus und Chauvinismus der 68er usw. Letzteres findet sich sogar irritierend platt abgehandelt, etwa in einem Interview mit Gretchen Dutschke-Klotz, das für eine österreichische Tageszeitung aus Anlass ihres neuen Buches „1968. Worauf wir stolz sein dürfen"[3] geführt wurde.[4] Obwohl Dutschke-Klotz selbst Aktivistin war, ist sie für die Interviewerin vor allem in ihrer Rolle als Witwe der 68er-Ikone interessant, dementsprechend war auch die Schlagzeile formuliert: „Rudi würde weiterkämpfen" und würde sich heute gegen Rechtsextremismus engagieren. Schließlich doch auf die hierarchischen Geschlechterverhältnisse in der deutschen Studentenbewegung angesprochen, wirken diese, weil im privaten Beziehungszusammenhang thematisiert, eigentümlich verharmlost und entpolitisiert: „Sprachen Sie Ihren Mann darauf an?", fragt die Interviewerin. – „Ja, ich habe ihm erzählt, wie schlimm es im SDS war. Ihm war das gar nicht bewusst.

---

als ‚Expertinnen' der Emanzipation, in: L'Homme. Z. F. G., 20, 2 (2009): Gender & 1968, hg. von Ingrid Bauer u. Hana Havelková, 129–136.

3   Gretchen Dutschke-Klotz, 1968. Worauf wir stolz sein dürfen, Hamburg 2018.

4   Birgit Baumann (Interview), Witwe von Rudi Dutschke: „Rudi würde weiterkämpfen", in: Der Standard, 7. 4. 2018, Album, 4–5.

Aber er war ratlos und wusste nicht, was er tun sollte. Man muss schon sagen: Es war nicht sein Hauptanliegen, da etwas zu ändern."

Als Akteurinnen bleiben Frauen also unterbelichtet, meist ohne Namen, treten selten als Deutungsmächtige auf, wurden/werden nicht angefragt oder hatten/haben selbst, wie von Hodenberg für Deutschland konstatiert, „starke Fluchttendenzen vor öffentlichen Auftritten"; das habe die genderspezifischen „Blindstellen des medialen Narrativs von Achtundsechzig" verstärkt und die Mythenbildung den Männern überlassen.[5] Christina von Hodenberg hat mit ihrem Buch, das diese Mythenbildung in mehrfacher Weise dekonstruiert, kräftigen Wind in die Debatte gebracht. Sie tut das auf einer besonderen Quellenbasis: nämlich mit vielen hundert, mit drei Generationen geführten und in unterschiedlichen sozialwissenschaftlichen Projektzusammenhängen entstandenen Interviews aus den Jahren 1965 bis 1968, die von ihr erstmals für die historische Forschung ausgewertet wurden. Zu den Korrekturen an den medial ver-festigten 68er-Narrativen, die von diesen Quellen nahegelegt werden, gehören mehrere interessante Aspekte, die ich hier nur stichwortartig nennen kann:

– Rehabilitierung der Provinz – nicht nur in großstädtischen Brennpunkten, auch in kleinen und mittelgroßen Städten habe es gegen die herrschenden Verhältnisse gebrodelt.

– Relativierung des Narrativs vom Kampf der Söhne gegen die NS-belasteten Väter als Ursprung der Revolte – der 1968 engagierte akademische Nachwuchs sei eher aus linksliberalen und linken Elternhäusern gekommen und wenn, dann sei der Kampf gegen abstrakte Väter/Autoritäten geführt worden: Professoren, Polizisten, Politiker, Verleger usw.

– Relativierung des Generationenkonflikts – dieser erweise sich als ein rückblickend inszeniertes selbstheroisierendes Konstrukt der Jungen; ein großer Teil der Eltern-generation habe in den Interviews durchaus Verständnis gezeigt für die Kritik der jungen Leute an autoritären Strukturen und einer repressiven Sexualmoral.

– Die meisten Diskussionen hat die mit Verve vorgebrachte These ausgelöst, dass „1968" ganz entschieden weiblich war. Frauen hätten die Devise „Das Private ist politisch" ernst genommen und die Revolutionierung der Geschlechterrollen und -beziehungen, der Autoritätsverhältnisse in den Familien und bei der Erziehung vorangetrieben. Diese, so von Hodenberg, „stille Revolution der Frauen", ausge-tragen in „vieltausendfachen Konflikten im privaten Rahmen der Familien und Ehen", habe sich von 1968 weg „wie ein Wildfeuer" über die Universität hinaus in alle Schichten und Regionen hinein ausgebreitet, als „unterirdischer Prozess", dessen Ausleuchtung erst die Konturen des eigentlichen und langfristig wirksamen „68" erkennbar mache.[6]

---

5 Von Hodenberg, Das andere Achtundsechzig, wie Anm. 1, 146.
6 Von Hodenberg, Das andere Achtundsechzig, wie Anm. 1, 108 u. 109.

Noch etwas ist hervorzuheben: Die Autorin hat ausgesprochen offensiv in die Erinnerungsökonomie von „50 Jahre 1968" interveniert, zum einen mit einem perfekten Timing – ihr Buch ist Anfang 2018 erschienen –, zum anderen hat sie die eingespielten genderspezifischen Erzählroutinen schon vorab provokant herausgefordert. Denn in ihrem Buch prophezeit sie, anlässlich des 50-Jahre-Jubiläums „werden erneut einige wenige, meist männliche Zeitzeugen-Veteranen im Rampenlicht stehen. In den Jubiläums-Talkrunden und Interviewspalten der Zeitungen werden sie die zentrale Rolle des SDS, der Neuen Linken, der Theoriedebatten und der spektakulären Stunts der Studenten behaupten."[7] Diesen Fehdehandschuh haben die Medien zumeist interessiert und positiv aufgegriffen, das Buch wurde schon ab Anfang Februar in zentralen deutschsprachigen Medien besprochen, mit entsprechenden Schlagzeilen ganz im Sinne der Autorin: „Die Revolte der Frauen", „Frauen sehr stark beteiligt", „Die Studentenbewegung als Geschlechterkonflikt" usw.

Christine von Hodenberg hat sich auch den zu erwartenden Duellen mit den üblichen Deutungsmächtigen gestellt, so zum Beispiel bei den Frankfurter Römerberggesprächen „1968–2018: What is left?". Dort ging sie mit dem Politikwissenschaftler Wolfgang Kraushaar, der sich, da ehemals selbst Akteur, als ‚wahren' Chronisten der 68er-Bewegung sieht, in seinem Statement den frauenemanzipatorischen Aufbruch jedoch nur in einem Nebensatz erwähnte, in Konfrontation. Sie hielt ihm laut Veranstaltungsbericht der „FAZ" entgegen: „Wer im Blick auf die langfristige Entwicklung nicht angemessen gewichte, dass es schon 1968 und nicht erst Jahre später einen frauenemanzipatorischen Aufbruch gegeben habe, versage bei der Darstellung historischer Entwicklung und lasse insbesondere jeden Sinn für Gradualität vermissen." Und: „Wer bloß die subalterne Rolle der Frauen betone und nicht zugleich ihren konkreten Widerstand dagegen ins Auge fasse, wie er sich seinerzeit in der Revision der Geschlechterrollen artikulierte, zu Hause wie in munter-obszönen Flugblattaktionen und Tomatenwürfen gegen patriarchalisch aufgespreizte SDS-Vertreter, der übernehme für die Geschichtsschreibung nur die Hälfte der Geschichte, die spektakuläre, grell inszenierte und versäume es, die tieferliegenden Anfänge der im Grunde einzig konkreten Utopie von Achtundsechzig, die geschichtsmächtig wurde, auszuleuchten: der Frauenbewegung nämlich." Das „männliche 1968" sei hingegen ins Leere gelaufen.[8]

Diese Position und ihr Duktus sind durchaus erfrischend. Dass dabei „1968" in einer Weise umgewidmet wird, die an die Stelle der männlichen Heldenerzählung nun eine rein weibliche Erfolgsstory treten lässt, ist aber reichlich überzogen.

---

7 Von Hodenberg, Das andere Achtundsechzig, wie Anm. 1, 186.
8 Zit. nach: Christian Geyer, Wie weiblich war 1968?, in: FAZ, 30.4.2018, unter: www.faz.net/aktuell/feuilleton/debatten/frankfurter-roemerberggespraeche-wie-weiblich-war-1968-15566685.html, Zugriff: 30.9.2018.

Claudia Kraft, Erinnerungslücken: Geschlecht als Leerstelle im Gedenken an 1989

Für die ehemals staatssozialistischen Länder fällt die Bewertung des „annus mirabilis" 1989 sehr unterschiedlich aus. In einer teleologischen Lesart ist das Ende des kommunistischen Herrschaftssystems in Mittel- und Osteuropa bereits seit den 1950er-Jahren angelegt – beginnend mit dem Aufbegehren gegen das politische und ökonomische System in der DDR, Ungarn und Polen. „Emanzipation" (durch Erwerbsarbeit) wird dabei als Teil des gescheiterten kommunistischen Experiments gesehen, die dadurch entstandenen Handlungsräume für Frauen werden nur selten als ein bewahrenswertes Erbe jener Epoche betrachtet. Häufiger findet man Aussagen, die das staatssozialistische Emanzipationskonzept und die damit verbundenen gewandelten Geschlechterrollen als paradigmatisch für ein verfehltes Gesellschaftskonzept und somit als pars pro toto eines dysfunktionalen Systems betrachten, dessen Untergang daher auch eine gewisse Zwangsläufigkeit besaß;[1] über dessen Nachleben – etwa als Erfahrungsraum der historischen AkteurInnen – müsse folglich kein großes Aufheben gemacht werden. „Nichts war so typisch für die DDR wie die ‚DDR-Frau'", war in der „Frankfurter Allgemeinen" im Jahr 1992 zu lesen.[2] Hier scheint die politische Abwertung des sozialistischen Emanzipationsmodells in einem Satz gebündelt sowie die Überflüssigkeit seiner wissenschaftlichen Untersuchung impliziert zu sein.

Während in einer solchen Perspektive der Untergang des Staatssozialismus den Schlusspunkt einer reinen Defiziterzählung darstellt, klingt die Erzählung über die vergangene Epoche bei den AkteurInnen, die sich aktiv gegen diese politische Ordnung engagiert haben, etwas anders: Sie meinen zwar auch, dass der Staatssozialismus als Gesellschaftsordnung nicht reformierbar war. Wichtig bleibt dennoch, auch nach 1989 daran zu erinnern, dass man in einem zum Scheitern verurteilten System auf der richtigen Seite der Geschichte stehen konnte, wenn man jenem System den „Versuch, in der Wahrheit zu leben" (Václav Havel) sowie eine authentische und nicht verlogene politische Sprache entgegenhalten konnte.[3] Dieses dissidente Selbstverständnis, das dem klassenkämpferischen Pathos der Regime die Ratio universaler und nicht an soziale Klassenlagen gebundener Menschenrechte entgegenhielt, weist jedoch in Hinblick auf Frauenrechte als Menschenrechte eine signifikante Leerstelle auf. Menschenrechte wurden universal gedacht, aber sie wurden in Anschlag gebracht in einer politischen Konstellation, deren Rechts- und Institutionenordnung geschlechtlich codiert war –

---

1 Hier gilt es jedoch zu bedenken, dass die Veränderungen der Lebensentwürfe v. a. die nun stärker ins Erwerbsleben integrierten Frauen, weniger die männlichen Erwerbstätigen betraf.

2 Zit. nach: Ina Merkel, Leitbilder und Lebensweisen von Frauen in der DDR, in: Hartmut Kaelble, Jürgen Kocka u. Hartmut Zwahr (Hg.), Sozialgeschichte der DDR, Stuttgart 1994, 359–382, 359.

3 Vgl. Michal Kopeček, Human Rights Facing a National Past. Dissident „Civic Patriotism" and the Return of History in East Central Europe, 1968–1989, in: Geschichte und Gesellschaft, 38 (2012) 4, 573–602.

und es auch nach 1989 blieb. Die stolz proklamierte „Rückkehr nach Europa", die viele DissidentInnen als das Ergebnis ihres mutigen oppositionellen Engagements während der Zeit des Staatssozialismus betrachteten, hat nach fast dreißig Jahren „Transformationszeit" viel von ihrem Glanz verloren. Feministische Forschung kann hier einen wichtigen Beitrag für das Verständnis dieser Entzauberung des Datums 1989 leisten. Universale Werte, die von den DissidentInnen beschworen wurden und von denen man glaubte, sie würden nicht zuletzt durch den Beitritt zur Europäischen Union als einer „Wertegemeinschaft" nachhaltig institutionalisiert, erwiesen sich als weit weniger universal als gedacht. So hat zum Beispiel die polnische Literaturwissenschaftlerin Agnieszka Graff darauf hingewiesen, dass etwa Vorstellungen von staatsbürgerlicher Gleichheit nicht einfach quasi kontextunabhängig nach Polen hätten transportiert werden können, da es immer die Konzepte von Staatsbürgerschaft mit zu bedenken gäbe, die sich dort in den letzten Jahrzehnten entwickelt hatten und die durch ethnonationale Engführung und Geschlechterbipolarität geprägt worden seien.[4]

Je länger das Jahr 1989 zurückliegt, desto offensichtlicher wird auch, dass die damit einhergehenden politischen und gesellschaftlichen Veränderungen nicht auf die östliche Hälfte Europas beschränkt blieben. So verlief das viel beschworene Zusammenwachsen Europas etwas anders als noch 1989 erwartet. Makroprozesse wie die Globalisierung, aber auch die in Ost- und Westeuropa als notwendig erachteten ökonomischen und sozialstaatlichen Umbaumaßnahmen in Zeiten neoliberaler Reformbegeisterung resultierten in einer „Ko-Transformation", deren Betrachtung nachdrücklich deutlich macht, dass sich nicht einfach nur der Osten dem Westen angeglichen hat, sondern dass sich hier etwas qualitativ Anderes herausbildete. Es ist das Verdienst Philipp Thers, diesen innovativen Blick auf die jüngste Zeitgeschichte geworfen und damit 1989 in eine veränderte Perspektive gerückt zu haben – auch wenn man eine stärker geschlechtergeschichtliche Analyse in seinem Buch schmerzlich vermisst.[5] Denn ein vollständiges Bild der „neuen Ordnung auf dem alten Kontinent" ergibt sich erst, wenn man den Umbau des Sozialstaates oder die Durchsetzung neoliberalen ökonomischen Denkens nicht genderneutral denkt, sondern miteinbezieht, wie stark Institutionenordnungen einerseits und symbolische Ordnungen andererseits geschlechtlich codiert sind. Nancy Fraser hat die Bedeutung dieser Codierungen für die Wohlfahrtsstaaten westlicher Prägung sowie für deren Umbau im Geiste des Neoliberalismus eindrücklich herausgearbeitet.[6] Doch so wie in vielen historiografischen Darstellungen Geschlecht als relationale Kategorie unterbelichtet bleibt, blendet Fraser ihrerseits die Erfahrungswelten der mittel- und osteuropäischen AkteurInnen aus. Der

---

4 Vgl. Agnieszka Graff, Rykoszetem. Rzecz o płci, seksualności i narodzie [Abgefälscht. Über Geschlecht, Sexualität und Nation], Warszawa 2008, 65 f.
5 Philipp Ther, Die neue Ordnung auf dem alten Kontinent. Eine Geschichte des neoliberalen Europa, Berlin 2014.
6 Vgl. Nancy Fraser, Fortunes of Feminism. From State-Managed Capitalism to Neoliberal Crisis, London/New York 2013.

wachsende Abstand zu 1989 macht jedoch deutlich, dass politische Prozesse, Institutionen und Repräsentationen weiterhin durch die Erfahrungen der Ost-West-Spaltung
geprägt werden,[7] wir also in einer „post-cold war condition" leben,[8] deren Geschichte
nur als eine Verflechtungsgeschichte zu schreiben ist. Einen noch schärferen analyti-
schen Blick auf das, was 1989 und seitdem tatsächlich passiert ist, werden wir erst
bekommen, wenn wir die mehrfache Relationalität historischer Prozesse analytisch
durchdringen.

---

7 Vgl. Sharad Chari, Katherine Verdery, Thinking between the Posts: Postcolonialism, Postsocialism,
   and Ethnography after the Cold War, in: Comparative Studies in Society and History, 51, 1 (2009),
   6–34, 18–25.
8 Jennifer Suchland, Is Postsocialism Transnational?, in: Signs, 36, 11 (2011), 837–862, 853.

Lieselotte Steinbrügge

Die literarischen Porträts der Anne Marie Louise d'Orléans

Im Jahr 1659 bringt Anne Marie Louise d'Orleans, duchesse de Montpensier (1627–1693), besser bekannt als „La Grande Mademoiselle", im Eigenverlag mit einer Auflage von sechzig Exemplaren eine höchst aufwendig gestaltete Sammlung von literarischen Porträts heraus – oder genauer: Sie lässt sie edieren von ihrem Privatsekretär, der kein Geringerer war als Jean de Segrais (1624–1701), einer der prominentesten Intellektuellen seiner Zeit. Von der Originalausgabe[1] gibt es heute weltweit nur noch drei Exemplare. Im Anhang an ihre Dissertation hat Sara Harvey 2013 eine kritische Neuedition herausgegeben.[2]

Dank der Studien von Jean Garapon[3] sind wir sehr gut über das Leben der Herausgeberin und Autorin informiert. Montpensier war nicht irgendwer. Sie war eine Cousine des großen Ludwig XIV., aber mitnichten eine Anhängerin der absoluten Monarchie. Im Gegenteil: Sie gehörte jener Fraktion des Hochadels an, der in der Fronde gegen die Zentralmacht revoltierte. Sie selbst hatte in Männerkleidung ein Heer befehligt und bescheidene militärische Erfolge verbuchen können. Nach der Niederschlagung der Fronde wurde sie 1653 vom Pariser Hof verbannt, zog sich auf ihre Besitzungen zurück und begann zu schreiben: Memoiren, Romane – und literarische Porträts.

Obwohl Montpensier eine Zeitgenossin von Corneille und Racine war, kommt sie in den zahlreichen großen Erzählungen zur Literatur des *siècle classique* nicht vor. Das ist schade, nicht nur weil wieder mal eine Schriftstellerin aus dem Kanon gefallen ist, sondern weil die Nichtbeachtung ihres umfangreichen Werks uns Wissen vorenthält für das Verständnis dieser Zeit und der Herausbildung von literarischen Gattungen. So behauptet zum Beispiel Jean Garapon, dass die Grande Mademoiselle lange vor

---

1 Divers Portraits, o. O. 1659. Ich zitiere nach der Ausgabe der Bibliothèque nationale de France (RES 4-LB37–187).
2 Sara Harvey, Entre littérature galante et objet précieux. Étude et édition critique des Divers portraits de Mademoiselle de Montpensier (1659), Paris 2013.
3 Jean Garapon, La Grande Mademoiselle Mémorialiste. Une autobiographie dans le temps, Genève 1989 ; ders., La culture d'une princesse. Ecriture et autoportrait dans l'œuvre de la Grande Mademoiselle (1627–1693), Paris 2003.

Rousseau die moderne Autobiografie erfunden habe, weil sie Selbstbekenntnisse und Selbstreflexionen zum Bestandteil ihrer Memoiren gemacht hat.

Montpensiers Projekt der „Divers Portraits" ist ziemlich innovativ, denn hier werden zum ersten Mal Porträts um ihrer selbst willen verfasst und nicht als Teil von fiktionalen Geschichten, wie wir sie zum Beispiel in den preziösen Romanen der Madeleine de Scudéry (1607–1701) finden.[4] Man muss nicht so weit gehen wie die US-amerikanische Romanistin Joan DeJean, die behauptet, dass diese Porträts eine wichtige Etappe auf dem Weg zum realistischen Roman seien,[5] um die besondere Bedeutung dieser Sammlung zu erkennen.

Diese Besonderheit ist einem gewissen *gender trouble* geschuldet.[6] Zunächst einmal durch die einfache Tatsache, dass sich hier eine vorwiegend weibliche Gesellschaft porträtiert. Von den 59 Porträtierten sind 43 Frauen. Auch die AutorInnen sind vorwiegend weiblich. Montpensier verfasst selbst allein 16 Porträts;[7] von den übrigen dreißig AutorInnen sind 21 Frauen. Unter ihnen Marie-Madeleine de Lafayette (1634–1693), die spätere Autorin der „Princesse de Clèves" (1678), einem der berühmtesten Romane der französischen Literatur. Lafayette gibt hier mit dem Porträt ihrer besten Freundin, der Marquise de Sévigné (1626–1696), ihr literarisches Debüt.

Außerdem artikuliert sich der *gender trouble* darin, dass die Porträts weibliche Selbstvergewisserungen dokumentieren, die die Geschlechternormen der Zeit überschreiten. Das beste Beispiel dafür ist das lange und ausführliche Selbstporträt der Initiatorin selbst.[8] Geht man einmal mit einem gendersensiblen Blick an diesen Text, ist es nur allzu offensichtlich, dass es ein Anliegen dieses Selbstporträts ist, die eigene Person von gängigen Vorstellungen von Weiblichkeit abzusetzen. Montpensier beschreibt sich als groß, stark und mutig. Ausdrücklich nennt sie die Jagd und das Reiten als Lieblingsbeschäftigungen. Lang und breit führt sie aus, warum sie auf Kleidung keinen Wert lege. Sie betont, dass sie ehrgeizig sei, zornig und aufbrausend sein könne, dass sie nicht über alles gut reden könne, dies auch gar nicht wolle, sondern nur über jene Dinge, von denen sie etwas verstehe. Und das sei nun mal bei ihr vor allen Dingen – das Kriegshandwerk. Und um keinerlei Zweifel an ihrer Ablehnung aller Rollenerwartungen an ihr Geschlecht aufkommen zu lassen, betont sie: „Quant à la galanterie je n'y ay nulle pente."[9]

---

4 Vgl. Jaqueline Plantié, La mode du portrait littéraire en France (1641–1681), Paris 1994.

5 Vgl. Joan DeJean, Introduction, in: dies. (Hg.), Anne Marie Louise d'Orléans, Duchesse de Montpensier, Against Marriage. The Correspondence of La Grande Mademoiselle, Chicago/London 2002, 12.

6 Vgl. hierzu ausführlicher Lieselotte Steinbrügge, Du genre d'un genre nouveau: les portraits littéraires d'Anne-Marie-Louise d'Orléans, in: littératures classiques, 90, 2 (2016), 119–132.

7 Vgl. Denise Mayer, Les seize portraits littéraires de Mademoiselle de Montpensier, in: dies., Mademoiselle de Montpensier. Trois études d'après ses Mémoires, Paris/Tübingen 1989, 13–91.

8 Vgl. Divers Portraits, wie Anm. 1, 29–36.

9 Divers Portraits, wie Anm. 1, 35. Wörtlich: „Ich neige nicht zur Galanterie", was im Klartext m. E. heißt: „Ich interessiere mich nicht für Männer."

Bedenkt man, dass in höfischen Kreisen gleichzeitig das Ideal der *honnêteté* angesagt ist, kann man ermessen, wie provozierend dieser Text gewirkt haben muss. Denn die *honnêteté* verlangt Affektkontrolle, Geschmeidigkeit im Habitus, den galanten Umgang mit dem anderen Geschlecht, ausdrückliche Absage an Spezialistentum und den Imperativ zum gepflegten Small Talk.

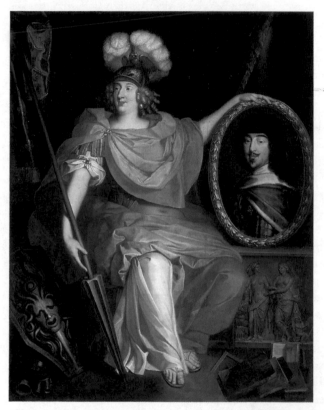

Abb. 1: Pierre Bourguignon (1630–1698): Anne Marie Louise d'Orléans (1627–1693), duchesse de Montpensier, um 1670 © Collections du Château de Versailles

Liest man dieses Selbstporträt, wundert man sich nicht, dass sich die Autorin einige Jahre später in Kampfausrüstung mit Schild, Helm und Speer als Minerva malen lässt (vgl. Abb. 1). Auf dem Schild das Haupt der Medusa, das bekanntlich ein magisches Schutz- und Schreckmittel ist. Wie selbstverständlich stellt sich Montpensier in die männliche Linie ihrer Familie, indem sie in der linken Hand das Porträt ihres Vaters, Gaston d'Orléans, hält. Aber Minerva ist nicht nur die Göttin des Krieges, sondern auch der Wissenschaften und Künste. Darauf verweisen Utensilien auf dem Bild: die Bücher unten rechts und die Musikinstrumente unten links.

Darüber hinaus ist die Verbindung von *gender* und *genre* interessant, und das ist eigentlich noch spannender, weil das Infragestellen der Geschlechternormen auch bestimmte Modellierungen der literarischen Gattung bewirkt. Zahlreiche Porträts in diesem Band, insbesondere jene von Montpensier selbst verfassten, verzichten auf manchen konventionellen Topos der bisherigen, in Fiktionen eingebetteten Porträts.[10] So werden die gängigen Idealisierungen der Porträtierten oftmals unterlaufen. Das geschieht häufig durch Ironie, wie zum Beispiel in dem herrlichen Porträt, das die Grande Mademoiselle höchst daselbst von ihrem Cousin Ludwig XIV. anfertigt.[11] Da beschreibt sie den 1,63 Meter kleinen Mann als von großer und nobler Gestalt und lobt die wunderbaren Locken des glatzköpfigen Perückenträgers. Oder es geschieht durch einen für die damalige Zeit ungewöhnlichen Realismus, wenn sie beispielsweise die Haut des Ellenbogens ihres Modells Madame de Montglat beschreibt.[12]

Eine andere wichtige Neuerung in den „Divers Portraits" ist, dass häufig explizit die Subjektivität der Betrachtenden ausgestellt wird. Das geschieht entweder dadurch, dass ein und dieselbe Person zweimal, von jeweils unterschiedlichen Autorinnen, porträtiert wird. Oder es werden innerhalb eines Porträts unterschiedliche Ansichten diskutiert. Beispielsweise bezweifelt Montpensier in ihrem Porträt, das sie von einer Madame de Brégis anfertigt, ob die Porträtierte wirklich, wie von niemand Geringerem als der Königin behauptet wird, gut tanzen könne, denn „um gut zu tanzen, muss man auch gut laufen können. Und Sie laufen ja nicht gern."[13]

Schließlich reflektieren die Porträts die Zeitlichkeit von Personen, indem nicht nur die Gegenwart der Porträtierten wiedergegeben wird, sondern auch deren Vergangenheit, wie in dem Porträt, das Montpensier von ihrem Stallmeister[14] anfertigt, übrigens in Form eines „autoportrait fictif", eines fiktiven Autoporträts – eine Erfindung von ihr. Dort lässt sie den alten Mann sagen: „Ich war früher sehr fröhlich, jetzt bin ich melancholisch."[15]

Wir haben es bei diesen bisher viel zu wenig beachteten Porträts mit Texten zu tun, die ein sehr gutes Beispiel für das Zusammenspiel von Geschlecht und literarischer Gattung, von Gender und Genre sind und deren Erforschung einmal mehr die Bedeutung einer genderzentrierten Literatur- und Kulturwissenschaft demonstriert.[16]

---

10 Vgl. Juliette Cherbuliez, Diversions. Mademoiselle de Montpensiers exilic communities, in: dies. (Hg.), The Place of Exile. Leisure Literature and the Limits of Absolutism, Lewisburg 2007, 42–107.

11 Vgl. Divers Portraits, wie Anm. 1, 265–269.

12 Vgl. Divers Portraits, wie Anm. 1, 109.

13 Divers Portraits, wie Anm. 1, 257 (Übersetzung der Autorin).

14 Vgl. Divers Portraits, wie Anm. 1, 44 ff.

15 Divers Portraits, wie Anm. 1, 44 (Übersetzung der Autorin).

16 Vgl. Annette Keilhauer u. Lieselotte Steinbrügge (Hg.), Pour une histoire genrée des littératures romanes, Tübingen 2013; Hendrik Schlieper u. Lieselotte Steinbrügge, Introduction. in: lendemains, 41, 162/163 (2016): Du genre de la littérature, hg. von Lieselotte Steinbrügge u. Hendrik Schlieper, 124–136.

Hafdís Erla Hafsteinsdóttir

"She frequently visits taverns." Surveillance, Panic and Institutionalised Violence against Women in Iceland during the Second World War

The Allied occupation of Iceland during the Second World War is often considered to be one of the fundamental turning points in Icelandic contemporary history.[1] Iceland was occupied by British troops in May 1940 as a defensive act, and in July 1941 US military authorities took over the island's protection. During the occupation, Icelandic authorities as well as the general population were extremely concerned about relationships between Icelandic women and foreign soldiers. Sexual and/or romantic relationships between soldiers and local women and girls evoked multifaceted fears and anxieties concerning various important matters, including class, nation, urbanisation and gender roles. Tensions quickly escalated into a full-fledged panic, which led to investigations and interrogations, finally prompting an emergency legislation that diminished the autonomy of young women and girls in order to satisfy the demand for government action. Furthermore three new institutions were established to control and punish girls and young women who did not adhere to moral standards.

Although this chapter of Icelandic wartime history is well-known, little has been known about the details of the legal procedures against Icelandic girls and women until 2012 when the private archive of Jóhanna Knudsen, member of the police squad in Reykjavík during the war years, became accessible to scholars.[2] Archival material includes a multitude of documents spanning in detail across all stages of the process: from suspicions to interrogations, which in many cases led to court trials and ultimately imprisonment. When viewed as a whole, the material provides a grim insight into the construction of a power apparatus of moral values and institutionalised violence.[3]

---

1 Cf. Guðmundur Hálfdanarson, 'The Beloved War'. The Second World War and the Icelandic National Narrative, in: Henrik Stenius, Mirja Österberg and Johan Östling (eds.), Nordic Narratives of the Second World War: National Historiographies revisited, Lund 2011, 79–100, 79.

2 Jóhanna Knudsen, member of the Reykjavík police squad from 1940 to 1943 and the first Icelandic female police officer, took those documents when she left office and they became a part of her private archive. – Although the emergency law was valid for the entire country, it was most fiercely enforced in the greater Reykjavík area where the vast majority of occupational force was stationed.

3 The archive documents include materials from the Institute of Juvenile Surveillance, the juvenile court and the Kleppjárnsreykir correctional facility.

This contribution examines how female sexuality became the site of a projection of fears, and how anxieties and tensions escalated into systematic persecutions and structural violence on the grounds of gender, class and age, which were previously unknown to Icelandic society.[4] Here structural violence is understood as a form of violence practiced by social structures and institutions and aimed against persons according to their social status, such as race, class, gender, ethnicity and so forth.[5] In this sense sexuality is used as a category of power, which is maintained through gendered stereotypes to oppress women as well as diminish their basic civil rights.[6] Furthermore, I will discuss how the recent disclosure of documents of the Icelandic police squad allows for a rereading and reevaluation of this part of Icelandic wartime history.

1.   From the Margins to the Centre. The Occupation of Iceland

Although Iceland declared neutrality at the outbreak of the Second World War, the occupation provided relief, since the vast majority of the population supported the Allies and was anxious about the situation in the North Atlantic after the invasion of Norway and Denmark by Nazi Germany in April 1940.[7] While the occupation was generally understood as a protective measure, its influences were seen as a double-edged sword. Icelanders had major concerns as to whether the occupation would jeopardize the country's claim for independence from the Danish throne, which eventually was gained in 1944. Icelandic nationalism had started to develop among the growing middle classes in the late nineteenth century and had gone hand in hand with the struggle for independence.[8] Although there were no signs of the British or US authorities wanting to interfere with local politics, the Icelandic political elite as well as the general public became apprehensive: even if Iceland's material independence was no longer at stake, mental independence could still be greatly endangered, resulting in a widespread fear of a loss of language, identity and culture.[9] The occupational force almost outnumbered the local population in Reykjavík where the vast majority of the

---

4   This commentary is based on the author's MATILDA (European Master in Women's and Gender History) Thesis: "'She had flaming red lips, but otherwise looked normal'. The controversy behind the image of the GI-Bride and the construction of deviant femininity" which was submitted at the University of Vienna in 2016. Special thanks to my supervisor Christa Hämmerle for careful and thorough supervision as well as to Karin Schönpflug for endless (re)readings and comments.
5   Cf. Johan Galtung, Violence, Peace, and Peace Research, in: Journal of Peace Research, 6, 3 (1969), 167–191.
6   The role of structural and interpersonal violence in the lives of women: a conceptual shift in prevention of gender-based violence, in: BMC Women's Health, 15, 93 (2015), at: https://www.ncbi. nlm.nih.gov/pmc/articles/PMC4623903/, access: 12 November 2018.
7   Cf. Gunnar Karlsson, Iceland's 1100 years: the history of marginal society, London 2000, 234f.
8   Cf. Guðmundur Hálfdanarson, Severing the Ties. Iceland's Journey from a Union with Denmark to a Nation State, in: Scandinavian Journal of History, 31, 3/4 (2006), 237–254.
9   Cf. Karlsson, Iceland's 1100 years, see note 7, 311–319; Hálfdanarson, Beloved War, see note 1, 84f.

troops were deployed. Around 25,000 British soldiers and 50,000 US soldiers were stationed in Iceland from 1940 to 1945 while Reykjavík had a population of around 40,000 people and the whole country a mere 120,000.[10]

2. Dangerously Close to Soldiers. The Arrival of the Occupational Force

The connection between social anxieties and female sexuality surfaced as soon as the first soldier set foot on Icelandic soil, so to speak. According to the very first media coverage of the occupation, some women behaved "too immorally" or "disgracefully on behalf of the nation" and "were out of control". The press not only defined sexual/ romantic relationships as a social problem but also came forward with proposals such as extended police warrants, new laws against promiscuity or the evacuation of fallen women and girls from the city to a remote place where honest work would teach them self-respect.[11] At the earliest hours of the occupation the tone was already set: the women's behaviour was immoral, it posed a danger to society, and further action was needed as well as punishments for those who did not adhere to moral standards.

During the autumn of 1940 the pressure increased to act upon the pending problem, and the government decided on firm interventions. In the early months of 1941, Prime Minister Hermann Jónasson requested a moral investigation to document and determinate the magnitude of the problem. This investigation, which was carried out in secrecy, is unique to Icelandic history and also provides an interesting example of governmental interference with the private lives of civilians. Members of the police were sent out to spy on women, writing down the names of anyone who did not meet their moral standards, e. g. by wearing too much make-up, talking to soldiers on the street, dressing improperly and so on. There seems to have been a consensus that an investigation, which supposedly examined moral behaviour, should only target women – not a single man was documented. The results were later used as evidence for moral decline and as justification for their actions. The documents of the investigation include the names of over 820 women as well as information on their whereabouts, activities, leisure time and hobbies. The police did not define their criteria and readily used terms such as "immorality" or "promiscuity" loosely and without elaboration. When examining the documents, it becomes clear that not much was needed to be recorded. She "is often seen roaming around town" or she "goes to taverns" were enough of a slip from the narrow path of proper behaviour to be reported by the police. When presenting the results to parliament and the media, the police highlighted that they had evidence on

---

10 Cf. Hálfdanarson, Beloved War, see note 1, 84.
11 Alþýðublaðið [The People's Paper], 11 May 1940, 4; Morgunblaðið [The Morning Paper], 12 May 1940, 6.

around 500 women who were "dangerously close" to soldiers, as Jóhanna Knudsen, the main conductor of the moral investigation, wrote in a letter to the chief of police. It is clear that the police did by no means differentiate between various forms of relationships and interpreted 'evidence' such as "has been frequently seen socialising with soldiers" as proof for prostitution to support the claim of 500 women being "dangerously close" to soldiers.[12]

3.   When 500 Women Turned into 2,500 Prostitutes

Following the investigation Vilmundur Jónsson, chief medical officer for Iceland from 1931 to 1951, wrote a letter to the Ministry of Justice, claiming that the future of the nation was at stake and urging for further action. Obviously, Jónsson had access to the moral investigation as he claimed to have evidence that Reykjavík had turned into a "breeding ground for prostitutes".[13] Afterwards the ministry appointed a committee of four young male academics to analyse and plan solutions to the problem. The committee seems to have done little actual research; it relied on police documents and released a report which caused a major uproar in Icelandic society. According to the committee the police had information about approximately 500 women who had relations which were "too intimate" with members of the occupation force. The committee concluded that this was due to the fact that "the Icelandic woman does not know the difference between the moral woman and the prostitute" and warned of the dangers of this eerie development.[14] Chief of Police Agnar Kofoed Hansen told reporters he believed this to be only the tip of the iceberg and claimed that the research of the committee only managed to document about one fifth of the actual scope of the problem. The media was quick to pick up on this sentiment and featured headlines of 2,500 working prostitutions in Reykjavík,[15] which at that time had a population of around 40,000. Chief of police, chief medical officer and committee members all agreed that the Icelandic nation was in grave danger of "falling into the abyss" if nothing were to be done.[16] The proposed solutions of the parties that were involved

---

12 Þjóðskjalasafn Íslands/The National Archives of Iceland, Ungmennaeftirlitið 1961 [Institute of Juvenile Surveillance], A/1 and A/2.

13 National Archives of Iceland. Office of Directorate of Health 1941: Letters I–IV, 11 July 1941.

14 Gunnar M. Magnússon, Virkið í norðri II [The Northern Fortress II], Reykjavík 1984, 142–145. The original copy of the report is lost, but the author Gunnar M. Magnússon published a part of it in: Virkið í norðri, a testimonial of the war years in Iceland from a novelist's point of view. Drafts can be found in the National Archive of Iceland. Cabinet Office. Various. Ý-1. 1940–1944: B/46. Ý-I. 1940–1943.

15 Nýtt dagblað [The New Paper], 28 September 1941, 2; Verkamaðurinn [The Worker], 30 September 1941, 1.

16 Cf. Tíminn [Time], 2 September 1941, 351. Cf. also Hafdís Erla Hafsteinsdóttir, "Hún var með eldrauðar varir en að öðru leyti ekkert grunsamleg". Skjalasafn Ungmennaeftirlitsins og ímynd

with the moral investigation as well as the elaborations of the results echoed those statements: a new legislation was needed that prohibited relationships between Icelandic women and foreign solders as well as the establishment of a correctional facility.

4.   State of Emergency?

In December 1941 the Ministry of Justice proposed emergency legislation. The final law was far removed from ideas of total separation, curfews and evacuation; however, it prohibited unacceptable behaviour such as promiscuity, idleness and drinking among youth 18 years and younger. Furthermore, the new legislation entailed the creation of three new institutions: a juvenile court, a juvenile correctional facility, and the independent Institute of Juvenile Surveillance. By passing these emergency laws, demands to act upon immediate danger were satisfied. The threat had been identified and defined, and the solution institutionalised. Although the wording of the emergency law was gender-neutral in its final version, it was clear that the laws were aimed against girls and young women, since no boys or young men were ever targets of the newly established institutions. The emergency law was valid for 18 months, from April 1942 until October 1943. 62 cases came to court, 26 girls were sentenced to a stay on farms in the countryside, and 14 had to go to the correctional facility in Kleppjárnsreykir in the west of Iceland.

The archive material includes copies of interrogations, sentences and correspondence, providing a detailed overview of the legal process that was carried out against Icelandic teenage girls. Although the moral investigation targeted women of all ages and its proponents strongly suggested an intervention that would include all women, parliament concluded it should only intervene with the private life of minors. Thus the statutory age was raised from 16 to 18 years.[17] Although the Institute of Juvenile Surveillance only forwarded cases of girls 18 years and younger to the juvenile court, the Institute still operated well beyond its legal framework, interfering with women up to 25 years old. Interrogations and court procedures were both brutal and humiliating, and it was clear that the members of the institutions in charge of enforcing the laws considered the subjects to be of criminal nature. The interrogation methods were intruding into the women's private lives. One example of such a breach was a forced vaginal examination where a doctor checked whether the hymen was still intact, and a 'hymen certificate' could be issued as evidence of a moral lifestyle. If the girl

---

ástandstúlkunar ["She had flaming lips, but otherwise looked normal". The Archive of the Juvenile Surveillance and the Image of the War Bride], in: Saga, 55, 2 (2017), 53–86.

17 Cf. Bára Baldursdóttir, Kynlegt stríð: Íslenskar konur í orðræðu síðari heimstyrjaldar [The Gendered War. Icelandic Women in the Discourse of the Second World War], in: Erla Hulda Halldórsdóttir (ed.), Íslenska söguþingið 2002 [The Conference Publication of the Icelandic History Conference 2002], Reykjavík 2002, 64–74, 72f.

claimed to have had intercourse with an Icelandic male, the man in question was summoned to testify in court to confirm it.[18] Boys and men of all ages and from all ranks of society were quick to realise the potential of these newly established institutions as a weapon, and testimonies from teenage boys and young men who complained about girls and young women were usually accepted without a doubt.[19]

Class was another category of power which played an important role in the proceedings of the Institute of Juvenile Surveillance: all convicted girls had a working-class background. Few had any training above compulsory education and some had not even finished elementary school. Employers such as shopkeepers frequently paid a visit to the police to complain about their employees. As in other cases, their testimony was deemed trustworthy. The young women were placed under suspicion, and incidents described from the standpoint of the upper class bourgeoisie counted as proof of low morality. A good example is the case of Inga, who was then a 16-year-old shop assistant.[20] Her employer complained to the Institute of Juvenile Surveillance that Inga had started to date a soldier and often behaved immodestly in the store while soldiers were passing by. The shopkeeper claimed that she would stand in the shop window like a mannequin, flashing her skirt and "acting all silly". Inga admitted that she had done this, but only as a joke. She did not comply with the order to stop seeing soldiers and kept on dating because she liked it, as she explained. Inga's case went all the way to the juvenile court that found her guilty of promiscuity and ordered her to leave town, otherwise she would have to face a sentence at the correctional facility.[21] It cannot be said that her errors were great or of a criminal nature. From her point of view she was only flirting and dating, but those explanations were ignored, Inga's private life was turned into a criminal case and she was made to leave the city.

The most sensitive parts of the documentation are reports of rape and sexual abuse that were ignored by the police. In several cases girls reported sexual abuse and rape by either foreign soldiers or Icelanders during the interrogations, but those stories and testimonies were ignored and in the worst cases even seen as proof of offence on the part of the women; the girls were treated as criminals and convicted of promiscuity, although they had been victims of crime and abuse. Such was the case of fifteen-year-old Ragna who was interrogated on the suspicion of being seen with soldiers as well as committing petty theft. At first Ragna denied all accusations, but when reminded of a medical certificate that 'proved' her hymen was not intact, Ragna told a story of brutal abuse from early childhood on. Ragna's neighbour had sexually abused her, as well as a close relative and finally a soldier who threatened her with a gun. Her story had no effect on the legal proceedings, and she was found guilty of promiscuity. The concluding remarks

---

18 National Archives of Iceland. Sakadómur Reykjavíkur [Criminal Court of Reykjavík], FA9/1–7.
19 National Archives of Iceland. Sakadómur Reykjavíkur [Criminal Court of Reykjavík], FA9/1–7A/ 7.
20 All names are pseudonyms.
21 National Archives of Iceland. Sakadómur Reykjavíkur [Criminal Court of Reykjavík], FA9/3–7.

of the interrogation report bluntly stated: "The girl shows no signs of regret for her male encounters or the theft."[22] This case was by no means unique. Another girl told the police how she screamed for help while a soldier raped her in a car, and another girl was raped while drunk. Both were found guilty and ordered to leave the city.[23] The number of girls who clearly stated that they had been sexually abused surely raises questions about the number of girls who did not dare to come forward with similar stories; especially since revealing experiences of sexual abuse did not seem to have had any impact on court procedures other than confirming their guilt.

5. Concluding Remarks. Does Re-Evaluation Require Reaction?

According to the sociologist Stanley Cohen, who coined the term "moral panic", panics happen when a certain group emerges to become defined as a threat to societal values and interests.[24] But since the feared outcomes (social or moral collapse, degeneration, hostile takeover of norms and values) do not co-relate with the group made responsible for it, panics inevitably fade out.[25] Therefore panics instead tend to serve as a method to clarify normative structures and moral standards, demonstrating that there are limits to tolerance for diversity.[26] When the cabinet of Hermann Jónasson left office in late 1942, the following cabinet of Ólafur Thors had no interest in continuing to enforce the emergency laws since it was clear that neither the Institute of Juvenile Surveillance nor the juvenile court were solving any problems. In October 1943, the judges of the juvenile court resigned, and in December 1943 the correctional facility was shut down for good, ending this chapter of modern day witch hunt.

The documents tell the story of legal breaches as well as violent crimes committed by the Republic of Iceland against its female citizens, working-class girls in particular.[27] The convictions and imprisonments of girls with lower-class backgrounds due to their choice of romantic/sexual interests or as victims of sexual violence go against the very foundations of modern democracy. The former Minister of Education and Member of Parliament for the Left-Green Party, Katrín Jakobsdóttir, asked in a parliamentary session in 2016 whether the government would consider restitution. This question was

---

22 National Archives of Iceland. Ungmennaeftirlitið [Juvenile Surveillance], 1961 C/2-3: "Engin merki sjást þess að hún blygðist sín fyrir játningarnar um karlmannakynnin nje stuldinn."
23 National Archives of Iceland. Sakadómur Reykjavíkur [Criminal Court of Reykjavík], FA9/5. no. 4.
24 Cf. Stanley Cohen, Folk Devils and Moral Panics. The Creation of the Mods and Rockers, London/ New York [4]2011, 1 f.
25 Cf. Erich Goode and Nachman Ben-Yahuda, Moral Panics: The Social Construction of Deviance, London 1994, 30 f.
26 Cf. Goode/Ben-Yahuda, Moral Panics, see note 25, 29 f.
27 The Republic of Iceland has no military and has never entered armed conflicts.

followed by a proposed parliamentary resolution of the members of all parties of the opposition; however, it never went any further.

In 2018, following the #MeToo movement, Jakobsdóttir, who now is Prime Minister, established a committee in order to eradicate structural sexual violence. In spring 2018, the author of this contribution contacted the committee, asking whether the Icelandic government would consider to issue an official apology since it would meet the government's commitment to fight structural sexual violence. In October 2018, the Norwegian government issued an official apology to Norwegian women – the so-called "German girls" – who were stripped of their civil rights after the war for having had romantic/sexual relationships with members of the German occupational force.[28] By issuing the apology, Norway became the first Nordic country to address the humiliating and undignifying treatment of war brides. In so doing, it sparked the interest of members of the Icelandic Left-Green party that is currently in government. After several meetings between Jakobsdóttir's assistent and myself, there seems to be a realistic chance that the Icelandic government will offer an official apology in 2020, the eighty-year anniversary of the British occupation of Iceland.

However, if a similar apology was issued by the Icelandic government, the revision that would inevitably follow could prove difficult since it would question the foundations of democracy in Iceland. First of all, it would show how the concept of modern democracy is vulnerable towards outbursts of public anger in extreme situations. Secondly, it would reveal an act of severe injustice at the hands of both parliament and government towards a vulnerable group and thus undermine ideals about equality before the law and gender equality in general. Such a revision would not fit well with Icelandic ideals about gender equality, as Iceland has a reputation of being the leading country for women's rights.[29] Icelandic authorities have for a long time been very keen on presenting and reproducing this image, and it has become one of the more important foundations of the image of the nation, both domestically and internationally.

British/US occupation firmly positioned Iceland among the Allied nations, although this was not a deliberate decision of Icelandic authorities. As a result, the Icelandic cultural and political elite was exonerated from accusations of collaboration with Nazi Germany. Therefore, there has not been a demand for a revision or critical approach of the history of the Second World War in Iceland, in particular regarding notions or concepts of profiteers, victims and perpetrators as has been the case in other Nordic countries.[30] The disclosure of the documents from the Institute of Juvenile Surveillance and the government's reluctance to act upon it shows that such a critical revision is long overdue.

---

28 Cf. https://www.bbc.com/news/world-europe-45893490, access: 30 October 2018.

29 Cf. for instance World Economic Forum, The Global Gender Gap Report 2017, Geneva 2017, at: www3.weforum.org/docs/WEF_GGGR_2017.pdf (access: 25 September 2018), where Iceland placed first for the ninth year in a row.

30 Cf. Hálfdanarson, Beloved War, see note 1, 80.

Fälle und Fallnarrative zwischen Literatur und Wissenschaften

Yvonne Wübben, **Büchners „Lenz".** Geschichte eines Falls, Konstanz: Konstanz University Press 2016, 312 S., EUR 39,90, ISBN 978-3-86253-080-9.

Nicolas Pethes, **Literarische Fallgeschichten.** Zur Poetik einer epistemischen **Schreibweise,** Konstanz: Konstanz University Press 2016, 240 S., EUR 29,90, ISBN 978-3-86253-079-3.

Susanne Düwell u. Nicolas Pethes (Hg.), **Fall – Fallgeschichte – Fallstudie. Theorie und Geschichte einer Wissensform,** Frankfurt a. M./New York: Campus 2014, 333 S., EUR 44,–, ISBN 978-3-593-50102-4.

Yvonne Wübben u. Carsten Zelle (Hg.), **Krankheit schreiben. Aufzeichnungsverfahren in Medizin und Literatur,** Göttingen: Wallstein 2013, 487 S., EUR 34,90, ISBN 978-3-8353-1289-0.

„Die Welt ist alles, was der Fall ist", erklärte Ludwig Wittgenstein bereits im ersten Satz seines 1921 veröffentlichten „Tractatus logico-philosophicus".[1] Was allerdings ein Fall ist und wie unterschiedliche Disziplinen ihr Wissen über die Welt aus Fällen gewinnen und als Fallgeschichten darstellen, ist erst in den letzten zwei Jahrzehnten ins Blickfeld der Geschichtswissenschaft geraten. Wie zahlreiche einschlägige Aufsätze und Monografien gezeigt haben, erlaubt der historische Blick auf den Fall, grundlegende Fragen nach der Epistemologie der modernen Wissenschaften und der Bedeutung von Narrativen für die Konstruktion und Repräsentation ihres Wissens zu stellen. Dabei steht der individuelle Fall zwischen Exempel und Allgemeinem, zwischen Ausnahme und Regel. Die Historiografie des Falls und der Fallgeschichte erweist sich als ein genuin interdisziplinäres Feld, in dem Perspektiven der Kultur- und Wissenschaftsgeschichte ebenso eine Rolle spielen wie Ansätze aus den Literatur- und Medienwissenschaften. Eine prominente Stellung unter den Themen kommt dabei der Medizin zu. Diese kann auf eine lange Tradition der Kasuistik als Wissens- und Darstellungsform zurückblicken, die sich nicht nur mit herausragenden Verfassern medizinischer Fallerzählungen wie Sigmund Freud oder Oliver Sacks verbindet, sondern auch konstitutiver Bestandteil des ärztlichen Alltags war. Das historische Interesse an der medizinischen Fallgeschichte kommt allerdings zu einer Zeit, in der die Kasuistik in der Medizin einen schweren Stand hat. Die evidenzbasierte Medizin stützt sich vor allem auf statistische Wissensformen und reduziert dabei den Fall zur numerischen Größe (und zur Abrechnungseinheit im Gesundheitswesen). Bereits seit einiger Zeit fordern ProponentInnen der *narrative medicine* jedoch eine Renaissance der individuellen Fallgeschichte.

---

1 Ludwig Wittgenstein, Tractatus logico-philosophicus, Frankfurt a. M. 2003, 9.

Seit der Jahrtausendwende ist eine mittlerweile kaum noch zu überblickende Zahl von Publikationen erschienen, die sich aus unterschiedlichen Perspektiven mit der wissenschaftshistorischen Rolle von Fällen und Fallgeschichten befassen. Die vier Bücher, die hier vorgestellt werden sollen, bilden nicht zuletzt deshalb ein Ensemble, weil sie ihre Entstehung dem gemeinsamen Kontext eines an der Ruhr-Universität Bochum angesiedelten Forschungsschwerpunkts zum anthropologischen Wissen in der Literatur und des MERCUR-Forschungsprojekts „Fallgeschichten" verdanken – der Literaturwissenschaftler Nicolas Pethes, einer der beteiligten Autoren, spricht von einem „vielstimmigen Denkkollektiv". Durch ihre thematische Breite können die Bände zudem die Vielzahl thematischer und methodischer Zugänge und den aktuellen Stand der Forschung abbilden. Als Einstieg bietet sich dabei eine einzelne bekannte Fallgeschichte an, deren Entstehung und Rezeption im Spannungsfeld zwischen Literatur und Medizin Yvonne Wübben ins Zentrum einer Monografie stellt.

„Den 20. Jänner ging Lenz durchs Gebirg", heißt es gleich am Anfang von Georg Büchners 1839 posthum veröffentlichter Erzählung „Lenz".[2] Welches Gebirge von bedrucktem Papier die dort geschilderte kurze Episode im Leben des Dichters Jakob Michael Reinhold Lenz, der 1778 zu seiner dort geschilderten Wanderung im elsässischen Steinthal aufbrach, später zeitigen würde, war damals sicherlich nicht vorherzusehen. Was zunächst nur eine knappe und lückenhaft dokumentierte Randnotiz in der Geschichte des Sturm und Drang war, wurde durch Büchners Text zu einer der einflussreichsten medizinisch-literarischen Fallgeschichten des 19. Jahrhunderts, die immer wieder ästhetisch und diagnostisch befragt, genutzt und variiert wurde. In ihrer 2016 erschienenen Monografie „Büchners Lenz" geht Wübben der Entstehungs- und Rezeptionsgeschichte des Falls Lenz über gut ein Jahrhundert nach, wobei der Fokus auf den Wechselwirkungen zwischen Literatur und Psychiatrie liegt. Trotz der psychiatriehistorischen Relevanz der äußerst detail- und kenntnisreichen Studie handelt es sich allerdings vor allem um „Lenz"-Forschung für Fortgeschrittene: Die eingehende Kenntnis der Erzählung und Büchners Biografie werden stillschweigend vorausgesetzt – aus germanistischer Perspektive ist dies mit Blick auf die kanonische Bedeutung des Textes sicherlich legitim, für die psychiatriehistorische Rezeption ist es allerdings eine mögliche Hürde. Stilistisch fällt zudem die durchgehende Verwendung des historischen Präsens ins Auge, die es bisweilen schwierig macht, zwischen der Wiedergabe historischer Diskurse und den Deutungen der Verfasserin zu differenzieren.

Wie der Fall Lenz zeigt, können sich an einer Fallgeschichte Bedeutungen und Wirkungen entwickeln, die mit dem ursprünglichen Ereignis kaum noch in Verbindung stehen. Erst durch Büchners Erzählung wurde der Bericht über die Geistesstörung des Dichters zu einem Fall, der Schriftsteller, LiteraturwissenschaftlerInnen und ÄrztInnen beschäftigte. Diese Diskrepanz wird auch in Wübbens Studie sichtbar, die der historischen Person Lenz und den Ereignissen von 1778 gerade einmal fünf Seiten

---

2 Georg Büchner, Lenz, Frankfurt a. M. 1997, 3.

einräumt. In den folgenden vier Kapiteln verfolgt Wübben das Geflecht von Interpretationen, das sich bis in die erste Hälfte des 20. Jahrhunderts um Krankheit und Tod (1792) des Dichters Lenz rankte. Dabei zeigt sie, dass bereits Büchner seine Novelle in der Form einer psychiatrischen Fallgeschichte anlegte und seine Inspirationen nicht nur aus der französischen Psychiatrie des frühen 19. Jahrhunderts, sondern auch von dem Leipziger Psychiater Johann Christian August Heinroth bezog. Anhand zahlreicher Textbeispiele zeigt Wübben auch, wie medizinisches Wissen selbst durch sprachliche Techniken hergestellt wurde und wie diese Sprachlichkeit durch materielle Praktiken des Aufschreibens strukturiert wurde. Aus der posthumen Rezeption von Büchners „Lenz" entwickelt Wübben im Weiteren eine Geschichte psychiatrisierender Künstlerbiografien, die bereits in der ersten Hälfte des 19. Jahrhunderts aufkamen und den Höhepunkt ihrer Popularität im deutschsprachigen Raum um das Jahr 1900 unter der Genrebezeichnung der Pathografie erreichten. Der Fall Lenz wanderte nun von der Literaturgeschichte in die Psychiatrie und geriet dabei ins Spannungsfeld des Diskurses um Genie und Wahnsinn. Im Folgenden schwingt die Studie mit einer Analyse von Gerhart Hauptmanns Text „Bahnwärter Thiel" als „Lenz-Palimpsest" zurück zur Literaturgeschichte, bevor sich im letzten Kapitel der Fokus wieder auf die Psychiatrie verschiebt. Ausgehend von John Forresters wissenschaftshistorischem Konzept des „Denkens in Fällen" situiert Wübben den Fall Lenz schließlich in der Verstehenden Psychiatrie des frühen 20. Jahrhunderts. Aus den Wellen und Konjunkturen der Rezeption des „Lenz" gelingt es Wübben, ein eindrucksvolles Panorama der wechselhaften Beziehung von Literatur und Psychiatrie im 19. und frühen 20. Jahrhundert zu entfalten. Damit zeigt sich nicht nur die Relevanz der Kasuistik als Wissensform in der Geschichte, sondern zugleich auch ihren Wert als methodischen Zugang für die Geschichtsschreibung selbst.

Dem Verhältnis von Medizin und Literatur geht auch der bereits 2013 von Yvonne Wübben und Carsten Zelle herausgegebene Sammelband „Krankheit schreiben" nach. Er enthält Beiträge aus einer Ringvorlesung zu Schreibverfahren in Medizin und Literatur, die 2011 und 2012 in Bochum stattfand. Die Reichweite der Themen erstreckt sich über zahlreiche Disziplinen und von der Antike bis in die Gegenwart. Von den HerausgeberInnen wurde der äußerst reichhaltige Band in zwei Teile mit jeweils eigener Einleitung aufgeteilt. Der erste Abschnitt befasst sich mit Schreib- und Aufzeichnungsverfahren in Klinik und Literatur, der zweite hingegen mit Schreibweisen und medizinischen Genres. Wirklich trennscharf ist diese Unterscheidung allerdings nicht. Eine gemeinsame Synthese beider Teile hätte bei der Orientierung im Buch wahrscheinlich bessere Dienste geleistet. Auffällig ist beispielsweise, welch prominente Rolle die Psychiatrie unter den medizinischen Fachrichtungen einnimmt, auf die in den Beiträgen in beiden Teilen Bezug genommen wird. Die anhaltende Konjunktur psychiatriehistorischer Themen über die Medizingeschichte im engeren Sinne hinaus spielt hierbei sicherlich eine Rolle. Zu fragen wäre jedoch auch, ob gerade die Psychiatrie, die ihr Wissen weniger als andere medizinische Fachgebiete mithilfe visueller

Techniken gewinnen und darstellen konnte, in besonderem Maße auf erzählende Aufzeichnungsverfahren angewiesen war.

Auf Fälle und Fallgeschichten als Form der Sammlung und Darstellung von Wissen an der Schnittstelle von Medizin und Literatur wird in beiden Teilen in mehreren Beiträgen explizit, in nahezu allen Beiträgen zumindest implizit Bezug genommen – von Gianna Pomatas Aufsatz über Fallsammlungen *(observationes)* in der frühneuzeitlichen Medizin, der hier in deutschsprachiger Übersetzung vorliegt, bis hin zu Nicolas Pethes' Beitrag zu Fall und Zerfall in den Romanen Thomas Bernhards.

Von Pethes stammt auch das Buch „Literarische Fallgeschichten" (2016), das sich, so der Untertitel, mit der „Poetik einer epistemischen Schreibweise" befasst. Dabei wählt Pethes einen anderen Zugang als Wübben: Nicht *ein* Fall wird in allen Details ausgeleuchtet, stattdessen handelt es sich um eine Reihe von Fallstudien zu zentralen Fallgeschichten der Literaturgeschichte, die, einer chronologischen Ordnung folgend, vom 18. bis in die zweite Hälfte des 20. Jahrhunderts reichen. Lenz begegnet uns hier gleich zweimal wieder – als Verfasser der von einem gerichtlichen Fall inspirierten Erzählung „Zerbin" (1776) und als Gegenstand von Büchners Erzählung. Mit der Spätaufklärung sei, so Pethes, in der deutschsprachigen Literatur eine neue Schreibweise entstanden, die sich „aus der Dokumentation individueller Lebensläufe, der Hervorhebung von deren krisenhafter Zuspitzung sowie einer Problematisierung der allgemeinen Bedeutung des Dargestellten" zusammensetze (S. 9). Wie sich an zahlreichen Beispielen von der Psychoanalyse zur Kriminalliteratur zeigen ließe, haben fallförmige Narrative ihre Popularität und Relevanz bis in die Gegenwart behalten. Pethes situiert die Entstehung dieser Schreibweise im 18. Jahrhundert zwischen Literatur- und Wissenschaftsgeschichte und wendet sich dabei gegen die vereinfachende Annahme, dass das Aufkommen des Falls eine Folge der Übernahme wissenschaftlicher Darstellungsformen durch die Literatur oder umgekehrt der Verwendung literarischer Erzählformen und rhetorischer Mittel in der Wissenschaft gewesen sei. Stattdessen argumentiert Pethes, dass die Bedeutung der Fallgeschichte seit der Spätaufklärung eine Folge der Durchsetzung neuer Modi der Beobachtung und Darstellung gewesen sei, die sich in beiden Feldern zugleich als produktiv und als anschlussfähig erweisen konnten (S. 11). Die neun Fallstudien zu verschiedenen literarischen Texten lassen sich auch als jeweils in sich abgeschlossene Aufsätze lesen (einige wurden als solche bereits anderswo veröffentlicht). Insbesondere dem einleitenden Kapitel, einer „Zwischenüberlegung" sowie einem Ausblick ist es jedoch zu verdanken, dass sich das Buch zu einem inhaltlich und argumentativ stimmigen Ganzen zusammenfügt.

Dass dem Denken und Schreiben in Fällen über Literatur und Medizin hinaus eine wichtige Rolle zukommt, zeigt schließlich auch der Sammelband „Fall – Fallgeschichte – Fallstudie", der 2014 von Susanne Düwell und Nicolas Pethes herausgegeben wurde. Die Beiträge spannen den Bogen von der Medizin zu Recht, Wissenschaftsgeschichte, Psychoanalyse, Sozialforschung, Literatur und schließlich zu Populärkultur und Medien, sodass die behandelten Themen von Inquisitionsakten aus der Mitte des

18. Jahrhunderts über die Krankengeschichten Sigmund Freuds bis hin zur zeitgenössischen TV-Doku-Soap reichen. Neben zahlreichen Originalbeiträgen findet sich darin auch eine deutsche Übersetzung von John Forresters Artikel über das „thinking in cases", dessen Einfluss auf die Erforschung der Rolle von Fällen und Fallgeschichten auch gut zwei Jahrzehnte nach der Erstveröffentlichung 1996 hier noch einmal deutlich wird. Mit dieser Breite an Themen und Perspektiven reicht der Inhalt auch über den einleitend abgesteckten Rahmen der „Wissenschaften vom Menschen" deutlich hinaus. Entsprechend schwer fällt es den HerausgeberInnen, zu einer Synthese zu gelangen, die die verschiedenen Themenfelder, Disziplinen und Epochen überbrücken könnte. Obwohl das Buch die Bedeutung von Fallerzählungen als Wissensform in unterschiedlichen Kontexten anschaulich zeigt, beschränkt sich die Einleitung auf eine Darstellung der konzeptionellen und methodischen Herausforderungen, mit denen sich die Theoriebildung hinsichtlich des Falls konfrontiert sieht. So wird schließlich bescheiden eine „Systematisierung des Diskussionszusammenhangs" vorgeschlagen, die vor allem auf den induktiven und qualitativen Charakter von Fallwissen und die Verbindung zwischen Fallnarrativ und medialen Aufschreibe- und Aufzeichnungsverfahren abzielt. So wie das aus Fällen gewonnene Wissen lässt sich auch das über Fälle und Fallgeschichten gewonnene Wissen anscheinend nur schwer verallgemeinern.

David Freis, Münster

Kathleen M. Brian u. James W. Trent, Jr. (Hg.), **Phallacies. Historical Intersections of Disability and Masculinity,** Oxford: Oxford University Press 2018, 368 S., ca. EUR 47,–, ISBN 978-0-1904-5899-7.

Nach der Lektüre der in dieser Anthologie versammelten 15 Aufsätze bleibt in erster Linie ein Eindruck haften: die enorme Bandbreite der Beiträge. Sie entstammen einem interdisziplinären Feld und umfassen Arbeiten aus den Geschichts- und Literaturwissenschaften sowie aus Film, Disability und Cultural Studies. Ein thematischer Schwerpunkt liegt auf den USA im 20. Jahrhundert, doch insgesamt reichen die Texte chronologisch und geografisch vom frühen Christentum bis zur Gegenwart und von Argentinien bis nach Westeuropa. Einige von ihnen zeichnen sich durch theoretische Komplexität und/oder eine ambitionierte These aus, andere sind ‚lediglich‘ informative Schilderungen von faktischen Zusammenhängen. Entsprechend stehen Detailstudien neben überblicksartigen Längsschnitten und vergleichsweise bekannte Inhalte neben neuen Überlegungen.

Doch sollte man sich von dieser Heterogenität keinesfalls abschrecken lassen, denn die beiden Herausgeber*innen Kathleen Brian und James Trent verfolgen mit ihr ein wichtiges programmatisches Ziel. „Masculinity studies", so fassen sie ihre Wahrnehmung in ihrem Vorwort zusammen, „have emphasized ‚ordinary men‘ by deconstructing their ordinariness whereas disability studies have emphasized ‚atypical' people by deconstructing their difference" (S. xii). In ihrem Anliegen, diese beiden Untersuchungsfelder zusammenzubringen, sich auf „disabled men, who negotiated their masculinity as well as their disability", zu konzentrieren (ebd.), markiert die Heterogenität der Ansätze eher eine Chance denn ein Manko. Das Buch setzt auf den Dialog zwischen einander scheinbar fremden Perspektiven und will so eine Offenheit erzeugen, durch welche die vielfältigen Berührungspunkte zwischen den einzelnen Artikeln erst sichtbar werden sollen. Durch die Gliederung des Sammelbandes in vier Teile gelingt es, der Lektüre eine Struktur zu geben, die es ermöglicht, sich diese Offenheit produktiv zu erschließen. Hier hilft darüber hinaus David Serlins ausführliche Einleitung weiter, welche die Platzierung der Beiträge zwischen akademischer Forschung und gesellschaftspolitischem Engagement offenlegt, wenn er den augenblicklichen Rechtsruck in den USA im Zusammenhang mit der zunehmenden Erotisierung von ‚behinderten' Ex-Soldaten in patriotischen Werbeanzeigen diskutiert. Serlin verknüpft seine Beobachtungen mit dem Hinweis auf die Notwendigkeit zur Historisierung, eine Aufgabe, die er von den Aufsätzen der Anthologie gut erfüllt sieht, weil sie uns auffordern „to contemplate what it means to be a man and what it means to have a disability not as identities or as subjectivities that are fixed in time and space but, rather, as ways of traveling in the world" (S. 19).

Dieses konsequente Infragestellen scheinbar stabiler Vorstellungen von ‚Männlichkeit' wie ‚Behinderung' bildet die gemeinsame Basis der vorliegenden Abhandlungen, und die Aufsätze des ersten Teils unter dem Titel „Is He Normal?" spitzen diese Ausrichtung prägnant zu. Keinen von ihnen würde man in einem Band zur Disability History erwarten, aber sie alle drehen sich um die zentrale Frage, wie Konzepte von ‚Männlichkeit' und ‚Behinderung' überhaupt erst in Bezug aufeinander hergestellt wurden. Im Anschluss an ihr bekanntes Buch „Perfectly Average" (2010) diskutiert Anna Creadick US-Studien aus den Jahren des Zweiten Weltkrieges und unmittelbar danach, in denen ein ‚normaler' Männerkörper als weißes (und unerreichbares) Ideal neu entworfen wurde. Der Text verdeutlicht überzeugend, dass auch ‚Normalität' eine epistemologische Kategorie mit einer spezifischen Geschichte ist. Die Kunsthistorikerin Mary Trent schildert den ‚Fall' von Henry Darger, der in seiner Jugend zu Beginn des 20. Jahrhunderts als ‚feeble-minded' diagnostiziert und hospitalisiert wurde, um schließlich später ‚verstörende' Kunstwerke zu kreieren, in denen sich konventionelle und eindeutige Vorstellungen von Geschlecht und Sexualität auflösten. Die Frage nach den Grenzen von ‚Normalität' und ‚Wahnsinn' treibt auch Lawrence Holcomb um, der sich mit der Wahrnehmung des ‚rebellischen', unangepassten afroamerikanischen Mannes in der US-Kultur beschäftigt und so *race* als eine weitere bedeutungsstiftende Dimension im Herstellungsprozess von ‚Normalität' freilegt. Den Abschluss des ersten Teils bildet Murray Simpsons queere Interpretation von Russ Meyers ‚Sexploitation'-Filmklassiker „Faster Pussycat! Kill! Kill!" (1965). Durch Ergänzung von raumtheoretischen Ideen liest Simpson die vergeschlechtlichte und sexualisierte Gewalt des Films als eine Auseinandersetzung um einen amerikanischen Nationalcharakter.

Nachdem der erste Teil die Produktionsbedingungen von Normalitätsvorstellungen ins Zentrum stellt, widmet sich Teil zwei einem ‚klassischen' Themenzusammenhang der Disability History. In „War, Manhood, and Disability" rücken Soldaten und Veteranen in den Blick. John Kinder gibt einen kenntnisreichen Überblick über die Präsenz von ‚behinderten' Kriegsveteranen in US-amerikanischen Werbeanzeigen von der Zeit des Bürgerkrieges (1861–1865) bis heute und verknüpft seine Darstellung mit einer klaren politischen Positionierung, wenn er unterstreicht, dass „even the most benign advertisements contribute to the very sort of martial cheerleading that will endanger the bodies and lives of future generations of American troops" (S. 95). Beth Linker und Whitney Laemmli analysieren die große Sichtbarkeit und symbolische Bedeutung von querschnittsgelähmten Ex-Soldaten nach dem Zweiten Weltkrieg, um die sich eine intensive medizinische wie kulturelle Debatte um Sexualität und Männlichkeit entwickelte. Jessica Meyer führt die Leser*innen schließlich nach England während und nach dem Ersten Weltkrieg. Gegenwärtig viel diskutierte Anregungen zur Untersuchung von ‚caring masculinities' aufgreifend, diskutiert sie die Rolle von männlichem Pflegepersonal in Lazaretten und Krankenhäusern und fragt danach, wie diese zumeist aufgrund physischer ‚Mängel' ausgemusterten Männer ihren Dienst zwischen ‚versehrten Kriegshelden' einerseits und ‚vermännlichten Krankenschwestern' andererseits wahrnahmen.

Die Texte in Teil drei diskutieren, wie ‚Behinderung' aus Männern „Less than a Man" machte. Die Wissenschaftshistorikerin Daniela Barberis beleuchtet die Kariere von Jean-Martin Charcot, dem französischen Begründer der Neurologie. Um 1880 begann er mit der Erforschung männlicher Hysterie und experimentierte mit unterschiedlichen Therapien. Barberis kann nachzeichnen, wie Vorstellungen von Geschlecht und Klasse diese Studien begleiteten und beeinflussten. Robert Bogdan, der seit langem Disability History vor allem als eine Geschichte der visuellen Repräsentationen von ‚Behinderung' schreibt, präsentiert einen Überblick darüber, wie sich männliche Bettler auf Fotopostkarten im Zeitraum zwischen den 1860er- bis in die 1930er-Jahre hinein selbst als ‚worthy poor' präsentierten. Ivy George und James Trent, Jr. entfalten in ihrem Aufsatz die ‚Noxon Murder Trials', in denen der angesehene, selbst stark gehbehinderte Anwalt John F. Noxon 1944 des Mordes an seinem mit Down-Syndrom neugeborenen Sohn angeklagt wurde. Detailliert können die beiden Autoren nachzeichnen, dass es in den von eugenischen Debatten durchzogenen Verfahren nicht nur um die Legitimität von sogenannten ‚mercy killings' ging, sondern auch um das Rollenverständnis eines Mannes, der trotz seiner ‚Behinderung' Familienvorstand und produktiver Staatsbürger sein wollte.

Der Begriff „Supercrips" verbindet die Analysen des vierten Abschnitts miteinander, also die historisch kontingent artikulierte Vorstellung, ‚Behinderung' in einem ‚heroisch-männlichen Akt' zu überwinden und in einer außergewöhnlichen Kompetenz aufgehen zu lassen. Ähnlich wie im ersten Teil distanzieren sich die hier versammelten Texte bisweilen sehr von verbreiteten Auffassungen von ‚Behinderung'. Kathleen Brian verhandelt ‚Suicide Clubs', in denen Bürger im ausgehenden 19. Jahrhundert ihre eigenen Selbstwahrnehmungen als ‚minderwertig' mit den eugenischen Ansprüchen und Appellen der Zeit abglichen, und Carolyn Slaughter erörtert das ‚Genie Ernest Hemingway' vor dem Hintergrund seines destruktiven Lebensstils und seines komplizierten Verhältnisses sowohl zu Frauen als auch zu seiner eigenen Sexualität. Rebecca Ellis stellt ein außergewöhnliches argentinisches Institut für blinde Männer in den 1930er-Jahren vor und verhandelt dabei nicht zuletzt grundsätzliche Fragen über das ‚Schweigen der Archive' als Problem der Disability History. Susan Schweik verbindet *race*, Männlichkeit und Behinderung in einer queeren Interpretation der Oper „Porgy and Bess", und Meghan Henning bietet den Leser*innen eine erstaunlich anschlussfähige Lektüre frühchristlicher Texte, in denen über ‚Behinderung' und körperliches Leiden als göttliche Strafe berichtet wird.

Insbesondere diese letzten Beiträge verstärken noch einmal den Eindruck der Heterogenität, den „Phallacies" beim Lesen immer wieder hervorruft. Sie veranschaulichen, welches Risiko die Herausgeber*innen bei der Zusammenstellung eingegangen sind – oft wird die feine Linie zwischen produktiv-erhellender Verwirrung und abschreckender Beliebigkeit arg strapaziert. Letztlich ist es die Qualität der einzelnen Aufsätze, die den Ansatz von Brian und Trent gelingen lässt. Wer von „Phallacies" eine strukturierte Einführung in die historisch-intersektionalen Zusammenhänge von Männlichkeitsvorstellungen und ‚Behinderung' erwartet, wird enttäuscht werden; wer sich jedoch auf eine *tour de force* mit oft originellen und überraschenden Erkenntnissen machen will, findet hier reichlich Inspirationen.

Olaf Stieglitz, Köln

Myriam Everard u. Francisca de Haan (Hg.), **Rosa Manus (1881–1942). The International Life and Legacy of a Jewish Dutch Feminist** (= Studies in Jewish History and Culture 51), Leiden/Boston: Brill 2017, 473 S., EUR 127,–, ISBN 978-90-04-33318-5.

2017 erschien ein umfangreicher Band zu einer der wichtigsten Protagonistinnen der internationalen Frauenrechtsbewegung: Rosa Manus (1881–1942): Es sei ein Projekt „of recovery, documentation, and historical analysis" (S. 1), betont Mitherausgeberin Francisca de Haan in ihrer Einleitung, das somit ein lang bestehendes Forschungsdesiderat schließt. Die niederländische Feministin und Friedensaktivistin Rosa Manus, zu ihren Lebenszeiten eine der bekanntesten Frauen Europas, ist nach dem Zweiten Weltkrieg in Vergessenheit geraten – wie so viele andere Frauen ihrer Generation. Eine wissenschaftliche Biografie über Rosa Manus steht bis dato aus. Allerdings: Auch dieses Buch ist keine Biografie. Entstanden aus einem Workshop zu Rosa Manus 2008, beinhaltet es im ersten Teil („Essays") acht längere Beiträge, die in chronologischer Reihenfolge auf bestimmte Phasen und/oder einzelne Aspekte von Rosa Manus' Leben fokussieren. Im zweiten Abschnitt finden sich 21 von den beiden Herausgeberinnen kontextualisierte Fotografien, im dritten Teil 13 Dokumente, die erstmals in dieser Form, übersetzt ins Englische, ediert wurden.

Der erste Teil wird gerahmt durch zwei Beiträge von Myriam Everard zur familiären Herkunft der 1881 in eine reiche, liberale Amsterdamer jüdische Familie geborenen Rosa Manus und ihrer Ermordung während der Shoah in der Nähe des Konzentrationslagers Ravensbrück. Everard stützt sich nicht nur auf zeitgenössische journalistische Publikationen oder Lebenserinnerungen von Freundinnen und Mitstreiterinnen – autobiografische Texte von Manus selbst wurden nicht überliefert –, sondern rekonstruiert aus Dokumenten verschiedener Archive eine Familiengeschichte, die Rosa Manus' politisches und frauenbewegtes Engagement in eine Genealogie von Emanzipationsbestrebungen stellt. Am Ende des ersten Teils steht eine Bergungsarbeit anderer Natur, ebenfalls von Myriam Everard. Sie versucht, trotz der äußerst schwierigen Quellenlage die letzten Jahre im Leben Rosa Manus' nach dem Einmarsch der nationalsozialistischen Truppen in den Niederlanden und die Umstände ihres Todes zu rekonstruieren. Dies gelingt ihr mit quellenkritischer und akribischer Lektüre der vorhandenen Zeug_innenaussagen und der archivalischen Dokumente.

Die anderen biografischen Beiträge untersuchen Teilaspekte von Rosa Manus' Engagement auf der internationalen Bühne im Rahmen der International Women's Suffrage Alliance (IWSA), der International Alliance of Women (IAW), der Women's International League for Peace and Freedom (WILPF) oder des Women's Disarmament Committees sowie der Errichtung eines internationalen Frauenbewegungsarchivs (International Archives for the Women's Movement, IAV). In den Niederlanden selbst war sie langjährige Wegbegleiterin von Aletta Jacobs (1854–1929), in der holländischen

Frauenbewegung ebenso aktiv wie in der Flüchtlingshilfe und in antifaschistischen
Initiativen in den späten 1930er-Jahren.

Annika Wilmers streicht in ihrem Beitrag die Rolle Rosa Manus' bei der Organisation der Internationalen Frauenkonferenz in Den Haag 1915 hervor, deren Bedeutung in der Literatur oftmals gegenüber jener von Aletta Jacobs unterschätzt wird.
Nicht zuletzt ist auch dies eine Folge der Überlieferung, die Manus vor allem als
Vereinsfunktionärin und Organisatorin in der zweiten Reihe erscheinen lässt. Einige
der Aufsätze in diesem Sammelband betonen das vielfältige Engagement der Amster-
damerin und verweisen auf ihre eigenständigen Initiativen vor allem in den 1930er-
Jahren. Nachdem in vielen Ländern nach dem Ende des Ersten Weltkrieges das
Wahlrecht und die formale politische Gleichstellung für Frauen durchgesetzt wurde,
widmeten sich viele Frauenrechtsaktivistinnen dem Friedensthema. Karen Garner und
Ellen Carol DuBois beschäftigen sich in ihren Aufsätzen mit Manus' vielfältigen
Friedensaktivitäten und zeigen sie dabei als eine hervorragende Netzwerkerin über
ideologische Grenzen hinweg, was ihr in ihrem Heimatland antisemitische und anti-
bolschewistische Ressentiments ebenso einbrachte wie eine Auszeichnung durch das
Königshaus. Dies charakterisierte die Arbeit vieler Frauenrechtsaktivistinnen[1] und
kommt auch in einer anderen Studie zum Tragen: Mineke Bosch untersucht die
Freundschaft zwischen Rosa Manus und Katharina von Kardorff-Oheimb
(1879–1962), einer nationalliberalen deutschen Politikerin, die dem völkischen Milieu
nahestand. Margot Badran zeichnet die Reisen Rosa Manus' nach Ägypten und Pa-
lästina in den 1930er-Jahren nach und macht die koloniale und oft rassistische Perspektive deutlich, aus der Vertreterinnen der internationalen Frauenorganisationen
Akteurinnen im Nahen Osten begegneten bei der gleichzeitig zunehmend prekären
Situation, der vor allem jüdische Aktivistinnen national und international ausgesetzt
waren.[2]

Wenn es ein Thema gibt, das neben dem frauenpolitischen Engagement von Rosa
Manus den Band durchzieht, dann ist dies jenes der Netzwerke und Freundinnen-
schaften zwischen den Akteurinnen. Diese waren internationale Beziehungen, die vor
allem durch Korrespondenzen und Konferenzen gepflegt und aufrechterhalten wurden. Ein weiteres Anliegen einiger Akteurinnen war die Archivierung der eigenen
Bewegungen. Dagmar Wernitznig widmet ihren Beitrag den Bemühungen zweier Figuren der internationalen Frauenbewegung, ein Archiv für die verstreuten Frauenorganisationen und ihren inter- und transnationalen Aktivitäten einzurichten: das 1935

---

1 Vgl. dazu auch Corinna Oesch, Yella Hertzka (1873–1948). Vernetzungen und Handlungsräume in
   der österreichischen und internationalen Frauenbewegung, Innsbruck/Wien/Bozen 2014.

2 Eine Perspektive, der in den letzten Jahren zunehmend Rechnung getragen wird, wie auch die
   differenzierte Untersuchung von Elife Biçer-Deveci zum Verhältnis der türkischen und internationalen Frauenbewegungen zeigt. Vgl. Elife Biçer-Deveci, Die osmanisch-türkische Frauenbewegung
   im Kontext internationaler Frauenorganisationen. Eine Beziehungs- und Verflechtungsgeschichte
   von 1895 bis 1935, Göttingen 2017.

initiierte World Center for Women's Archives der ungarischen Frauenrechtsaktivistin Rosika Schwimmer (1877–1948) in New York und das ebenfalls 1935 gegründete International Archives for the Women's Movements von Rosa Manus, das das Archiv der deutschen Frauenbewegung als „eine [ihrer] bedeutendsten Lebensleistungen"[3] überhaupt würdigt. Wernitznig beschreibt die Tätigkeiten dieser beiden prominenten Frauenrechtsaktivstinnen als ein Wettrennen darum, wessen Archiv das bedeutendere sein würde, bei dem Manus als Siegerin hervorging. Der von ihr gesammelte Schatz an feministischem Bewegungswissen ging durch die nationalsozialistische Besetzung der Niederlande zum Teil unwiederbringlich verloren.

Gleichsam wie um diesem Verlust etwas entgegenzusetzen, schließen nach den wissenschaftlichen Aufsätzen zwei dokumentarische Teile an: Die bildlichen und textlichen Quellen sind eine verdienstvolle Erweiterung der Beiträge im ersten Abschnitt und umfassen teilweise unbekannte Fotografien von Rosa Manus und einiger Weggefährtinnen sowie zehn ausgewählte Briefe von ihr und an sie aus ihrer Zeit in der internationalen Frauen- und Friedensbewegung. Abgerundet wird diese Quellensammlung durch die Edition von amtlichen Schreiben zu den Umständen ihrer Ermordung und einem Kapitel eines nie veröffentlichten Manuskripts von 1948, das – kompiliert von Hans van der Meulen – Essays in Erinnerung an Rosa Manus versammeln hätte sollen. Diese Quellenedition macht das Buch zu einer bedeutenden Publikation für die weitere Erforschung der internationalen Frauenrechtsbewegung, deren Forschungsergebnisse in den letzten Jahren vor allem in Zeitschriftenartikeln und weniger in Monografien erschienen sind.

„The International Life and Legacy of a Jewish Dutch Feminist" stellt eine wichtige Annäherung an das Leben Rosa Manus' dar, die wie in einem Puzzle unterschiedliche Aspekte zusammensetzt. Allerdings entsteht dabei durch das Beschreiben von Netzwerken und dem familiären sowie frauenbewegten Umfeld nur ein indirektes und gebrochenes Bild der Akteurin selbst. Diese Darstellungsweise ist interessant, sprengt sie doch eine einheitliche Leseweise ihres Wirkens und bringt ihre Widersprüche zutage. Sie lässt die Leserin aber auch stellenweise unbefriedigt zurück, da die Figur und die Stimme von Rosa Manus in einigen Beiträgen (zu) sehr in den Hintergrund treten.

Veronika Helfert, Wien

---

3 Rosa Manus – Gründerin des ersten internationalen Frauenarchivs, in: Digitales Deutsches Frauenarchiv, 29. 8. 2018, unter: www.digitales-deutsches-frauenarchiv.de/blog/rosa-manus-gruenderin-des-ersten-internationalen-frauenarchivs, Zugriff: 10. 10. 2018.

Marion Keller, **Pionierinnen der empirischen Sozialforschung im Wilhelminischen Kaiserreich** (= Wissenschaft, Politik und Gesellschaft 8), Stuttgart: Franz Steiner Verlag 2018, 444 S., EUR 66,–, ISBN 978-3-515-11985-6.

Im Mittelpunkt der Monografie stehen das Leben und Werk von vier Frauen, die als Pionierinnen maßgeblich zur Entwicklung der empirischen Sozialforschung in Deutschland beigetragen haben. Ursprünglich beheimatet in der Nationalökonomie, „an der Schnittstelle zwischen akademischer Wissenschaft und praktischer sozialpolitischer und sozialer Arbeit" (S. 9), lässt sich die empirische Sozialforschung in Deutschland als eine „Wahlverwandtschaft" zwischen der sich konstituierenden Wissenschaftsdisziplin der Soziologie und der Frauenbewegung begreifen. Marion Keller zufolge ist diese „Wahlverwandtschaft" bei den von ihr ausgewählten Frauen besonders sichtbar, da sie zum einen in Organisationen und Netzwerke der Frauenbewegung sowie verschiedener Sozialreformbewegungen eingebunden waren und zum anderen ihre Studien über die Lebens- und Arbeitsbedingungen von Frauen sich durch „eine aufwendige, gründliche und zugleich innovative methodische Vorgehensweise und durch eine breite Resonanz in der zeitgenössischen Fach-, Sozialreform- und Frauenbewegungspresse" auszeichneten (S. 10).

Kellers Dissertation geht auf zwei Projekte zurück, die von Ute Gerhard im Rahmen des viel beachteten DFG-Schwerpunktprogramms „Wissenschaft, Politik und Gesellschaft. Deutschland im internationalen Zusammenhang im späten 19. und im 20. Jahrhundert" geleitet wurden. Mit der Wahl des Buchtitels wird bereits ein deutlicher Bezug zum ersten Projekt „Pionierinnen der empirischen Sozialforschung im Wilhelminischen Deutschland (1890–1914/18)" hergestellt, während Ergebnisse des zweiten Projekts, das der Erforschung der „Sozialen Frauenschulen als außeruniversitäre Ausbildungs-, Wissenschafts- und Forschungseinrichtung der bürgerlichen Frauenbewegung" gewidmet war, lediglich in die Darstellung des beruflichen Werdegangs zweier Protagonistinnen einfließen.

Die Auswahl der Forscherinnen ist klug gewählt, da Namen und Werk von Elisabeth Gnauck-Kühne[1] (1850–1917), Gertrud Dyhrenfurth (1862–1946), Rosa Kempf (1874–1948) und Marie Bernays (1883–1939) nur denjenigen vertraut sein dürften, die in den letzten beiden Jahrzehnten die „Wahrnehmungsschranke zwischen Wissenschaftsforschung und Geschlechterforschung" (S. 11) überwunden haben. Gnauck-Kühne und Dyrenfurth gehörten – Marianne Webers Typologie der studierenden Frau zufolge – zur ersten Generation wissenschaftlich tätiger Frauen, die sich bereits mit empirischen Untersuchungen zur Frauenarbeit profiliert hatten, bevor

---

1 Über Gnauck-Kühne ist kürzlich eine Werk-Biografie erschienen, deren Fragestellung aber einen deutlich anderen Fokus aufweist. Vgl. Anna-Maria Schmidt, Katholisch und emanzipiert. Elisabeth Gnauck-Kühne und Pauline Herber als Leitfiguren der Frauen- und Mädchenbildung um 1900, St. Ingbert 2018.

ihnen gestattet wurde, als Gasthörerinnen an Universitätsvorlesungen teilzunehmen. Kempf und Bernays werden von Keller zur zweiten Generation gezählt, da sie sich den Zugang zu einem akademischen Studium nicht mehr hätten erkämpfen müssen (vgl. S. 15). Diese Aussage stimmt nur bedingt, wie in den nachfolgenden Kapiteln deutlich wird: Kempf und Bernays gelangten über den Umweg einer seminaristischen Lehrerinnenausbildung an die Universität. Beide mussten als Externe das für die Immatrikulation notwendige Abitur nachholen. Auch Elisabeth Gnauck-Kühne hatte zunächst eine Lehrerinnenausbildung absolviert und bis zu ihrer Eheschließung mit einem als leichtlebig geltenden Nervenarzt ein ausgesprochen exklusives Erziehungsinstitut für Töchter bürgerlicher Familien in Blankenburg geleitet. Nach der Scheidung war sie ökonomisch erneut auf sich gestellt. Ihren Lebensunterhalt scheint sie sehr erfolgreich als gefragte Rednerin, Schriftstellerin, Verfasserin von Forschungsarbeiten zu Frauenthemen und später auch als Dozentin der Kölner Wohlfahrtsschule und der Frauenschule für soziale Berufe, „die zur Hochschule für kommunale und soziale Verwaltung der Stadt Köln gehörte" (S. 76), bestritten zu haben. Gertrud Dyhrenfurth entstammte einer wohlhabenden Familie des Groß- und Bildungsbürgertums, die ein ausgesprochen rentables Rittergut in Niederschlesien bewirtschaftete. Bei ihr lässt sich keine Lehrerinnenausbildung nachweisen, da sie, so Keller, aufgrund der „finanzielle[n] Ressourcen ihrer Familie" nicht auf einen „Brotberuf" angewiesen war (S. 130).

Im Gegensatz zu ihren autodidaktischen Vorgängerinnen verfolgten Kempf und Bernays bereits das Ziel einer wissenschaftlichen Laufbahn; die Habilitation blieb ihnen jedoch aufgrund mangelnder Unterstützung einflussreicher männlicher Mentoren versagt. Max Weber erkannte zwar die außerordentlichen wissenschaftlichen Leistungen Bernays an, war aber nicht bereit, sich für sie einzusetzen, da ihre ‚optische Erscheinung' nicht dazu angetan sei, Vorurteile gegenüber wissenschaftlich tätigen Frauen zu entkräften. Etliche der jüngeren Wissenschaftlerinnen, die im Bereich der empirischen Sozialforschung promoviert hatten, fanden letztlich ihre berufliche Wirkungsstätte in den seit 1908 entstandenen Sozialen Frauenschulen, die auf Tätigkeiten in der Wohlfahrtspflege und in der Fürsorge vorbereiteten. Kempf wurde als Gründungsdirektorin an die Soziale Frauenschule in Frankfurt berufen, Bernays profilierte sich als Leiterin der Sozialen Frauenschule Mannheim.

Der strukturelle Aufbau des Buches ist gut nachvollziehbar: Neben den biografischen Porträts der vier Protagonistinnen, in denen ihre soziale und konfessionelle Herkunft, ihr Familienstand, ihr Bildungsweg und der berufliche Werdegang im Mittelpunkt stehen, werden eingehend die wissenschaftlichen Untersuchungen der Frauen vorgestellt und diskutiert und es wird der Rezeption dieser Studien in einschlägigen Fachzeitschriften und in der Presse der Frauenbewegung nachgegangen. Marion Keller interessiert sich insbesondere für die methodische Anlage der Studien, da die zeitgenössische Methodendiskussion – im Gegensatz zu heute – noch nicht dualistisch verhärtet gewesen sei: Quantitative Verfahren seien noch nicht gegen qualitative in Stellung gebracht worden, Repräsentativerhebungen nicht für ‚wissenschaftlicher' erachtet worden als Fallstudien, Grundlagenforschung habe Praxisorientierung nicht ausgeschlossen. In den Anfängen der empirischen Sozialforschung, die stark mit einem sozialpolitischen Engagement im Verein für Sozialpolitik (VfS) einherging, war Methodenpluralismus angesagt, und Frauen wurde eine besondere Kompetenz im Zugang zum Feld der Frauenarbeit zugestanden, das sie sich durch teilnehmende oder verdeckte Beobachtung, Interviews sowie durch Erhebung und Auswertung sozialstatistischer Daten erschlossen. Der von Max Weber initiierte Werturteilsstreit, in dem eine strenge Trennung von Wissenschaft und Politik gefordert wurde, führte, so Keller, zu einer Auffassung von „'reiner' Wissenschaft", die sich von der „Praxisorientierung des VfS abgrenzte" (S. 235) und in die Gründung der Deutschen Gesellschaft für Soziologie (DGS) mündete. Die strikte Ausrichtung an wissenschaftlicher 'Objektivität' und die Brandmarkung ethischer Bewertung und sozialpolitischer Forderungen als „Gesinnungs- und Tendenzwissenschaft" (S. 234) habe den – vor allem von Gustav Schmoller vertretenen – Ansatz einer 'besonderen' wissenschaftlichen Befähigung von Frauen zurückgedrängt.

Positiv hervorzuheben ist die kritische Auseinandersetzung Kellers mit den frühen Sozialforscherinnen, die keineswegs zu 'heroischen' politischen Vorkämpferinnen stilisiert werden. Ihre nationalistische Begeisterung im Ersten Weltkrieg wird ebenso thematisiert wie Rosa Kempfs Protest gegen die „Schwarze Schmach am Rhein", eine rassistische Kampagne gegen die Besetzung des Rheinlands durch französische Kolonialsoldaten. Marie Bernays stand, obwohl sie selbst jüdischer Herkunft war, dem Nationalsozialismus ausgesprochen ambivalent gegenüber und realisierte erst spät, dass Konversion keinen Schutz vor der Ausgrenzung aus der 'Volksgemeinschaft' bot. Kritisch anzumerken bleibt lediglich, dass im Quellenverzeichnis unter den gedruckten Quellen ausschließlich die Publikationen der vier Protagonistinnen aufgeführt werden. Die vielen zeitgenössischen Publikationen, Rezensionen, aber auch die Studien jüngerer Wissenschaftlerinnen, die an die Arbeiten ihrer Vorgängerinnen anschließen, findet man versteckt im umfangreichen Literaturverzeichnis inmitten der aktuellen Fachliteratur.

Elke Kleinau, Köln

Susan R. Grayzel u. Tammy M. Proctor (Hg.), **Gender and the Great War**, Oxford: Oxford University Press 2017, 286 S., ca. EUR 23,– (paperback), ISBN 978-0-19-027108-4.

Die Gedenkjahre 2014 und 2018, die an Beginn und Ende des Ersten Weltkrieges erinnerten, boten die Gelegenheit, die Frauen- und Geschlechtergeschichte als festen Bestandteil der Historiografie zum Ersten Weltkrieg zu etablieren. Dieses Ziel verfolgen die Herausgeberinnen Susan R. Grayzel und Tammy M. Proctor mit dem vorliegenden

Buch „Gender and the Great War", hervorgegangen aus zwei Podiumsdiskussionen auf der „16th Berkshire Conference on the History of Women" 2014. Sie wollen nicht so sehr neue empirische Befunde liefern, sondern vielmehr eine Einführung vorlegen, wie die Kategorie Geschlecht systematisch zur Analyse des Ersten Weltkrieges herangezogen werden kann. Der Zweck sei es, „to catalog some of the major scholarship produced on gender and the First World War [...], laying out contemporary themes [...], and suggesting future areas of inquiry" (S. 248). Gleichzeitig erheben die Herausgeberinnen den Anspruch, über die in ihren Augen noch weitverbreitete Auffassung hinauszugehen, dass „Gender" gleichbedeutend sei mit „Frauen" (S. 5). Die Kriegserfahrungen von Männern und die Konstruktion von Männlichkeiten sollen daher explizit ebenfalls Gegenstand der Beiträge sein.

Der Sammelband gliedert sich in zwölf thematische Kapitel, gerahmt von Einleitung und abschließenden Überlegungen der Herausgeberinnen: Kimberley Jensen befasst sich in „Gender and Citizenship" mit den Einschränkungen bürgerlicher Freiheiten in verschiedenen kriegführenden Staaten, den Auseinandersetzungen um Staatsangehörigkeit bei transnationalen Ehepaaren, vor allem jedoch mit den Bemühungen von Frauen und (nicht-‚weißen') Männern, durch ihr Engagement im Krieg politische Rechte zu erlangen. Geschlechterbilder waren für die Mobilisierung der Menschen für Kriegszwecke essenziell. Daran knüpft Erika Kuhlmann in „Gender and Resistance" an. Historische AkteurInnen affirmierten die hegemonialen Geschlechterrollen also gezielt, Akte des Widerstandes wiederum untergruben nicht nur die Kriegsbemühungen, sondern auch die zeitgenössischen Geschlechterbilder – helfende Frauen im Hinterland, kämpfende Männer an der Front.

Während sich Kuhlmann besonders mit den transnationalen Aktivitäten internationaler Organisationen der Kriegs- und Nachkriegszeit beschäftigt, steht im Zentrum von Richard S. Fogartys Aufsatz „Gender and Race" die transnationale Rekrutierung von Soldaten und Arbeitern. Am Beispiel Frankreichs zeigt der Autor, wie die Kontakte von nicht-‚weißen' Soldaten und Arbeitern aus den britischen und französischen Kolonien sowie von ‚schwarzen' Soldaten der US-Armee mit der ‚weißen' Bevölkerung Frankreichs „notions and hierarchies of both race and gender" (S. 68) infrage stellten. Die Auswirkungen des Krieges auf Hierarchien von ‚Rasse' und Geschlecht untersucht auch Michelle Moyd in „Gender and Violence" anhand der Schutztruppe in Deutsch-Ostafrika. Die militärische Formation der Kolonne, die ‚weiße' Offiziere, ‚schwarze' Askaris (einheimische Soldaten) und ‚schwarze' ZivilistInnen als TrägerInnen umfasste, funktionierte grundlegend mithilfe von Gewalt gegen Frauen (sowohl gegen Trägerinnen als auch gegen Frauen in der Zivilbevölkerung) und habe die Grenzen zwischen Kombattanten und NichtkombattantInnen verwischt. Moyd schreibt Frauen jedoch nicht nur eine Opferrolle zu, vielmehr boten erzwungene oder freiwillige sexuelle Beziehungen den Askaris zwar die Möglichkeit, ihre Männlichkeit innerhalb ihrer sozialen Gruppe zu behaupten, sie verschafften Frauen umgekehrt auch einen höheren Status innerhalb der Kolonne und einen sichereren Lebensunterhalt.

Sexualisierte Gewalt ist ein zentrales Thema in „Gender and Occupation" von Jovana Knežević. Die tatsächliche Gewalterfahrung der Bevölkerung in den besetzten Gebieten sei oft durch ihre symbolische Repräsentation in der zeitgenössischen Propaganda überlagert worden, in der Frauen als Objekte sexualisierter Gewalt zur Chiffre reduziert wurden. Die AkteurInnen der ‚nationalen' Befreiung im Ausland betrachteten die komplexen Beziehungen zwischen besetzter Bevölkerung und Besatzern als Verrat. Einen anderen Blick auf Gewalterfahrungen wirft Susan R. Grayzel in „Gender and Warfare". Sie analysiert, wie neue Waffentechniken, etwa Gasangriffe oder das Bombardement der Zivilbevölkerung, entweder traditionelle Vorstellungen militärischer Männlichkeit infrage stellten, oder auch affirmierend in diese eingeordnet werden konnten, wie zum Beispiel die Figur des ‚Fliegerasses' demonstriert.

Junge Männer und Frauen würden das Bild des Ersten Weltkrieges dominieren, daher plädiert Tammy M. Proctor in „Gender and Age" dafür, danach zu fragen, wie Alter und Geschlecht und die damit verbundenen sozialen Rollenbilder die Art und Weise beeinflussten, wie der Krieg erlebt und gedeutet wurde. Dem Alltagsleben im Krieg widmen sich die Kapitel von Deborah Thom („Gender and Work") und Karen Hunt („Gender and Everyday Life") in unterschiedlicher Weise. Deborah Thom hebt hervor, dass die Erwerbstätigkeit von Frauen während des Krieges keineswegs das Novum war, zu dem sie von der Kriegspropaganda stilisiert wurde. Die Autorin arbeitet heraus, dass in der Wahrnehmung vieler Männer und Frauen die zeitliche Begrenztheit dieses Arrangements im Vordergrund stand. Mit dem „backlash in 1917" machten sowohl Gewerkschaften als auch staatliche Behörden die Entlassung von Frauen zugunsten von heimkehrenden Männern zu einem politischen Projekt. Karen Hunt betont einerseits die Auswirkungen des Krieges auf das Alltagsleben auch in den nichtkriegführenden Staaten, andererseits hebt sie, im Anschluss an Maureen Healy und Belinda Davis,[1] die Bedeutung der Politiken des Alltags hervor – von der Nahrungsmittelversorgung bis zur geschlechtsspezifischen Arbeitsteilung. Zwar habe der Krieg diese Arbeitsteilung nicht erschüttert, doch seien vormals private Angelegenheiten zu öffentlichen und damit explizit politischen Tätigkeitsfeldern geworden.

Ana Carden-Coyne und Laura Doan plädieren in „Gender and Sexuality" für methodische Sorgfalt. Gegenwärtige Kategorien und Vorstellungsmuster sollten nicht auf die Vergangenheit übertragen werden. Sie argumentieren, dass das erst aufkommende „verwissenschaftlichte" Wissen über Sexualität den meisten historischen AkteurInnen noch nicht zur Verfügung stand und dass Hetero- und Homosexualität zur Zeit des Ersten Weltkrieges nicht dieselbe identitätsstiftende Funktion gehabt hätten, die sie seit dem späten 20. Jahrhundert einnehmen. HistorikerInnen müssten sich daher stärker

---

1 Maureen Healy, Vienna and the Fall of the Habsburg Empire. Total War and Everyday Life in World War I, Cambridge 2004; Belinda J. Davis, Home Fires Burning. Food, Politics, and Everyday Life in World War I Berlin, Chapel Hill 2000.

mit moralischen Kategorien auseinandersetzen, für die Klasse eine ebenso große Rolle spielte wie Geschlecht, etwa Respektabilität, Ehre oder Unschuld.

Joy Damusi („Gender and Mourning") und Karen Petrone („Gender and Memory") befassen sich in ihren Beiträgen damit, wie gesellschaftlich mit Tod umgegangen wurde. Damusi zeigt, wie unterschiedlich Männer und Frauen als Trauernde imaginiert und adressiert wurden. Petrone untersucht dagegen die parallelen Prozesse des Kriegserinnerns und des Kriegsvergessens (S. 234) in der Bildsprache vornehmlich britischer, kanadischer, amerikanischer und französischer Kriegsdenkmäler, die sowohl Hierarchien zwischen Männern und Frauen als auch zwischen ‚weißen' und ‚schwarzen' Soldaten reifizierten.

Den Anspruch, Männlichkeiten und Weiblichkeiten gleichermaßen zu untersuchen, lösen die meisten Aufsätze ein. Besonders gelungen sind dabei jene Kapitel, die aufzeigen, wie die historischen AkteurInnen die keineswegs homogenen normativen Vorstellungen verhandelten, affirmierten, verschoben oder untergruben. Die Relationalität von Geschlecht gerät allerdings manchmal aus dem Blick. So hätte das Kapitel zu „Gender and Work" sehr davon profitiert, auch die Männer der ‚Heimatfront' miteinzubeziehen und zu untersuchen, wie verschiedene soziale Männergruppen – von pensionierten und wieder in Dienst genommenen Beamten bis hin zu verwundeten und erkrankten Soldaten – Arbeit und Männlichkeit angesichts der Erwerbstätigkeit von Frauen interpretierten.

Den Ersten Weltkrieg transnational in den Blick zu nehmen, ist ein anerkennenswertes Unterfangen, es birgt jedoch auch spezifische Herausforderungen. „Gender and the Great War" demonstriert vor allem eines: dass in der englischsprachigen Forschungsliteratur, die von den AutorInnen vornehmlich herangezogen wurde, das Osmanische Reich und die Habsburgermonarchie und ihre jeweiligen Nachfolgestaaten, Italien und die kriegsteilnehmenden Staaten auf dem Balkan großteils unerforscht sind; auch der Schwerpunkt vieler Kapitel des vorliegenden Buches liegt auf der Westfront und den westeuropäischen Staaten. Mit einer Einleitung, die sich nicht mit der aktuellen Forschungsliteratur auseinandersetzt, sondern ein sehr allgemein gehaltenes Leitnarrativ des Ersten Weltkrieges zeichnet, das mithilfe von Gender dekonstruiert werden soll, und einem abschließenden Kapitel, das die historiografischen Entwicklungen zum Ersten Weltkrieg im Allgemeinen und der Frauen- und Geschlechtergeschichte des Weltkrieges im Besonderen umreißt, richtet sich der Sammelband weniger an SpezialistInnen, sondern an all jene, die einen Überblick suchen und lohnende Forschungsfragen ausmachen wollen. Insgesamt liefert „Gender and the Great War" einen spannenden Einblick in die Vielfalt an Forschungsfragen, die mithilfe geschlechtergeschichtlicher Perspektiven verfolgt werden können, und regt so hoffentlich neue empirische Arbeiten an, um die bestehenden Forschungslücken zu schließen.

Thomas Rohringer, Wien

Ingrid Bauer u. Christa Hämmerle (Hg.), **Liebe schreiben. Paarkorrespondenzen im Kontext des 19. und 20. Jahrhunderts,** Göttingen: Vandenhoeck & Ruprecht 2017, 359 S., 10 Abb., EUR 29,–, ISBN 978-3-525-30115-9.

Frauen- und Geschlechtergeschichte hat sich häufig aus dem Impuls gespeist, historische Akteurinnen sichtbar zu machen, seien es nun Individuen oder Kollektive wie „Arbeiterinnen" oder „Frauenbewegte". Der Band „Liebe schreiben", herausgegeben von Ingrid Bauer und Christa Hämmerle, schließt an eine Tradition an, die über die Akteurinnen hinaus deren Beziehungen in den Blick nimmt. Er wertet siebzig Paarkorrespondenzen aus, die von 1870 bis 1980 ein gutes Jahrhundert überspannen. Bauer und Hämmerle betonen die konzeptuelle Offenheit des Begriffs der „Paarkorrespondenz" gegenüber dem „Liebesbrief". Aus den Korrespondenzen erschließt sich nicht „die Liebe", sondern sie zeigen die „Spielräume und Möglichkeiten des Schreibens wie des Liebens" (S. 15), also die (Paar-)Beziehungen der Korrespondierenden.

Vorgestellt werden die Ergebnisse des Forschungsprojekts „(Über) Liebe schreiben", das zwischen 2010 und 2014 in Salzburg und Wien Paarkorrespondenzen mit emotions- und geschlechtergeschichtlichen Fragestellungen auswertete. Die Quellen stammen zum großen Teil aus der Sammlung Frauennachlässe am Institut für Geschichte der Universität Wien, die von Christa Hämmerle geleitet wird. Sie sind ergänzt durch Bestände, die dem Projekt nach einiger Medienresonanz zur Verfügung gestellt wurden. Geografisch stammt der Großteil der Quellen aus (dem ehemaligen) Österreich, sozial überwiegend aus den bürgerlichen Milieus (S. 18). Die Herausgeberinnen bedauern, dass keine Quellen zu homosexuellen Paarbeziehungen ausfindig gemacht werden konnten (S. 19).

Von den Briefwechseln wurden 52 transkribiert und 22 per Software codiert. Das alles ist genauso materialreich, wie es sich anhört. Gleich in den ersten Sätzen der Einleitung, verfasst von den Herausgeberinnen, kommen die Korrespondierenden zu Wort, mit denen die Leserin über acht umfangreiche Beiträge hinweg vertraut gemacht wird und die ihr aus verschiedenen Perspektiven immer wieder begegnen. Sechs der acht Aufsätze sind „stark kontexteingebundene Fallstudien", die kleinere Zeiträume und zwischen zwei und 17 Briefwechsel erschließen. Zwei Aufsätze verfolgen „inhaltliche Dimensionen" per „Längsschnitt" (S. 27), also vom Ende des 19. bis zum Ende des 20. Jahrhunderts: Einmal wird die Sprache des Sexuellen untersucht, zum zweiten die Einbindung von Paarkorrespondenzen in familiäre Netzwerke. Wichtig ist den Autorinnen zudem die Materialität der Briefe und Sendungen. Sehr schön sind daher die farbigen Abbildungen einiger Brieforiginale (S. 48–56), die die insgesamt hochwertige Gestaltung des Bandes unterstreichen.

Vier Aufsätze widmen sich dem Aus- und Verhandeln von Liebesmodellen: Ines Rebhan-Glück analysiert zwei Verlobungskorrespondenzen aus den 1860er- und 1870er-Jahren sowie sechs „Anleitungsbücher" für Liebesbriefsteller. Sie fokussiert insbesondere auf den männlichen Part der bürgerlichen Eheanbahnung und stellt dabei fest, dass es die Männer sind, die sehr gefühlvolle Liebesbriefe schreiben, sich geradezu „theatralisch" inszenieren (S. 28), während sich Frauenbriefe „wesentlich nüchterner" (S. 66) ausnehmen.

Nina Verheyen untersucht fünf Paarkorrespondenzen vor dem Hintergrund der Frauenbewegung/en um 1900 und konzentriert sich dabei auf berufstätige Frauen und Männer, die in „Richtung eines Doppelkarrierepaars" (S. 88) gehen. Sie betont die aktive Partnerwahl der Frauen und stellt die Frage, „ob die Gefühle dieser [...] Frauen für ihre Partner auch mit den Berufen zusammenhingen, denen diese nachgingen und mit der Möglichkeit, sich über diese Berufe intellektuell auszutauschen" (S. 103). Eine Paarbildung nach dem Muster „gleich und gleich gesellt sich gern" wäre dann eine Möglichkeit für nicht (mehr) berufstätige Frauen, „Zugang zu jenen Berufswelten [zu erhalten], die ihnen selber ganz oder teilweise verschlossen blieben oder zu denen sie sich Zugang erhofften und erkämpften" (S. 103 f.). Verheyen hebt hervor, dass es in den Korrespondenzen dabei nicht zum offenen Dissens kommt (S. 107).

Konfliktträchtigere Briefkommunikation in den 1920ern und 1930ern beschreibt Barbara Asen. Sie weist darauf hin, dass es für die Zwischenkriegszeit wenig Forschung gebe, die mit Selbstzeugnissen arbeite (S. 140), und möchte die Korrespondenzen nutzen, um die These der „Entemotionalisierung" von Beziehungen zu prüfen: Ist die Zwischenkriegszeit das Ende der Romantik; wird sie abgelöst von der „Neuen Frau, der sachlichen Liebe oder der Kameradschaftsehe" (S. 140)? Asen kann allerdings weniger eine Versachlichung als eine „Verunsicherung hinsichtlich [der] Positionierung im Rahmen verschiedener Liebeskonzeptionen und Geschlechtermodelle" (S. 149) ausmachen.

Ebenfalls unter dem Überthema „Liebesmodelle verhandeln" analysiert Ingrid Bauer acht Korrespondenzen aus den ausgehenden 1960ern bis in die frühen 1980er-Jahre auf „die intime Innenseite" (S. 265) gesellschaftlicher Umbrüche hin. Sie kommt dabei zu dem Schluss, dass „neue Blickwinkel auf Liebe, Beziehung und Sexualität [...] vielfach geschlechterübergreifend entdeckt wurden", wenngleich der Anstoß „deutlich vom ‚weiblichen Subjekt' aus[ging]" (S. 266). Als geschickter methodischer Kniff, um die „Feinmechanismen [der] Neugestaltungen" (S. 265) herauszuarbeiten, erweist sich das „Kontrastbeispiel" (S. 237) einer Korrespondenz aus den langen 1950er-Jahren. Die Korrespondenzen erfahren eine Funktionsverschiebung, schließt Bauer: Sie sind am Ende eines „Zeitalters der Briefe" weniger Ort der Zweisamkeit und Intimität als „Ort einer Arbeit am eigenen ‚Ich'" (S. 275). Damit verschwinden auch zunehmend das Pathos und die Besitzmetaphern in den Briefen; stattdessen hält die Ironie Einzug (S. 275).

Zwei Beiträge widmen sich der rasanten Zunahme des „privaten Schreibens" während der beiden Weltkriege, besonders über die Ober- und Mittelschichten hinaus (S. 118). Feldpost wird seit den 1980er-Jahren intensiv erforscht; als Desiderat formulieren Bauer und Hämmerle vergleichende Zugänge (S. 33). Ines Rebhan-Glück schreibt über Eifersucht in Feldpostbriefen aus dem Ersten Weltkrieg. Sie untersucht die Briefe als „Beziehungsmedium" (S. 115), geht aber auch auf die „offiziell geförderte[n] Indienstnahmen des privaten Schreibens von Frauen und Männern für Kriegszwecke" (S. 123) ein.

Wie Kriegsgewalt und Liebe in Paarkorrespondenzen nebeneinanderstehen und ineinandergreifen, thematisiert Christa Hämmerle anhand von 17 Paarkorrespondenzen aus beiden Weltkriegen (S. 172). Sie spricht von einem „intensivierten ‚doing love' in Zeiten des Krieges" (S. 191) und einem „immer wieder und gegen viele Hindernisse konstruierten Paarkosmos" (S. 215). Im Zweiten Weltkrieg setze sich eine zuvor noch instabile „soldatische Männlichkeit" endgültig durch (S. 205); für beide Kriege betont Hämmerle aber die kaum gebrochene „Identifikation mit den Ansprüchen und Ideologemen der militarisierten Gesellschaften" und vermisst „Widerständigkeit" (S. 216).

Der Band schließt mit zwei Beiträgen, die den gesamten Zeitraum von gut hundert Jahren umfassen. Deren thematische Ausrichtung, so die Herausgeberinnen, hätten sich „im Zuge des Lesens, Diskutierens und Erschließens der Korrespondenzen im Projektteam geradezu aufgedrängt" (S. 35). Brigitte Semanek will zeigen, dass Sexuelles in den Paarkorrespondenzen sehr häufig thematisiert wird, anders als in der Forschung zu Selbstzeugnissen vielfach angenommen – wenn auch eher implizit und selbstverständlich auf sehr unterschiedliche Art und Weise (S. 293, 295). Semanek arbeitet die verschiedenen „Metaphern des Begehrens" (S. 300–306) und „sexuellen Fantasien" (S. 305–314) heraus. Sie hebt hervor, dass sich eine lustvolle Sprache des Sexuellen nachzeichnen lässt, die der „These von der Durchsetzung des medizinisch-biologischen Wissens als hegemonialem Diskurs" (S. 315) entgegensteht.

Barbara Asen schreibt im Längsschnitt über die Verortung und Vernetzung von Liebespaaren im sozialen, aber vor allem familialen Umfeld. Sie nimmt damit eine ungewöhnliche Perspektive auf Paarkorrespondenzen ein. Einerseits ringen die Paare im Schreiben um Privatsphäre (S. 329 f.) und um die Konstitution eines intimen und exklusiven „Paar-Kosmos". Andererseits fällt auf, dass sich alle Paare um eher harmonische, konsensuelle Beziehungen zum Umfeld und also eine funktionierende Integration in die Familie bemühen (S. 335). Asen spricht daher von einer „Kultur des Ausgleichs und der Konformität" (S. 348).

Die Materialfülle, die dem Band zugrunde liegt, wird überzeugend aufbereitet, auch wenn die von den Autorinnen angestrebte Balance zwischen dem „subjektiven Empfinden" und den „objektivierbaren Kenntnissen über die jeweilige Zeit" (S. 326) nicht durchgehend gelingt. Dennoch wirkt der Band sehr schön abgerundet und lässt sich nicht nur in den einzelnen Aufsätzen, sondern als Gesamtes gut lesen: Das beginnt bei der einleitenden Verortung im Forschungsprojekt und den Hinweisen auf übergreifende Ergebnisse und Zusammenhänge. Hilfreich wäre ein Gesamtliteraturverzeichnis gewesen, das den gemeinsamen „Literaturkanon" (Andreas Reckwitz, Eva Lia Wyss, Dagmar Herzog und andere) dokumentieren würde, aber auch die im Band spürbare Teamarbeit, die die einzelnen Beiträge zu einem Ganzen zusammenfügen.

Anna Leyrer, Basel

Stefan Horlacher, Bettina Jansen u. Wieland Schwanebeck (Hg.), **Männlichkeit. Ein interdisziplinäres Handbuch,** Stuttgart: J. B. Metzler Verlag 2016, 382 S., EUR 102,80, ISBN 978-3-476-02393-3.

Ein Handbuch im besten Sinn ist die von Stefan Horlacher, Bettina Jansen und Wieland Schwanebeck sorgfältig edierte interdisziplinäre Studie zur Männlichkeitsforschung. Es ist als Ergänzung zu dem 2005 erschienenen „Handbook of Studies on Men & Masculinities" gedacht und richtet den Blick auf die Männlichkeitsforschung außerhalb des US-amerikanischen Kontextes. Das Nachschlagewerk bietet keine Einführung in die Gender- oder Männlichkeitsforschung, sondern einen Überblick über die Entwicklungen, Forschungsansätze und zentralen Debatten in verschiedenen wissenschaftlichen Disziplinen und Künsten, die sich mit Männlichkeit auseinandersetzen. Es richtet sich in erster Linie an Menschen, denen das Konzept Gender bereits ein Begriff ist. Der Fokus auf den europäischen Raum ist angesichts des breiten Themenspektrums und der regen Forschungsaktivität der letzten Jahrzehnte eine legitime geografische Eingrenzung, die allerdings durch die Einbeziehung zweier Beiträge zu Lateinamerika aufgeweicht wird und deshalb nach den Entwicklungen in anderen Weltregionen fragen lässt.

Auf die kurz gehaltene Einleitung, welche Männlichkeit in wissenschaftlichen und medialen Debatten verortet und zentrale Fragestellungen und Forschungsdesiderate formuliert, folgen drei thematische Abschnitte, die Aufsätze zu den Themen „Männlichkeitsforschung", „Disziplinen und Ansätze" und „Künstlerisch-mediale Repräsentationen" versammeln. Überschneidungen zwischen den insgesamt 27 Kapiteln, auf die hier leider nicht alle eingegangen werden kann, sind unumgänglich, wirken aber aufgrund der unterschiedlichen Blickwinkel eher inspirierend als störend. Ein umfangreiches Stichwortregister sowie ein (nicht ganz vollständiges) Namensregister erhöhen den Gebrauchswert des Buches.

Der erste Themenblock skizziert die Entwicklungen in der Männlichkeitsforschung in vier europäischen Regionen sowie in Lateinamerika. Todd W. Reeser gelingt es auf knappstem Raum, die vielfältigen Stränge innerhalb der englischsprachigen Männlichkeitsforschung zusammenzufassen und spannt dabei den Bogen von R. W. Connells hegemonialer Männlichkeit über *race* und queer bis hin zu „female masculinity". Eine ideale Ergänzung bietet Walter Erharts erhellende Darstellung der Entwicklungen in der deutschsprachigen Männlichkeitsforschung, die sich um die Trias Verlust, Zwang und Krise dreht. Die vielmals beschworene Männlichkeitskrise ist Erhart zufolge als integrativer Bestandteil des *doing gender* zu deuten, mithilfe derer Männlichkeit errungen, behauptet und bestätigt wird. Der informative Beitrag von Alexander Wöll zur Männlichkeitsforschung in Russland und Osteuropa versucht zu erklären, wieso sich besonders in Russland kritische Forschungen, die über biologistische Annahmen und „trivialisierende Popularisierungen" (S. 43) hinausgehen, kaum entwickeln konnten, ebenso wenig wie eine eigene Sprache, was die Herausbildung eigen-

ständiger Ansätze behinderte. Die Wurzeln für die breite Ablehnung der Genderforschung verortet der Autor in der jahrzehntelangen Tabuisierung von Sexualität und
Körperlichkeit durch die russisch-orthodoxe Kirche und den sowjetischen Staats-
apparat sowie in der russischen Identitätspolitik, welche sich von der westlichen „homosexuellen Dekadenz" und vorzivilisatorischen asiatischen Modellen abzuheben
versucht. Sehr produktiv ist die Männlichkeitsforschung in Lateinamerika, die Julio C.
González Pagés beschreibt. Zwar kritisieren südamerikanische Forscher_innen, dass
Lateinamerika oft auf die Macho-Männlichkeit reduziert wird, doch Pagés' Aufsatz
vermittelt den Eindruck, dass sich die meisten selbst an diesem wirkmächtigen
Männlichkeitsideal abarbeiten, dessen zentrale Charakteristiken Homophobie, Ge-
walttätigkeit und Herabsetzung des Weiblichen sind. Leider bleibt die Frage nach den
Wurzeln und der erstaunlichen Langlebigkeit dieses dominanten Männlichkeitsideals
unbeantwortet, und auch regionale, ethnische oder klassenspezifische Männlich-
keitsvarianten finden kaum Erwähnung.

Der zweite Themenblock beleuchtet Methoden, Ansätze und Konzepte in den
Disziplinen Archäologie, Biomedizin, Ethnologie, Geschichtswissenschaft, Linguistik,
Pädagogik, Philosophie, Psychoanalyse, Psychologie, Rechtswissenschaft, Theologie
und Soziologie. Besonders hervorzuheben ist der ausgezeichnete Beitrag von Jürgen
Martschukat, Olaf Stieglitz und Daniel Albrecht, der einen konzisen Überblick über
die immense Bandbreite an Forschungen zu Männlichkeiten in der Geschichtswissenschaft gibt und kritisch über zentrale Fragestellungen und Themen, wie Identität
und Differenz oder Männlichkeitskrise und Hegemonie, reflektiert. Durch die Ein-
teilung in zwei historische Phasen verdeutlicht der Abriss thematische Schwerpunkt-
setzungen und lädt dazu ein nachzudenken, wieso etwa die (Homo-)Sexualität in der
Antike breit erforscht, in der Mittelalterhistoriografie aber bis in die 1980er fast ta-
buisiert war. Markus Schubert stellt im Kapitel zur Biomedizin Methoden medizinischer Geschlechtsbestimmung vor und geht auch auf die Rolle von Hormonen ein.
Obwohl der Einfluss von Genen und Hormonen auf das Geschlecht erst in Ansätzen
erforscht ist, konkludiert der Autor, dass Verhaltensunterschiede „wesentlich" (S. 88)
auf genetische und hormonelle Einflüsse zurückzuführen sind und hinterfragt damit
die zentrale These der Genderforschung, dass weibliche und männliche Verhaltens-
muster erlernt sind.

Wie die Sprache an der Herstellung von Geschlechtsidentitäten und der Fort-
schreibung des Machtungleichgewichts zwischen Männern und Frauen beteiligt ist,
aber auch weshalb jüngere Forschungen die feministische „Ineinssetzung von gram-
matischem und biologischem Geschlecht" kritisieren und von früheren Forschungen
zum männlichen Sprachverhalten abrücken, erklärt Constanze Spieß in ihrem griffigen
Abriss zur Linguistik. Erstaunlich rege ist die Auseinandersetzung mit Männlichkeit in
den Rechtswissenschaften. Richard Colliers Analyse wirkt stellenweise recht unkon-
kret, was seinem Bemühen geschuldet ist, möglichst viele Rechtstraditionen einzube-
ziehen. Sehr aufschlussreich hingegen sind Colliers' Ausführungen zum Wandel der

Rechtsprofession, in der es trotz des enormen Zulaufs von Frauen zu einer Geschlechterpolarisierung und einer erneuten Maskulinisierung kam, bei äußerlicher Akzeptanz der Gleichstellung der Geschlechter.

Anders als die Rechtswissenschaft versuchte die „offizielle Philosophie" Michael Groneberg zufolge, die soziale Kategorie Männlichkeit zu ignorieren, „als wäre ihre ureigenste Identität in Gefahr" (S. 154). Dennoch hat sie einiges Erhellendes zum Thema beizutragen, was auch daran liegt, dass der Autor das Netz weit auswirft und etwa Judith Butler, Michel Foucault oder Sigmund Freud einbezieht. Auf für Nicht-Philosoph_innen anspruchsvollem Niveau dröselt er den androzentristischen Charakter der Philosophie und ihrer Kategorien auf und betont die zentrale Rolle der griechischen Philosophen in der Konstruktion der Geschlechterdualität und -hierarchie, die das Männliche in Geistes- beziehungsweise Gottesnähe rückten und damit das Weibliche dem (gottesfernen) Irdischen zuwiesen.

Der dritte Block zu künstlerisch-medialen Repräsentationen versammelt inspirierende Aufsätze zu Männlichkeit in Film, Fotografie, Kunst, Tanz und Musik. Zudem widmen sich gleich fünf Kapitel der Literatur aus verschiedenen Kulturräumen. Während diese Schwerpunktsetzung mit Blick auf die reichhaltige literarische Produktion nachvollziehbar ist, erweist sich die herausgeberische Entscheidung, auch noch das Medium Film in die einzelnen Literaturkapitel zu integrieren, als wenig fruchtbar. Film ist nun mal kein bebilderter Text, und die literaturwissenschaftlichen Ausführungen zum Film bleiben dementsprechend oberflächlich. Was die fünf Autoren zur Literatur zu sagen haben, ist dafür umso spannender. Der überaus lesenswerte, mit Verve geschriebene Beitrag von Rainer Emig illustriert die Bandbreite von Männlichkeitsentwürfen in der englischsprachigen Literatur, die von verletzten, desillusionierten, zweideutigen Männlichkeiten bis hin zu dominanten Entwürfen starker, heroischer Männlichkeit reicht. Der Abriss, der auch auf englischsprachige Literatur aus Afrika und Asien eingeht, illustriert, dass Geschlechtlichkeit bis in die Renaissance und darüber hinaus weit fluider war als oft angenommen. Während Emig ausführlich die Sicht weiblicher britischer Autorinnen auf Männlichkeit diskutiert, konzentriert sich Toni Tholens lesenswerte Analyse der deutschsprachigen Literatur fast ausschließlich auf männliche Autoren. Indem er die Entwicklungen vom Mittelalter bis in die Gegenwart nachzeichnet, illustriert er die Spannungen zwischen nachgeordneten Entwürfen und dem dominanten Ideal, aber auch die Gleichzeitigkeit von klassen- und standesspezifischen Männlichkeitswürfen. Immer wieder taucht das Motiv der Männlichkeitskrise auf, die zu Neuverhandlungen mit Frauen führt. Zentral steht die Krise auch in der slawischen Literatur, wie die Skizze von Alexander Wöll zur russischen, ukrainischen, polnischen und tschechischen Literatur illustriert. Anders als das vom selben Autor verfasste, deutlich luzidere Kapitel zur Männlichkeitsforschung in Russland wirkt die Abhandlung zur Literatur kursorisch und sprunghaft und ist geprägt von einem laxen Umgang mit Begrifflichkeiten. Als Leserin hätte ich gerne erfahren, wieso Karlinskys Monografie über Gogol ein Skandalerfolg war und welche Rolle

Männlichkeit dabei spielte (S. 304), oder warum – und wem in der Sowjetunion – die Eisenbahn als das „männliche Kultursymbol" (S. 307) galt.

Wer sich dafür interessiert, welche Rolle das Kino in der Konstruktion und Popularisierung von Männlichkeitsentwürfen spielte(e), sollte Uta Fenskes Kapitel zum Film lesen. Sie fasst gekonnt zentrale Ansätze in der englischsprachigen Filmwissenschaft zusammen und gibt einen Einblick in ‚männliche' Genres wie Western oder Film Noir, die Rolle des Stars sowie filmische Verhandlungen von Vaterschaft, „race" und Homosexualität im angelsächsischen und deutschen Kino. Etwas unterbelichtet bleibt allerdings die Bedeutung dieser filmischen Repräsentationen und die Rolle des Publikums.

Es sind in der Gesamtschau kleine Schwächen, die den Wert des Handbuchs nicht nachhaltig zu trüben vermögen. „Männlichkeit" ist ein herausragendes, exzellent recherchiertes und inspirierendes Nachschlagewerk. Die konzisen, inhaltsreichen und überwiegend spannend geschriebenen Abrisse laden dazu ein, das Buch immer wieder zur Hand zu nehmen, um nach- und querzulesen.

Maria Fritsche, Trondheim

Juliane Lang u. Ulrich Peters (Hg.), **Antifeminismus in Bewegung. Aktuelle Debatten um Geschlecht und sexuelle Vielfalt**, Hamburg: Marta Press 2018, 336 S., EUR 20,–, ISBN 978-3-944442-52-5.

Der von Juliane Lange und Ulrich Peters – beide im journalistischen und politischen Bildungsbereich tätig – herausgegebene Sammelband befasst sich mit einem brisanten und äußerst aktuellen Thema.[1] Es geht um die verschiedenen Ausformungen des zeitgenössischen Antifeminismus, der sich immer wieder neu konfiguriert, um eine erhöhte Medienwirksamkeit zu erreichen. Wie viele Arbeiten im Bereich der Geschlechterforschung ist der Band interdisziplinär ausgerichtet, wobei eine Mehrzahl der 13 Beiträge in der Soziologie und der Politikwissenschaft (neben der Psychologie und der Sozialpädagogik) verortet ist. Auf diese Weise wird die Vielfalt eines hybriden „Antifeminismus in Bewegung" deutlich und insbesondere dessen neueste Gestalt im Zeitalter der sozialen Medien untersucht. Es handelt sich also um eine Bestandsaufnahme eines sich rasch entwickelnden Feldes.

Der einleitende Beitrag der HerausgeberInnen über den „Antifeminismus in

---

1 Die Rezension ist Teil der Reihe „Anti-Genderismus", vgl. „L'Homme. Z. F. G.", Hefte 1/2015 (Lorena Parini, Die „théorie du genre". Genderbashing in Frankreich), 2/2017 (Ulrike Krampl u. Xenia von Tippelskirch, Anti-Gender-Bewegungen in Europa. Erste kritische Bestandsaufnahmen; Kerstin Palm, Fake Evolution. Eine biologisch basierte Kritik an Anti-Genderismusrekursen auf die Biologie) sowie 1/2018 (Margit Eckholt, Notwendige Klärungsprozesse. Anmerkungen zur Gender-Debatte in der katholischen Kirche und Theologie).

Deutschland" fungiert als substanzielle Einführung in das Thema. Am Beispiel der heftigen Debatten der letzten Jahre, etwa über die „Ehe für alle" oder die angebliche „Frühsexualisierung von Kindern", stellen sie eine bemerkenswerte Permanenz antifeministischer Argumentationsmuster fest. Dies gilt nicht nur für Deutschland, sondern auch im größeren europäischen Rahmen, und so durchziehen Beispiele aus Österreich als Vergleichshorizont das gesamte Buch (siehe etwa den Beitrag von Stefanie Mayer, Edma Ajanovic und Birgit Sauer zum „Kampfbegriff ‚Gender-Ideologie'", S. 37–62). Antifeminismus – oder dessen neueste Form: Anti-Genderismus – fungiert als „floating signifier", der von der rechtskonservativen bis extrem rechten Szene mit verschiedenen Bedeutungen gefüllt wird, mit dem Ziel, eine vermeintliche ‚dekadente' Zerstörung traditioneller Lebensweisen anzuprangern. AntifeministInnen richten ihre Argumente dabei nach den jeweiligen Bedürfnissen. Verschiedene Akteursgruppen werden in der Einleitung genannt, die antifeministische, antiemanzipatorische bis hin zu maskulinistischen Ideen in die Öffentlichkeit tragen (S. 19): jene journalistischen „Wissenschaftlichkeitswächter" etwa, die immer wieder die Wissenschaftlichkeit der Frauen- und Geschlechterforschung in Frage stellen, sowie christliche FundamentalistInnen, rechte Organisationen, männerpolitische Netzwerke und andere mehr. Es gilt also diskursanalytisch aufzuzeigen, dass „Antifeminismus" kein einheitliches politisches Projekt ist, obwohl antifeministische Diskurse (u. a. mit der AfD) auch ihren Weg in die Politik finden (S. 27).

Gerade diese diskursanalytische Methode wird im Beitrag der Politikwissenschaftler Gideon Botsch und Christoph Kopfe (S. 63–90) angewendet: Sie verfolgen transhistorisch die verschiedenen diskursiven Einsätze der Metapher des „Volkstodes" als Leitmotiv der extremen Rechten, welches im „Kernarsenal" völkischer Degenerationsszenarien seinen Ursprung findet und eng an Geschlechterzuweisungen und Geschlechtervorstellungen (etwa über Sexualität oder Geschlechterrollen) gebunden ist. Der Beitrag untersucht insbesondere das Fortbestehen dieser zum regelrechten „Narratem" rechtsextremer Dekadenzvorstellungen mutierten Metapher in der Nachkriegszeit und bis heute. Die sozialwissenschaftliche Studie von Kirsten Achtelik über die „Lebensschutz"-Bewegung in Deutschland (S. 117–138) zeigt außerdem, dass dieser Diskurs größtenteils auf schematischen Vorstellungen beruht: Man verteidige eine „Kultur des Lebens" gegen eine „Kultur des Todes".

Der Beitrag von Kevin Culina über die rechtspopulistische Zeitschrift „Compact" (S. 91–116) behandelt die ideologische reaktionäre Nähe (von rechts und links) zwischen Verschwörungstheorien, Antifeminismus, Antisemitismus und Antiamerikanismus. Der Autor betont insbesondere, dass antifeministische Diskurse heute dieselbe Rolle spielen wie antisemitische Diskurse im letzten Drittel des 19. Jahrhunderts: Sie dienen als „kultureller Code"[2] und soziokulturelles Erkennungszeichen. Eine Ergänzung diesbezüglich liefert der Beitrag von Jonas Fedders (S. 213–232) über die tradierte

---

2 Vgl. Shulamit Volkov, Antisemitismus als kultureller Code, München 2000.

„urban legend", wonach „die Rockefellers und Rothschilds" den „Feminismus erfunden" hätten.

Hochaktuell sind auch die Beiträge über die Verbreitung und Weiterleitungsmodi von Hass-Rede in den alten und neuen sozialen Medien – siehe die Beiträge von Birge Krondorfer (S. 233–252) und Johannah Lea Illgner (S. 253–274) – sowie der Aufsatz von Vivien Laumann und Katharina Debus über pädagogisches Handeln in Zeiten antifeministischer Stimmungsmache (S. 275–302).

Neben der Vielfältigkeit des Antifeminismus und seiner Argumentationsmuster durchzieht ein weiteres zentrales Thema das Buch: jenes der Männlichkeit, die noch allzu oft unhinterfragt bleibt. Obzwar der Antifeminismus nicht monolithisch ist, so birgt er doch in seinem Kern bestimmte Vorstellungen über Männer und Männlichkeiten, die sich historischen wie gesellschaftlichen Entwicklungen gegenüber als besonders resistent erweisen. Der Beitrag der Literatur- und Politikwissenschaftlerin Judith Goetz (S. 189–212) befasst sich mit dem antifeministischen Erbe deutschnationaler Burschenschaften und zeigt anhand einer Übersicht der wissenschaftlichen Literatur der letzten zwanzig Jahre zu diesem Thema, wie frauenfeindliches und antifeministisches Denken im Sinne einer weitreichenden Defensivposition konstitutiv für das Zusammenschweißen eines „Männerbundes" war – und ist. Zu den Argumenten, die immer wieder zur Festigung der Männlichkeit herangezogen werden, gehören die Abwehr von Verweiblichung, von Verweichlichung und von Homosexualität. So gründet in dem erwähnten Beitrag von Kevin Culina die in der Zeitschrift „Compact" zum Ausdruck kommende „Genderpanik" in der Angst vor männlicher Degeneration. Man(n) hat Angst, dass eine „Generation von Softies" (S. 99) heranwachse. Nur so ließen sich auch die – größtenteils antiquierten – Argumente maskulinistischer Väterrechtsorganisationen erklären, die sich für eine „gesunde" (und niemals hinterfragte) Männlichkeit einsetzen, wie es der Beitrag von Elli Scambor und Daniela Jauk (S. 159–188) am Beispiel österreichischer Männerrechtsinitiativen zeigt. So entstehe eine neue Form von Opferdiskurs, in dem sich insbesondere junge Männer als Verlierer eines „femokratischen Systems" sehen.

Der Beitrag von Patrick Wielowiejski (S. 139–158) untersucht unterwartete Formen von Homonationalismus[3] im rechtskonservativen Lager. Am Beispiel der AfD zeigt der Autor, dass die proklamierte diskursive Akzeptanz von Homosexualität eine parallele Ablehnung von Asylpolitik und Zuwanderung ermögliche. In gewisser Weise seien weiße Homo-Männlichkeiten mit extrem rechten Vorstellungen „kompatibler" geworden als rassisierte Hetero-Männlichkeiten. In einer Gesellschaft, die die Akzeptanz von Homosexualität als „nationalen" Wert verstehe, würden antifeministische und antimuslimische Diskurse mithilfe homofreundlicher Rhetoriken an Legitimität gewinnen, so Wielowiejskis Fazit. Dass Antifeminismus sehr eng mit Männlichkeits-

---

3 Zum Begriff des „Homonationalismus" vgl. Jasbir K. Puar, Terrorist Assemblages. Homonationalism in Queer Times, Durham/London 2007.

vorstellungen verbunden ist, zeigt auch die Sozialarbeit mit männlichen Betroffenen sexueller Gewalt: Um ihnen helfen zu können, müssen erst einmal askriptive Diskurse genannt, schrittweise dekonstruiert und denaturalisiert werden, so Clemens Fobian und Rainer Ulfers in ihrem sozialpädagogischen Erfahrungsbericht (S. 303–324).

HistorikerInnen werden vielleicht bemängeln, dass dem einen oder anderen Beitrag die historische Tiefe oder wichtige bibliografische Referenzen fehlen, zum Beispiel was die Geschichte der Nähe von Antifeminismus und Antisemitismus oder die Geschichte multipler Männlichkeiten angeht. Schließlich sei daran erinnert, dass sich bereits Hedwig Dohm zu Beginn des 20. Jahrhunderts – während der Ersten Frauenbewegung also – ausführlich mit antifeministischen Diskursen auseinandergesetzt hatte.[4] Dohm wird zwar in der Einleitung kurz erwähnt (S. 18 und 34), nicht aber die Einzelheiten ihrer Gegenstrategien, wie beispielsweise ihre humorvolle Sprache, durch die sie die ideologischen Widersprüche der Maskulinisten ihrer Zeit als plumpe Verteidigung bestehender Machtansprüche entlarvt.[5] Und dennoch: „Antifeminismus in Bewegung" ist durchaus auch für HistorikerInnen lesenswert, weil das Buch zum argumentativen Kampf gegen vorgefasste und stereotype Aussagen mit antifeministischen Inhalten anregt.

Patrick Farges, Paris

---

4 Hedwig Dohm, Die Antifeministen. Ein Buch der Verteidigung, Berlin 1902.
5 Dieses Buch bildet eine interessante komplementäre Lektüre zu dem von der Sprachwissenschaftlerin Monika Schwarz-Friesel und dem Historiker Jehuda Reinharz verfassten Band über „Die Sprache der Judenfeindschaft im 21. Jahrhundert" (Berlin u. a. 2013).

Abstracts

Esther Fischer-Homberger, Portrait and Case History – Relationality and Historiography. Pierre Janet's case history of 'Madeleine', c. 1900

Pierre Janet, head of Charcot's psychological laboratory, developed and refined his medical psychology through the interplay of observation and hypothesis. This process can be traced through a sequence of descriptions and case histories concerning the religious ecstatic 'Madeleine' from 1897 to 1926. In subsequent theoretical writings (1932–1936) he described this process as the act of portraiture. Given the background of contemporary tensions between church and state, Janet notably refused to frame Madeleine's visions either as revelations or pathological hallucinations. Instead he seized on his working relationship with her – he treated her from 1896 to 1904 – to develop a psychology of belief and feelings. In his paradigmatic and innovative case history ("De l'angoisse à l'extase", vol. I, 1926), Janet not only presented his medical and psychiatric findings, but also Madeleine's extensive self-observations, her paintings which also reflect her image of him, his conversations with her and his own disposition towards her. What emerges through Janet's method is a case history that – like any good portrayal – is cut from a rich fabric fashioned from interwoven strands of history and individual relational narratives.

Lucia Aschauer, From Portrait to Diagnosis: The Case of Louise-Adélaïde (1803)

Medical portrait narratives play a crucial role in the production and circulation of medical knowledge on the threshold of the nineteenth century. Thanks to their formal and epistemic characteristics – that is both the focus on the individual and the tendency to form types – portrait narratives can transform individual pathologies into medical cases. In doing so, they contribute to a system of medical classification that is consubstantial with the emerging "clinic", a system in which every single aspect of a disease is subsumable under an abstract clinical concept. In the case of the 13-year-old girl Louise-Adélaïde, whose medical history was published in the scientific periodical

"Journal de Médecine, Chirurgie, Pharmacie" in 1803, the narrative associates an individual clinical case with the stereotype of the masturbating child. By referring to two other elements of the contemporary discourse on masturbation – the stunningly illustrated "Livre sans titre" and a letter signed by Heinrich von Kleist – this article shows how the different portrait narratives participate in creating and perpetuating a powerful cultural stereotype of medical and social deviance.

Stephanie Sera, An Unfinished Portrait. The Hermaphrodite Maria Derrier/Karl Dürrge in Early Nineteenth Century Medical Case Reports

In 1801, the patient Maria Dorothea Derrier was discovered to be a female hermaphrodite following the discovery of "an unusual formation of the birthing parts" at the Charité hospital in Berlin. In the same year, she was announced to be of male sex, propelling a decade-long dispute about Derrier's 'true sex'. The diverging diagnoses not only affected the portayal of Derrier but also her decision to travel henceforth under the name of Karl Dürrge and present himself to the medical profession for money. Why were the diagnoses so disparate from each other even though the physicians had examined the very same person? How did this affect not only the portayal of Derrier/Dürrge but also the epistemological purpose of the portrait itself? This article reconstructs the case reports on Derrier's/Dürrge's 'true sex' through the lens of a chronological and comparative analysis focusing on three narratives: discovery, uncertainty and autopsy. Furthermore, it shows that Derrier/Dürrge participated as an "invisible technician" in the production of knowledge on true hermaphroditism in humans.

Regina Schulte, "divided, right in the middle". The Impossible Homecoming of Else Terra Flex, Daughter of a Missionary

The psychiatric clinics of the universities of Jena and Bonn possess in their archives bundles of documents which contain the fragments of a medical case history gathered over the course of thirty-five years from 1888 to 1923. They refer to the painter Else Terra Flex (born in 1872), daughter of a missionary, who grew up in India. This article throws light on Flex's biographical trail by relating it to everyday hospital life and to the archival reports on practices and forms of action. This case history can also be explored as a testimony of intercultural overpowering.

Ayşe Durakbaşa, Historical Insights into the Women's Agenda under AKP Rule in Turkey from a Feminist Perspective

Turkey, which according to its constitution is still a secular state, has increasingly been subject of Islamisation by the Islamist Justice and Development Party AKP, who have governed the country since 2002. This article examines the development of an Islamist discourse about women's issues in line with the ideology of the AKP and its continuing social hegemony. For that purpose, it will give an overview of different currents of secular feminisms, mainly Kemalist feminism and the second wave feminist movement, which are in opposition to the AKP. The article also aims to convey the women's agenda and the debates on women's issues to feminists of Western societies from an insider's feminist perspective. It explains how Kemalism has been under attack not only from Islamists but also from Kurdish nationalists and Kurdish feminists due to its affinity to Turkish nationalism. Therefore, feminists in Turkey are able to define their position from a critical distance to nationalist feminisms of all kinds and to the Islamist discourse on women developed and propagated by AKP from its neoliberal perspective. The article tries to show how AKP has built its hegemony by mobilising women's efforts as members of women's NGOs in support of AKP governments.

Anschriften der AutorInnen

Lucia Aschauer, Centre Georg Simmel, EHESS (École des hautes études en sciences sociales), 54 boulevard Raspail, 75006 Paris, France – lucia.aschauer@ehess.fr

Ingrid Bauer, Fachbereich Geschichte, Universität Salzburg, per Adresse: Seidengasse 13, 1070 Wien, Österreich – ingrid.bauer@sbg.ac.at

Bożena Chołuj, Deutsch-Polnische Kultur- und Literaturbeziehungen und Gender Studies, Europa-Universität Viadrina, Collegium Polonicum 145b, Große Scharnstraße 59, 15230 Frankfurt (Oder), Deutschland – choluj@europa-uni.de

Ayşe Durakbaşa, İstanbul, Türkiye – aysedurakbasa@yahoo.com

Patrick Farges, UFR d'Études Interculturelles de Langues Appliquées (UFR EILA), Université Paris Diderot, case 7002, 5 rue Thomas Mann, 75205 Paris cedex 13, France – patrick.farges@univ-paris-diderot.fr

Esther Fischer-Homberger, Bern, Schweiz – info@fischer-homberger.ch

David Freis, Institut für Ethik, Geschichte und Theorie der Medizin, Westfälische Wilhelms-Universität Münster, Von-Esmarch-Straße 62, 48149 Münster, Deutschland – david.freis@uni-muenster.de

Maria Fritsche, Department for Historical Studies, NTNU Norwegian University of Science and Technology, 7491 Trondheim, Norge – maria.fritsche@ntnu.no

Christa Hämmerle, Institut für Geschichte, Universität Wien, Universitätsring 1, 1010 Wien, Österreich – christa.haemmerle@univie.ac.at

Hafdís Erla Hafsteinsdóttir, Society of the Reykjavík Academy, Þórunnartún 2, 105 Reykjavík, Ísland – hahahafdis@googlemail.com

Gabriella Hauch, Institut für Geschichte, Universität Wien, Universitätsring 1, 1010 Wien, Österreich – gabriella.hauch@univie.ac.at

Veronika Helfert, Institut für Österreichische Geschichtsforschung, Universität Wien, Universitätsring 1, 1010 Wien, Österreich – veronika.helfert@univie.ac.at

Elke Kleinau, Department Erziehungs- und Sozialwissenschaften, Universität zu Köln, Gronewaldstraße 2, 50931 Köln, Deutschland – elke.kleinau@uni-koeln.de

Claudia Kraft, Institut für Zeitgeschichte, Universität Wien, Spitalgasse 2 (Hof 1), 1090 Wien, Österreich – claudia.kraft@univie.ac.at

Anna Leyrer, Departement Geschichte, Universität Basel, Kanonengasse 27, 4051 Basel, Schweiz – anna.leyrer@unibas.ch

Thomas Rohringer, IFK – Internationales Forschungszentrum Kulturwissenschaften, Kunstuniversität Linz in Wien, Reichsratsstraße 17, 1010 Wien, Österreich – rohringer @ifk.ac.at

Regina Schulte, Emerita Historisches Institut, Ruhr-Universität Bochum, per Adresse: Jenaer Straße 11, 10717 Berlin, Deutschland – regina.schulte@rub.de

Stephanie Sera, Gleichstellungsbüro, Universität Duisburg-Essen, Universitätsstraße 12, 45117 Essen, Deutschland – stephanie.sera@uni-due.de

Lieselotte Steinbrügge, Emerita Romanisches Seminar, Ruhr-Universität Bochum, Deutschland – lieselotte.steinbruegge@rub.de

Olaf Stieglitz, Historisches Institut/Abteilung Nordamerikanische Geschichte, Universität zu Köln, Albertus-Magnus-Platz, 50923 Köln, Deutschland – olaf.stieglitz1 @uni-koeln.de

Xenia von Tippelskirch, Institut für Geschichtswissenschaften, Humboldt-Universität zu Berlin, Unter den Linden 6, 10099 Berlin, Deutschland – xenia.vontippelskirch @hu-berlin.de

Heidrun Zettelbauer, Institut für Geschichte, Karl-Franzens-Universität Graz, Heinrichstraße 26/II, 8010 Graz, Österreich – heidrun.zettelbauer@uni-graz.at

Weitere Hefte von „L'Homme. Europäische Zeitschrift für Feministische Geschichtswissenschaft"

29. Jg., Heft 2 (2018)

1914/18 – revisited

hg. von Christa Hämmerle, Ingrid Sharp
und Heidrun Zettelbauer

178 Seiten, kartoniert
€ 25,– D / € 26,– A
ISBN 978-3-8471-0877-1
eBook: € 19,99
ISBN 978-3-8470-0877-4

29. Jg., Heft 1 (2018)

Wissen schaffen

hg. von Claudia Opitz-Belakhal
und Sophie Ruppel

178 Seiten, kartoniert
€ 25,– D / € 26,– A
ISBN 978-3-8471-0824-5
eBook: € 19,99
ISBN 978-3-8470-0824-8

Vorschau:

30. Jg., Heft 2 (2019)

Innenräume – Außenräume

hg. von Maria Fritsche, Claudia Opitz-
Belakhal und Inken Schmidt-Voges

Erscheint im Oktober 2019

31. Jg., Heft 1 (2020)

Ehe imperial

hg. von Claudia Kraft und
Margareth Lanzinger

Erscheint im April 2020

L'Homme Schriften – Bd. 25

Therese Garstenauer

Russlandbezogene Gender Studies

Lokale, globale und transnationale Praxis

2018. 313 Seiten mit 12 Abb., gebunden
€ 45,– D / € 47,– A
ISBN 978-3-8471-0876-4
eBook: € 37,99 D
ISBN 978-3-8470-0876-7

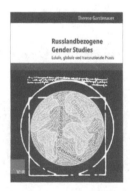

Vandenhoeck & Ruprecht Verlage

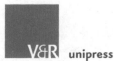

VeR unipress · www.vandenhoeck-ruprecht-verlage.com

Ältere Ausgaben von „L'Homme. Z. F. G." (1990 bis 2015) sind im Böhlau Verlag erschienen und über die Redaktion erhältlich: www.univie.ac.at/Geschichte/LHOMME/ und lhomme.geschichte@univie.ac.at

Heft 26, 2 (2015)
Maria Fritsche, Anelia Kassabova (Hg.)
Visuelle Kulturen

Heft 26, 1 (2015)
Ulrike Krampl, Xenia von Tippelskirch (Hg.)
mit Sprachen

Heft 25, 2 (2014)
Gabriella Hauch, Monika Mommertz,
Claudia Opitz-Belakhal (Hg.)
Zeitenschwellen

Heft 25, 1 (2014)
Margareth Lanzinger, Annemarie
Steidl (Hg.)
Heiraten nach Übersee

Heft 24, 2 (2013)
Claudia Ulbrich, Gabriele Jancke, Mineke
Bosch (Hg.)
Auto/Biographie

Heft 24, 1 (2013)
Ingrid Bauer, Christa Hämmerle (Hg.)
Romantische Liebe

Heft 23, 2 (2012)
Almut Höfert, Claudia Opitz-Belakhal,
Claudia Ulbrich (Hg.)
Geschlechtergeschichte global

Heft 23, 1 (2012)
Mineke Bosch, Hanna Hacker, Ulrike Krampl
(Hg.)
Spektakel

Heft 22, 2 (2011)
Sandra Maß, Kirsten Bönker, Hana
Havelková (Hg.)
Geld-Subjekte

Heft 22, 1 (2011)
Karin Gottschalk, Margareth
Lanzinger (Hg.)
Mitgift

Heft 21, 2 (2010)
Caroline Arni, Edith Saurer (Hg.)
**Blut, Milch und DNA. Zur Geschichte
generativer Substanzen**

Heft 21, 1 (2010)
Bożena Chołuj, Ute Gerhard, Regina Schulte
(Hg.)
Prostitution

Heft 20, 2 (2009)
Ingrid Bauer, Hana Havelková (Hg.)
Gender & 1968

Heft 20, 1 (2009)
Ulrike Krampl, Gabriela Signori (Hg.)
Namen

Heft 19, 2 (2008)
Christa Hämmerle, Claudia Opitz-Belakhal
(Hg.)
Krise(n) der Männlichkeit?

Heft 19, 1 (2008)
Ute Gerhard, Karin Hausen (Hg.)
Sich Sorgen – Care

Heft 18, 2 (2007)
Caroline Arni, Susanna Burghartz (Hg.)
Geschlechtergeschichte, gegenwärtig

Heft 18, 1 (2007)
Gunda Barth-Scalmani, Regina Schulte (Hg.)
Dienstbotinnen

Heft 17, 2 (2006)
Margareth Lanzinger, Edith Saurer (Hg.)
Mediterrane Märkte

Heft 17, 1 (2006)
Ingrid Bauer, Christa Hämmerle (Hg.)
Alter(n)

Heft 16, 2 (2005)
Mineke Bosch, Hanna Hacker (Hg.)
Whiteness

Heft 16, 1 (2005)
Ute Gerhard, Krassimira Daskalova (Hg.)
Übergänge. Ost-West-Feminismen

Heft 15, 2 (2004)
Erna Appelt, Waltraud Heindl (Hg.)
Auf der Flucht

Heft 15, 1 (2004)
Caroline Arni, Gunda Barth-Scalmani,
Ingrid Bauer, Christa Hämmerle, Margareth
Lanzinger, Edith Saurer (Hg.)
Post/Kommunismen

Heft 14, 2 (2003)
Susanna Burghartz, Brigitte Schnegg (Hg.)
Leben texten

Heft 14, 1 (2003)
Gunda Barth-Scalmani, Brigitte
Mazohl-Wallnig, Edith Saurer (Hg.)
Ehe-Geschichten

Heft 13, 2 (2002)
Mineke Bosch, Francisca de Haan, Claudia Ulbrich (Hg.)
Geschlechterdebatten

Heft 13, 1 (2002)
Karin Hausen, Regina Schulte (Hg.)
Die Liebe der Geschwister

Heft 12, 2 (2001)
Waltraud Heindl, Claudia Ulbrich (Hg.)
HeldInnen?

Heft 12, 1 (2001)
Susanna Burghartz, Christa Hämmerle (Hg.)
Soldaten

Heft 11, 2 (2000)
Ute Gerhard, Edith Saurer (Hg.)
Das Geschlecht der Europa

Heft 11, 1 (2000)
Christa Hämmerle, Karin Hausen, Edith Saurer (Hg.)
Normale Arbeitstage

Heft 10, 2 (1999)
Hanna Hacker, Herta Nagl-Docekal, Gudrun Wolfgruber (Hg.)
Glück

Heft 10, 1 (1999)
Erna Appelt (Hg.)
Citizenship

Heft 9, 2 (1998)
Christa Hämmerle, Karin Hausen (Hg.)
Heimarbeit

Heft 9, 1 (1998)
Susanna Burghartz, Edith Saurer (Hg.)
Unzucht

Heft 8, 2 (1997)
Waltraud Heindl, Regina Schulte (Hg.)
Höfische Welt

Heft 8, 1 (1997)
Hg. vom Herausgeberinnen-Gremium der L'Homme. Z. F. G.
Vorstellungen

Heft 7, 2 (1996)
Andrea Griesebner, Claudia Ulbrich (Hg.)
Gewalt

Heft 7, 1 (1996)
Gunda Barth-Scalmani, Ingrid Bauer, Christa Hämmerle, Gabriella Hauch, Waltraud Heindl, Brigitte Mazohl-Wallnig, Brigitte Rath (Hg.)
Tausendundeine Geschichten aus Österreich

Heft 6, 2 (1995)
Gudrun-Axeli Knapp, Edith Saurer (Hg.)
Interdisziplinarität

Heft 6, 1 (1995)
Erna Appelt, Verena Pawlowsky (Hg.)
Handel

Heft 5, 2 (1994)
Susan Zimmermann, Birgit Bolognese-Leuchtenmüller (Hg.)
Fürsorge

Heft 5, 1 (1994)
Herta Nagl-Docekal (Hg.)
Körper

Heft 4, 2 (1993)
Christa Hämmerle, Bärbel Kuhn (Hg.)
Offenes Heft

Heft 4, 1 (1993)
Hanna Hacker (Hg.)
Der Freundin?

Heft 3, 2 (1992)
Waltraud Heindl, Jana Starek (Hg.)
Minderheiten

Heft 3, 1 (1992)
Hg. vom Herausgeberinnen-Gremium der L'Homme. Z. F. G.
Krieg

Heft 2, 2 (1991)
Brigitte Mazohl-Wallnig, Herta Nagl-Docekal (Hg.)
Intellektuelle

Heft 2, 1 (1991)
Erna Appelt, Edith Saurer (Hg.)
Ernährung

Heft 1, 1 (1990)
Christa Hämmerle, Edith Saurer (Hg.)
Religion

Diese Hefte sind in Kürze open acces auf www.lhomme-archiv.univie.ac.at verfügbar.

LIEBESBRIEFE ALS HISTORISCHE QUELLEN

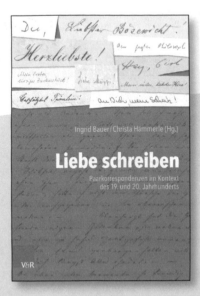

Ingrid Bauer |
Christa Hämmerle (Hg.)

Liebe schreiben

Paarkorrespondenzen im Kontext
des 19. und 20. Jahrhunderts

2017. 359 Seiten mit 11 Farbabb. und
3 Grafiken, gebunden
€ 29,00 D
ISBN 978-3-525-30115-9

eBook: € 23,99 D
ISBN 978-3-647-30115-0

Im ›Zeitalter der Briefe‹ spielte das Korrespondieren eine bedeutende
Rolle, um Liebesbeziehungen anzubahnen, zu vertiefen und eine gemeinsame Zukunft zu gestalten. Dabei formulierten die Schreibenden immer
auch Erwartungen und Wunschbilder an das jeweilige Gegenüber und
verhandelten Konzepte von Liebe und Ehe. Das macht Paarkorrespondenzen zu spannenden und aussagekräftigen Quellen. So geben die Beiträge dieses Bandes Auskunft darüber, wie sich Diskurse, Konventionen
sowie soziale und politische Kontexte einer bestimmten historischen
Zeit mit den individuellen, immer wieder auch ›eigensinnigen‹ Praxen
von Liebe und Geschlechterbeziehungen verschränken.

Vandenhoeck & Ruprecht Verlage
www.vandenhoeck-ruprecht-verlage.com